# Arbeitsbuch Pflanzen-Heilkunde für den Laien

## II. Teil

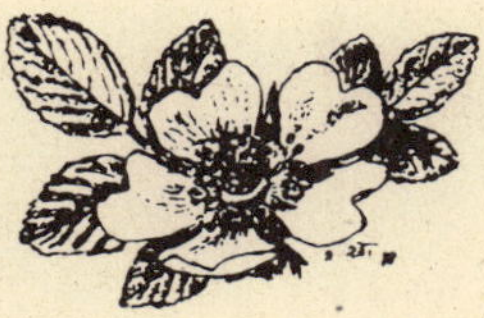

Umschlag: Dégranges Dominique, CH-4438 Langenbruck
Bildtafeln: Schwery Ruedi, CH-6062 Wilen/OW
Satz und Druck: Offsetdruck Otto Abächerli AG, 6060 Sarnen
Lithos: Kreienbühl + Co. AG, Luzern

RENATUS

ISBN 3-907880-01-3

II. Teil

# Inhaltsverzeichnis

## Einleitung

Im ersten Teil der «Heilpflanzenkunde» befassten wir uns mit der schulwissenschaftlichen Seite. Dabei betrachteten wir die Pflanzen und den Menschen aus einem recht engen Blickwinkel. Die Heilwirkungen der Kräuter wurden aus den Wirkstoffen abgeleitet. Das Arbeiten nur mit Wirkstoffen führt jedoch zur Symptombehandlung und nicht zur Ursachenbehandlung.
Im vorliegenden, zweiten Teil will ich nun versuchen, die nächsten Grundlagen zu schaffen. Wir verlassen grösstenteils den rational erfassbaren Inhalt des Heilens und lassen uns allmählich hinführen zum Leben. Zum Leben, das im Innersten wächst und überall zu finden ist.
Verschiedene Therapieformen, die sich aus dieser Betrachtungsweise entwickelt haben, sollen die vielfältigen Möglichkeiten zeigen, auch auf diese Art heilen zu können. Die Ganzheit ist erahnbar und es wird spürbar, wie nichts vom andern losgetrennt betrachtet werden kann, ohne dabei etwas zu zerstören.
Daneben setze ich auch die schulwissenschaftlichen Grundlagen fort. Im zweiten Kapitel finden wir Wirkstoffbeschreibungen und im dritten Kapitel 43 Pflanzen, die ebenso ausführlich beschrieben sind, wie es bereits vom ersten Teil her bekannt ist. Viele Heilpflanzen sind in der offiziellen Medizin nicht mehr gebraucht oder sind stark umstritten. Dennoch ist es mir ein Anliegen, eben auch auf diese, sogenannt volksheilkundlich angewendeten Pflanzen, vermehrt wieder hinzuweisen. Hier können wir noch auf altes Wissen stossen, das allerdings nur noch Bruchstückhaft vorhanden ist und irgendwie verlassen und verdrängt dasteht.
Ich möchte auch hier nicht unterlassen haben, all jenen ein herzliches Dankeschön auszusprechen, die mir auf irgend eine Art ermöglichten, diesen zweiten Teil ebenso zu gestalten wie den ersten Teil. Ganz besonders danke ich Rita und den Kindern, die viele Stunden und Tage ohne meine Anwesenheit zubringen mussten. Auch Dominique danke ich für seine wunderschöne Birke, die durch seine Hände zu diesem Umschlag gestaltet wurde.
Die Pflanzenbilder zu diesem Buch verdanken wir Ruedi. Geduldig wartete er oft auf mich. Herzlichen Dank.
Denjenigen, die mit diesem zweiten Teil zu arbeiten beginnen, wünsche ich viel Licht und Liebe auf dem Weg des Heilens.

Ich übergebe Dir das Buch! *René Anton Strassmann*

# 1. Kapitel

- *Esoterische Heilpflanzenkunde*
  Allgemeines, Symbole: Der Punkt, Der Strich, Das Dreieck, Das Viereck, Analogien
- *Samen*
  Heil- und Lebensmittel
- *Die Farben als natürliche Ausdrucksformen*
  Allgemeines, Aufbau und Eigenschaften, Pflanzen und Farbe, Anwendung der Farben in der Heilpflanzenkunde
- *Pflanzenastrologie und Heilkunde*
  Allgemeines, Der Aufbau der Astrologie, Astrologie und Pflanze, Sammeln der Pflanzen nach astrologischen Gesichtspunkten
- *Osmologie*
  Das Heilen mit Düften, Die Anwendung und Zubereitung
- *Heilen mit Bäumen*
  Das Vorgehen, Die Wirkung und Eigenschaften
- *Pflanzenbesinnung oder Visualisierung der Heilpflanzen*

# Esoterische Pflanzenkunde

## Allgemeines

Zunächst möchte ich den Begriff «Esoterik» etwas näher umschreiben. «Esoterik» hat mehrere Bedeutungen. Das Wort stammt vom griechischen «esotericos» ab und bedeutet «innen, verborgen, geheim». Mit «Esoterik» oder «esoterisch» wird allgemein etwas umschrieben, was geheimgehalten aber auch nicht verstanden wird.
Im Gegensatz dazu findet sich der Begriff «Exoterik» – was «öffentlich, nach aussen hin» bedeutet.
Es sind richtige Auslegungen dieser beiden Begriffe. Ich möchte sie jedoch noch etwas weitfassender beschreiben.
«Esoterisch» bedeutet nicht nur «geheim» oder «verborgen», sondern auch die inneren, wahren Werte und Gesetze des Lebens. So kann ein Gegenstand, zum Beispiel eine Pflanze, lediglich exoterisch betrachtet werden, indem man ihre materiellen Substanzen, ihre äusseren Formen und Gestalten sieht, also Blütenfarben, Blattformen, Geruch usw. Exoterisch ist eine oberflächliche Betrachtungsweise.
Schauen wir einen Menschen, ein Tier, eine Pflanze oder einen Stein an, so sehen wir als erstes die äusseren Formen. Wir schauen sie nur an! Dennoch sehen wir etwas Ganzes, denn diese äusseren Formen werden ja von etwas zusammengehalten. Sie wachsen, leben und sterben.
Bei einer esoterischen Betrachtungsweise, also einem nach innen gerichteten Schauen, stossen wir allmählich auf ganz andere Werte, als auf rein materielle. Gefühle und Kräfte nehmen Formen und Gestalten an. Wir nehmen die geistigen Werte, die in einem Wesen «verborgen» sind, wahr.
Bei einer esoterischen Heilkunde suchen wir die inneren Werte und Gesetze, die sich nach aussen hin in Formen und Gestalten ausdrücken. Mit den inneren Werten wird nun eine Heilung bewirkt. Es wird nicht nur mit einem Blatt und seinen Wirkstoffen gearbeitet, sondern auch mit jenem Teil, der das Blatt zu dem wachsen lässt, was es ist, und der die Wirkstoffe aufbaut, so wie sie sich uns bei einer chemischen Analyse zeigen.
Nun gibt es viele verschiedene esoterische Systeme und Anschauungen. Einige sind so alt wie die Menschheit, andere haben sich daraus entwickelt und können als jung bezeichnet werden. Allen, ob östlich oder westlich, ist jedoch gemeinsam, dass sie schlussendlich dasselbe aussagen und genau das gleiche suchen. Hierbei geht es auch immer wieder darum, Zusammenhänge zu erkennen und sie ins Leben zu integrieren. Zusammenhänge, Gesetze, die sich von der geistigen Ebene bis hin zur materiellen Ebene genau gleich verhalten, sich lediglich in der Ausdrucksform unterscheiden.

Mit dem Begriff «esoterisch» wird heute nur allzu rasch etwas beschrieben, das nicht allgemein verständlich ist. Ich möchte hier jedoch klar zeigen, dass es sich dabei überhaupt nicht um Unverständliches oder Geheimes handelt, sondern den gleichen Gesetzen folgt wie wir ihnen tagtäglich begegnen. Die Inhalte müssen nur verstanden werden und auch entsprechend umgesetzt in den Alltag eingebaut sein. Jeder Mensch trägt diese Inhalte in sich. In den kleinsten Zellen sind sie vorhanden, im seelischen, wie im körperlichen Bereich sind es genau die gleichen Gesetze, die dem Leben zugrunde liegen.

## Symbole

Zuerst möchte ich einmal einige Symbole erklären. Die Esoterik der Symbole besteht darin, nicht nur ihre äussere Form zu erkennen, sondern auch ihre Aussagen über Gesetzmässigkeiten im Zusammenhang der ganzen Natur.

### *Der Punkt, die Null*

Bei einer oberflächlichen Betrachtungsweise ist an einem Punkt nichts weiteres zu sehen als ein Fleck, bestehend aus irgend einer Farbe, hingezeichnet auf einen Hintergrund. Er drückt vielleicht einen Schluss aus, aber ebenso kann er einen Anfang bedeuten.
Schauen wir ihn etwas tiefer an, so ist in ihm alles zu finden, was sich entwickeln kann: Stricke in allen Richtungen, Dreiecke, Vierecke, Ellipsen, Spiralen und Kreise. Alle geometrischen Formen, ebenso auch Körper jeder Art bestehen aus nichts anderem, als aus tausenden und abertausenden aneinandergereihten Punkten. Sie sind miteinander verbunden zu einer Vielzahl von Linien. Linien, die ein-, zwei- und dreidimensionale Bilder und Formen entstehen lassen. Auch der Urspung der Zeit und ihrer Abschnitte ist als eine Aneinanderreihung von Punkten zu verstehen.
Als Symbol drückt der Punkt die Einheit aus. Die Einheit in der noch alles enthalten ist. Der Punkt symbolisiert auch die absolute Mitte aller Wesen und Formen. Im Abendland drückt der Punkt auch die göttliche Einheit aus, unaussprechlich und unfassbar in seinem ganzen Inhalt. Der Punkt ist weder aktiv noch passiv noch neutral. Er ist nichts und doch ist er alles.

### *Der Strich*

Indem der Punkt zum Strich wird, nimmt er eine bestimmte Form an. Dadurch wird er als Strich erkennbar. Allgemein betrachtet bedeutet der erste Strich ein aktives Prinzip, denn erst aus diesem Strich lassen sich die anderen Bilder und Formen gestalten.

Um Gegensätze unterscheiden zu können, ist ein zweites Prinzip, ein zweiter Strich notwendig. Aus dem ersten Strich resultiert der zweite Strich, dem ersten polar entgegengesetzt. Der Ursprung beider Striche bleibt jedoch der Punkt.
Der zweite Strich ist ein passives Prinzip. Oder anders ausgedrückt: Um den Tag wahrnehmen zu können, braucht es eine Nacht. Ohne Nacht wäre es für uns nicht möglich, einen Tag, im umgekehrten Falle eine Nacht als solche zu erkennen.
Hier treten die ersten Polaritäten auf. Diese Polarität wird durch verschiedene Symbole ausgedrückt:

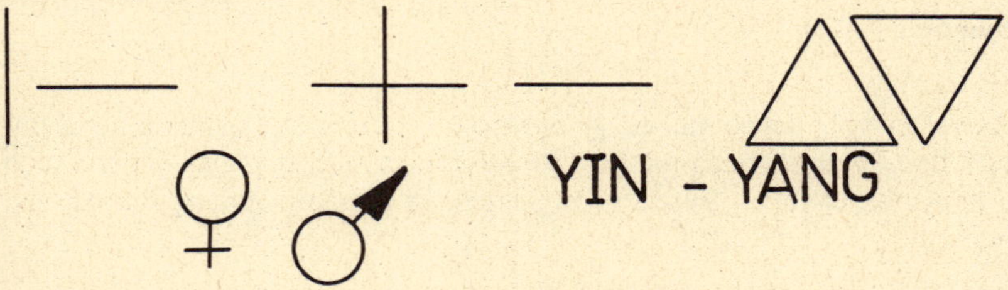


Ich möchte hier gleich auf ein allgemeines Missverständnis hinweisen. Diese Polaritäten, auch als Dualitäten bezeichnet, führten durch falsches Verständnis ihres Inhaltes und Ursprungs im Laufe der Geschichte zur fatalen Schlussfolgerung, dass zum Beispiel ein Mann ein Mann sei und eine Frau eine Frau. Aus dieser Sichtweise heraus wurde es auch möglich, die gesellschaftliche Struktur der Geschlechtertrennung entstehen zu lassen. Geht man aber tiefer ins Gesetz der Polaritäten hinein und betrachten sie etwas näher, so wird das oben gesagte auch klar: Ohne Tag keine Nacht und ohne Nacht kein Tag. Mit anderen Worten: Im Tag ist das Werden der Nacht ebenso enthalten wie im Mann die Frau und umgekehrt. Das ist das Eine. Zum zweiten besteht der Ursprung des ersten, aktiven Prinzipes nicht nur aus Aktivität sondern ebenso aus Passivität, also nicht nur aus gebendem, sondern auch aus empfangendem. Um den ersten Strich erscheinen zu lassen, brauchte es ersteinmal die Kraft und Form des Punktes. Der erste Strich war dabei zunächst empfangend und wurde erst dann zum aktiven Prinzip.
Betrachten wir unter diesem Gesichtspunkt das Verhältnis Mann - Frau, so zeigt sich, dass im Mann ebenso die Frau enthalten ist und zwar in allen weiblichen Eigenschaften und umgekehrt in der Frau der Mann in all seinen männlichen Eigenschaften. Diese Beziehungen weisen auch eindeutig auf die Konsequenzen hin. Der Mann muss seine weiblichen, empfangenden Inhalte wieder finden, in sich suchen um wieder die Natürlichkeit Mann - Frau zu erleben. Aber ebenso gilt das auch für die Frau. Erst durch dieses Erleben kann sich eine echte Gleichberechtigung einstellen.

Es liesse sich hier noch vieles ergänzen, doch sollen diese Gedanken für den Moment genügen.
Betrachten wir die Polaritäten als Naturgesetz weiter. Wie schon gesagt, sind es schlussendlich nur scheinbare Polaritäten, jedoch sind sie als Naturgesetz überall anzutreffen. Sie sind nirgends voneinander getrennt, sondern fliessen stets ineinander. Es ist ein stetes Wandeln, ein ewiges Bewegen. Erst durch diese Bewegung wird eine sichtbare und spürbare Wirkung möglich. Sie ziehen sich an. Sie haben immer das Bestreben sich zu ergänzen, auszugleichen. Dieses Bestreben zur Ergänzung führt zur eigentlichen Vollendung. Zur Vollendung eines natürlichen Ordnungsprinzipes.

### *Das Dreieck*

Die Polaritäten und ihr Ausgleich werden mit dem Dreieck symbolisiert. Mit dieser natürlichen Dreiheit ist ein System vollendet. Nicht mehr, aber auch nicht weniger wird in der Natur benötigt, um ein Ding oder ein Wesen, aber auch eine Erscheinung irgendwelcher Art, als Ganzes erfassbar und erkennbar werden zu lassen.
Würde es aber bei dieser Dreiheit bleiben, käme dies einem Stillstand gleich. Da sich uns aber die ganze Natur als selbsterhaltende Ordnung zeigt, muss sie sich auch fortpflanzen. Dieser Fortpflanzungsprozess kann auch als Weiterentwicklung betrachtet werden. Damit gelangen wir zur vierten Aussage.

### *Das Viereck oder das Kreuz*

Aus der Zusammengehörigkeit wächst ein viertes. Jenes, das den Keim der Dreiheit, der Polarität und der Einheit in sich trägt und zur Weitergabe der vorausgegangenen Dreiheit dient. In der materiellen Ordnung der Natur dient dieser Keim zur Arterhaltung. In der Pflanzenwelt ist es der Same. Beim Menschen ist es ebenfalls der Same und das Ei. In der Findung dieser Polarität liegt der Keim des Kindes. Das Kind, das aus sich herauswächst und zum Erwachsenen wird, nimmt die Erfahrung der Einheit Familie, der Polarität Vater – Mutter und der Dreiheit Vater – Mutter – Kind mit und trägt sie hinein in die nächste Generation. Damit wird auch ein Evolutionsprozess möglich. Dargestellt wird dies mit dem Viereck, dem Kreuz oder auch mit dem Kreis.

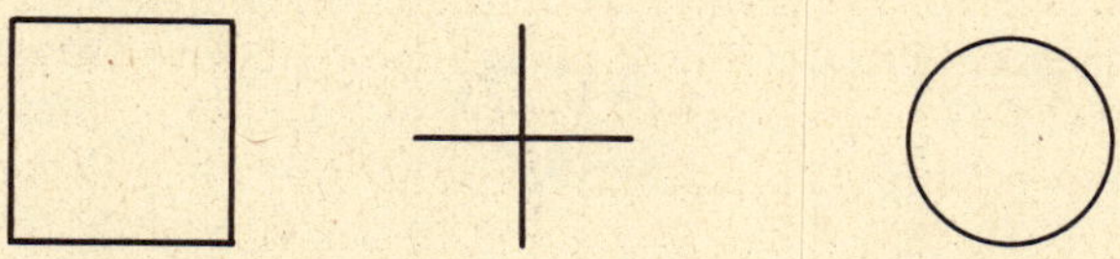

Dabei enthalten das Kreuz und der Kreis noch weitere Aussagen, nämlich die der Zahl fünf beim Kreuz und beim Kreis die absolute Einheit, ähnlich den Aussagen des Punktes.
Bis jetzt habe ich ein rein philosophisch-analytisches Verfahren gewählt, um diese vier Symbole und Begriffe einigermassen zu erklären. Sicher sind die Aussagen noch nicht vollständig. Um eine Grundlage zu schaffen, dürften sie jedoch ausreichen.
In einem weiteren Schritt sollen nun verschiedene Analogien aufgezeigt werden, die immer wieder durch diese vier Grundsymbole ausgedrückt werden können.

## Analogien

Die Analogien zu den Symbolen beziehen sich in erster Linie auf die Pflanzen und den Menschen, wobei sie sich auf das gesamte Naturerscheinen und auf dessen geistigen Inhalte übertragen lassen.
Betrachten wir zunächst eine Pflanze. Als ganze Pflanze stellt sie eine Einheit dar. Sie gliedert sich in zwei entgegengesetzte Bereiche: in Blüte und Wurzel.
Die Blüte als Organ der Geschlechtlichkeit ist der Schoss für die Samenbildung und erfüllt ihre Aufgabe im Licht oberhalb der Erde. Die Wurzel, als Nahrungs-, Verankerungs- und Speicherorgan, wächst und lebt in der Erde.
Als verbindendes Organ erkennen wir Blätter und Stengel. Die Blätter erfüllen die Aufgaben der Atmung, Assimilation und Umwandlung. Sie sind ausgleichende Teile der Pflanze.

Die bildhafte Darstellung sieht so aus:

Einheit

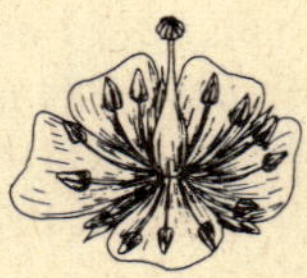

Blüte

Polarität

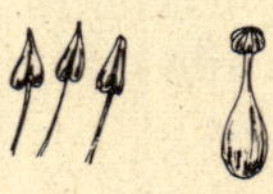

Staubblätter
Stempel

Dreiheit

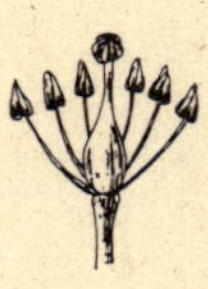

Staubblätter
Stempel
Fruchtknoten

Wir sehen aus dieser Darstellung, dass sich dieselbe Gesetzmässigkeit auch in einer einzelnen Blüte und im Fruchtknoten wiederholt.
Der Same der Pflanze trägt nun als viertes Prinzip die gesamten Erscheinungen einer Blüte, eines Blattes und einer Wurzel, also der ganzen Pflanze in sich. Damit erfüllt er die Aufgaben der Vierheit, oder des Vierecks. Der Same wird wieder zur Einheit in der nächsten Keimperiode und entwickelt die neue Wurzel, Blätter und Blüte.
Eine weitere Übertragung dieser Betrachtungsweise ist vielen schon bekannt. Hier wird die Pflanze dem Menschen gegenübergestellt.

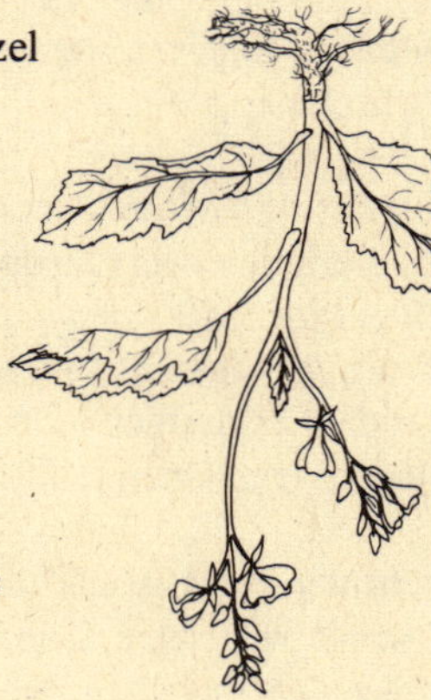

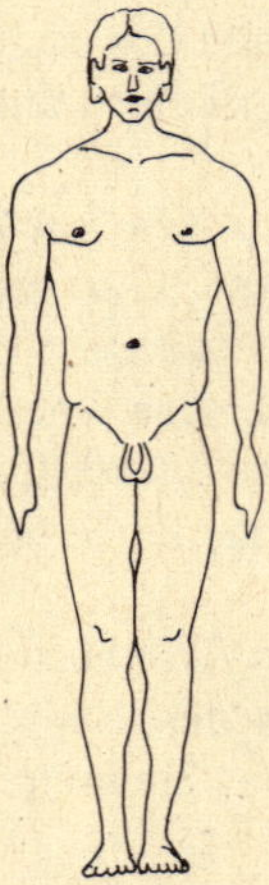

| | | |
|---|---|---|
| Wurzel | Kopf | Nerven (Hirn) Abbau |
| Blatt | Brust (Herz) | Atmung, Blutkreislauf, alle rhythmischen Vorgänge |
| Blüte | Unterleib (Brust) | Verdauung, Stoffwechsel (Genitalien) Aufbau |

Allgemein wird der Same auch zur Blüte gezählt, analog zur Verdauung und zum Stoffwechsel.
Die vorangegangenen Erläuterungen zeigen jedoch, dass dies sehr ungenau und oberflächlich ist. Der Same erfüllt noch viel umfassendere Aufgaben. Er trägt alles und jedes einer Pflanze in sich. Er ist also genauso Wurzel, wie Blatt, Blüte und eben Same.
Als Heilmittel stellt der Same für uns ein viel wichtigeres Mittel dar, als es im ersten Augenblick scheinen mag. Er wirkt im ganzen Menschen. Der Same einer Pflanze als Heil- oder Lebensmittel bringt die Werte und Formen, wie auch die Eigenschaften einer ganzen Pflanze in den Organismus des Menschen.
Ich komme noch darauf zurück im Abschnitt: «Samen: Heil- und Lebensmittel».
Aus dieser Betrachtungsweise heraus erkennen wir auch, dass die Gesundheit und die Krankheit sehr nahe beieinander liegen. Wenn eine Erkrankung offensichtlich wird, so ist an ihr der ganze Mensch beteiligt. Alle Glieder sind betroffen, körperlich – materielle wie auch seelisch – geistige.

Es ist niemals nur der Körper von einem Krankheitsprozess betroffen, wie es die Medizin gern hätte, oder nur die Psyche, wie es die Psychologie gern hätte. Dasselbe gilt auch für Krankheitsursachen. Sie sind nicht nur in einem Glied zu suchen, sondern stets im ganzen Menschen. Dazu gehören alle Aspekte, die der Erkrankte mitbringt, und aus denen er hervorkommt. Als Beispiel möge folgendes dienen:
Ist der Mensch erkrankt, und er verharrt in diesem Zustand, so erkranken auch allmählich eine Gesellschaftsform und schlussendlich der Umgang mit der Natur. Ebenso gilt das Umgekehrte. Erkrankt eine Gesellschaftsform, so erkrankt auch der einzelne Mensch an und in ihr. Hier zeigt sich auch die grosse Bedeutung, die der einzelne Mensch innerhalb einer Gesellschaftsstruktur, und umgekehrt eine Gesellschaftsstruktur auf den einzelnen Menschen hat.
Im Erkennen und Erfassen des Krankheitszustandes und dessen Ursachen liegt aber gerade auch die Chance, zu spüren und erleben was Gesundheit und Harmonie sein können. Aus diesem Erleben heraus lässt sich auch eine Genesung herbeiführen. Eine Krankheit darf nie als absolut betrachtet werden, sondern es muss versucht werden, in ihr die Gesundheit zu finden. Diese Gesundheit und Harmonie liegen in jedem einzelnen und nicht eigentlich im Heilmittel.
Aus diesem Umwandeln der Krankheitsbetrachtung zur Gesundheitsbetrachtung ergibt sich bereits das Heilmittel. Somit wird eine Genesung eingeleitet, ohne ein stoffliches Heilmittel angewendet zu haben.

*Notizen:*

## Samen: Heil- und Lebensmittel

Ich habe unter dem Abschnitt: «Symbole» ganz kurz darauf hingewiesen, dass der Same als Heil- und Lebensmittel viel mehr in sich trägt, als allgemein angenommen wird.
Im Samen sind alle Eigenschaften und Formen, Farben und Düfte, Wachstum und Gestalt auf kleinstem Raum und vollständig vorhanden. Nichts fehlt und muss hinzugetan werden, ausser das Fallen auf die Erde. Eine unwahrscheinliche Kraft liegt damit im Samen verborgen. Die Kraft des Lebens mit all seinen Inhalten und Voraussetzungen.
Der Same stellt die Verbindung dar zur Erde und zum Leben, das darin enthalten ist. Er verbindet Körper und Seele. Zugleich ist der Same auch jener Teil der Pflanze, der die Mutterpflanze weiterträgt in eine neue Generation. Er wird so zum vierten Prinzip, das in Form des Kreuzes oder auch des Kreises dargestellt, so aussehen würde:

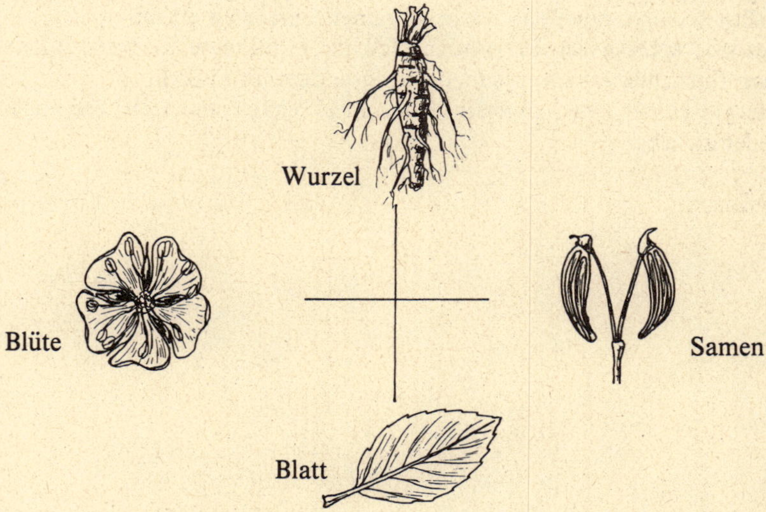


Der Same wird wieder zur Wurzel, zum Blatt und zur Blüte, um wieder zum Samen zu werden. Er schliesst einen Kreis und lässt den nächsten Kreislauf beginnen. Er ist das Bindeglied einer Generation zur andern. In welchem Bereich des Menschen wirkt nun der Same als Heil- und Lebensmittel? Überall dort wo Seele und Körper zusammengeführt werden, und das ist im ganzen Menschen. Der Same als eine Einheit an sich und zugleich als Bindeglied in der Natur von einer Generation in die andere übermittelt seine verbindende Kraft im Menschen. Er führt Körper, Seele und Geist zusammen.

Somit liegt dem Samen ein viel grösseres Wirkungsfeld zu Grunde, als es im ersten Augenblick erscheinen mag.
Ich möchte hier lediglich auf die vielfältigen psychischen Erkrankungen hinweisen, wo der als Heilmittel eingesetzte Same ein kaum abzuschätzendes Hilfsmittel darstellt. Dass gerade hier noch sehr viele Möglichkeiten offenliegen, zeigt auch die allgemeine Unkenntnis der speziellen Anwendungen von Samen als Heilmittel. Vieles muss noch erprobt und wieder entdeckt werden.
Als Lebensmittel haben Samen eine ebenso grosse Bedeutung. Man denke hier nur an die verschiedenen Getreidearten. Was durch das Raffinieren von Körnern alles zerstört wird, wird leider nur mit materiellen Massstäben gemessen. Dass aber sehr direkt auch Lebens- und Nahrungsqualität zerstört werden, scheint noch nicht klar erkannt zu sein.
Hier sind auch Zusammenhänge zu finden zwischen psychischen Erkrankungen, wie Depressionen, und Lebensmittelqualität. Mit toten, nicht mehr lebensfähigen *Lebens*mitteln kann kein Organismus auf längere Zeit ernährt werden, ohne dass er in all seinen Bereichen erkrankt.
Dies sind keine neuen Erkenntnisse. Schon in früheren Kulturen wurden diese Tatsachen erkannt, jedoch häufig anders formuliert.
Hier gilt es, sich neu zu orientieren, umzudenken und mit Lebendigem wieder zu leben.

*Notizen:*

# Die Farben als natürliche Ausdrucksformen

## Allgemeines

Dass den Farben eine sehr grosse Bedeutung zukommt, ist allgemein bekannt. Ich gehe hier nicht auf physikalische Gesetze ein. Viel mehr möchte ich zeigen, was uns die Welt der Farben aussagen kann und welche Beziehungen zu den Heilmitteln–Heilpflanzen bestehen. Überall wo wir hinsehen, erkennen wir viele verschiedene Farben. Sie wirken auf uns, ja sie beeinflussen sogar unser Verhalten. Man denke hier nur etwa an die Verkaufspsychologie, die sich stark an den Farben orientiert. Verpakkungsmaterial wird entsprechend verwendet, um die Eigenschaften eines Produktes zu unterstreichen. Verkaufsräume werden in bestimmten Farbtönen gestrichen (häufig orange = warm, fröhlich). Nicht nur Verkaufsräume, auch Spitäler und Kliniken benützen die Farbwirkung. Man denke hier an die grüne Kleidung der Chirurgen (grün = entspannend). Es gäbe noch viele andere Beispiele, um zu zeigen, wie die Farben im Alltag ihren festen Platz eingenommen haben. Wir sind uns dessen nur viel zu wenig bewusst.

## Aufbau und Eigenschaften

*Betrachten wir nun kurz den Aufbau der Farben.*

Wir kennen sieben sogenannte Spektralfarben. Zusammengesetzt ergeben sie eine Einheit, das weisse Licht. Werden sie alle miteinander vermischt, ergeben sie ein Braun.
Werden die Farben einzeln betrachtet, so finden sich sogleich wieder die Gesetze der Polarität und des Dreiecks.
Die drei Grundfarben *Rot – Blau – Gelb* bilden ein Dreieck und die drei ersten Mischfarben *Orange – Violett – Grün* bilden ein zweites Dreieck. Die drei ersten Mischfarben sind zugleich auch die Komplementärfarben zu den Grundfarben. Diese Polarität kommt in der Gegenüberstellung der sechs Farben in zwei Dreiecken zum Ausdruck.
Aber auch innerhalb der drei Grundfarben finden wir die Polarität *Rot – Blau* und innerhalb der ersten Mischfarbe *Orange – Violett.*

*Der Aufbau der Farben*

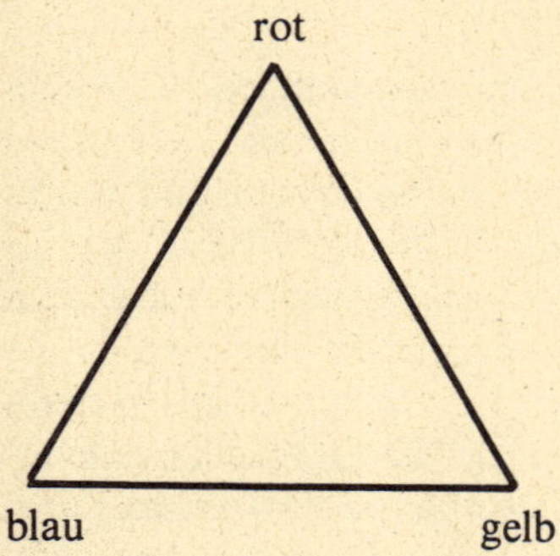


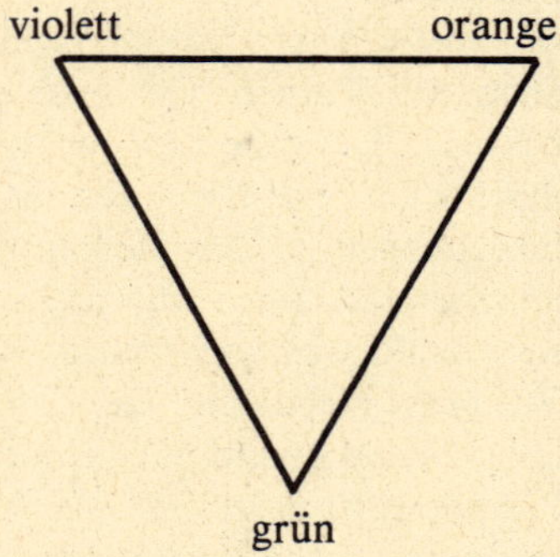


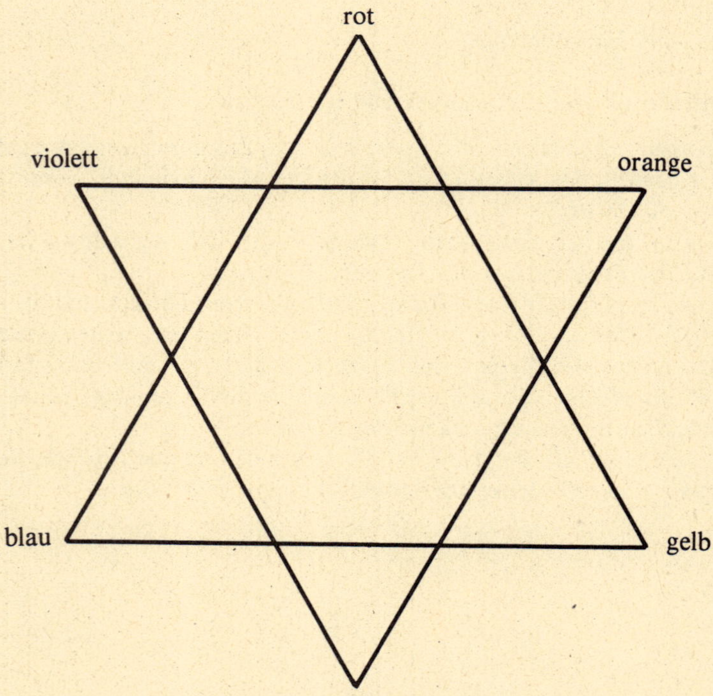

Mit den drei Grundfarben lassen sich alle anderen Farbtöne herstellen. Jede dieser drei Grundfarben hat ganz bestimmte Wirkungen auf uns. Wir sprechen der einen Wärme zu und der andern Kühle. In den ersten Mischfarben finden wir eine Zusammensetzung dieser drei Grundfarben. Die Eigenschaften zeigen sich den Mischungen entsprechend.

Ich möchte hier die einzelnen Eigenschaften auflisten:

| Farbe | Eigenschaft |
|---|---|
| Rot | Feuer – Hitze – Aktivität<br>Energie, Kraft, Erregung, Anregung,<br>Bewegung |
| Blau | Wasser – Kühle – Ruhe<br>Entspannung |
| Gelb | Erde – Angenehm<br>Behaglich |
| Orange<br>aus Rot und Gelb | Warm, Fröhlich, Aufbauend |
| Violett<br>aus Rot und Blau | Geheimnisvoll, Mysteriös<br>Entspannend, Beruhigend |
| Grün<br>aus Blau und Gelb | Ausgleichend, Entspannend |

*Notizen:*

**Pflanzen und Farben**

Betrachten wir eine Wiese oder einen Wald, so sind hier unzählige Farbtöne und Farbabstufungen zu finden. Die Pflanzenfarben sind verschiedene chemische Substanzen. Je nach Aufbau dieser Substanzen in der chemischen Struktur ergeben sich entsprechende Abstufungen.

Die wichtigsten chemischen Farbsubstanzen in den Pflanzen sind:

| | | |
|---|---|---|
| Chlorophylle | | grüne Farbstoffe |
| Flavone | verschiedene Verbindungen | farblose, gelbe und rote Substanzen je nach chemischem Aufbau |
| Anthocyane | verschiedene Verbindungen | rote, violette und blaue Farbsubstanzen je nach chemischer Struktur |
| Xanthophylle | | gelbe Farbsubstanzen |

Aus dieser vereinfachten Liste ersehen wir, dass alle drei Grundfarbtöne in der Pflanzenwelt vorhanden sind, um die übrigen Farben zu bilden.
Ich versuche nun aufzuzeigen, wie es möglich ist, ohne Wirkstoffkenntnisse, nur an Hand der Farben einer Pflanze, gewisse Aussagen zu ihren Heileigenschaften machen zu können.
Die Beschreibung der Pastelltöne fehlt hier vollständig. Als Anhaltspunkt möge folgendes dienen: Alle Pastelltöne sind in der Wirkung und Anwendung feiner. Sie beeinflussen auch eher die seelischen Aspekte. Die Grundwirkungen entsprechen jedoch denen der Grundfarben.
Bei den Mischfarben spielt auch der Anteil der jeweiligen Grundfarbe eine grosse Rolle. Entsprechend verschiebt sich zum Beispiel bei Grün die Wirkung mehr in den Stoffwechselbereich, sobald der Gelbanteil überwiegt und umgekehrt in den Blaubereich, wenn der Blauanteil überwiegt.
Die Eigenschaften der Farben lassen sich nun auf den Organismus übertragen:

| Farbe | Wirkung | Organ | Beispiel |
|---|---|---|---|
| *Rot*<br>Rote Pflanzen oder Pflanzenteile sind: | anregend, belebend, blutdrucksteigernd, durchblutungsfördernd, wärmend und allgemein stärkend. Einige sind auch wassertreibend. Entzündungen bei fiebrigen Erkrankungen, | Blutgefässe<br>Nieren<br>Harnleiter<br>Muskulatur | Arnika<br>Johanniskraut<br>Rosenblüten |

Pflanzen aus diesem Bereich haben immer eine Beziehung zum Blut, zu den Blutgefässen und zur Muskulatur.

| | | | |
|---|---|---|---|
| *Blau* Blaue Pflanzen oder Pflanzenteile sind: | kühlend, beruhigend, blutdrucksenkend, entzündungswidrig, immunsystemstärkend, lindernd, zellatmungsverändernd, keimtötend | Zentralnervensystem Flüssigkeitshaushalt | Hollunderbeere Randen Knoblauch |

Pflanzen aus diesem Bereich haben immer eine Beziehung zur Zellatmung, zum Nieren-Blasensystem und zum Immun- und Abwehrsystem.

| | | | |
|---|---|---|---|
| *Gelb* Gelbe Pflanzen oder Pflanzenteile sind: | stoffwechselanregend, gallenbildend, gallenabflussfördernd, verdauungsfördernd | Drüsen Leber-Galle Stoffwechsel | Löwenzahn Enzian |

Pflanzen aus diesem Bereich haben immer eine Beziehung zur Leber-Galle und zum Drüsensystem, insbesondere zum lymphatischen Drüsensystem.

| | | | |
|---|---|---|---|
| *Orange* Orange Pflanzen oder Pflanzenteile sind: | durchblutungsfördernd, wärmend, blutdrucksteigend, wassertreibend, nervenstärkend, krampflösend | Herz Haut Wirbelsäule Gebärmutter | Ringelblume Kamille |
| | je nach Gelbanteil auch: verdauungsfördernd, gallenbildend, stoffwechselanregend | | |

Pflanzen aus diesem Bereich haben immer eine Beziehung zum Herz und zu den Nerven, ebenfalls auch zur Haut und Hautbildung.

| | | | |
|---|---|---|---|
| *Grün*<br>Grüne Pflanzen oder Pflanzenteile sind: | magenstärkend, verdauungsfördernd, gallentätigkeitsregulierend, stoffwechselanregend<br><br>je nach Blauanteil auch: kühlend, beruhigend, entspannend, entzündungswidrig | Magen<br>Darm<br>Leber-Galle<br>Stoffwechsel | Pfefferminz<br>Huflattichblätter |
| | Pflanzen aus diesem Bereich haben immer eine Beziehung zum Magen-Darm und zur Verdauung, wie auch zur Leber-Galle. | | |
| *Violett*<br>Violette Pflanzen oder Pflanzenteile sind: | kühlend, beruhigend, entspannend, entzündungswidrig<br><br>je nach Rotanteil auch: allgemein stärkend, blutbildend, wärmend, wassertreibend | zentrales Nervensystem<br>Immunsystem | Thymian<br>Dosten |

Diese Liste ist nicht vollständig. Jedem ist es aber nun möglich, die Farben der Pflanzenwelt mit etwas anderen Augen zu beurteilen und vor allem ihre Aussagen in der Heilkunde weiter zu vervollständigen.

*Nun bleiben noch drei weitere Farben kurz zu umschreiben:*
*Braun – Weiss – Schwarz.*

*Weiss – Schwarz* sind bekanntlich keine eigentlichen Farbtöne, sondern physikalische Erscheinungen, die sich unserer Wahrnehmung entsprechend äussern.
In der Pflanzenwelt finden wir zwar praktisch reine Weisstöne, jedoch keine Schwarztöne. Alle schwarz erscheinenden Pflanzenfarben sind in wirklichkeit ein ganz dunkles *Indigo.*
Vergleichen wir die Aussagen der Farbpsychologie, der Symbolik der Farben und die physikalischen Erscheinungen dieser Farben und übertragen das Gefundene auf die Pflanzen und auf ihre Wirkungen, so finden sich hier auffällige Gemeinsamkeiten.
Ich möchte lediglich darauf hinweisen, dass Pflanzen, die in reinen Weissfarben oder umgekehrt in Schwarztönen erscheinen, stets eine Beziehung zum Licht, zur Helligkeit oder Dunkelheit haben. Anders ausgedrückt:

Diese beiden Farbtöne bringen aufbauende (weiss) oder abbauende (schwarz) Kräfte in den Organismus. Sehr häufig treffen wir hier giftige Pflanzen oder Pflanzenteile an. Vorwiegend jene Pflanzen oder Pflanzenteile, die uns als schwarz (indigo) erscheinen (nicht blau oder violett), sind praktisch immer sehr giftig.
Brauntöne finden wir in Hölzern, Wurzeln, Samen und Früchten. Ich habe bereits gesagt, dass sich Braun aus allen Grundfarben zusammensetzen lässt. Braun stellt eine verbindende Farbe dar. Verbindend einerseits zwischen allen anderen Farben, anderseits, übertragen auf unseren Organismus, verbindend zwischen Psyche und Körper. Braun spielt eine vermittelnde Rolle. Im Organismus überall dort, wo es sich um Austausch- und Umwandlungsprozesse handelt, also Stoffwechsel, Nervenfunktionen usw. Im seelischen Bereich, der dem organischen übergeordnet ist, ist Braun der vermittelnde Farbton. Er beeinflusst das Ineinanderfliessen und Zusammenarbeiten der Seele und des Körpers.
Wo zum Beispiel eine Wurzel in erster Linie ihre Wirksamkeit zeigt, lässt sich aus dem Farbton der ganzen Pflanze erkennen, der am stärksten die pflanzliche Erscheinung prägt.

*Zu den Komplementärfarben ist noch folgendes zu sagen:*

Die Wirkung einer Pflanze kann sich sehr gut auch vom augenscheinlichen Farbton in den Bereich der Komplementärfarbe verschieben. Das heisst also, dass eine rotscheinende Pflanze ihre Wirksamkeit sehr wohl im Bereich des Grüntones entfalten kann und umgekehrt.

Es ist klar, dass die Farben nur einen Teil der Aussage über die Wirksamkeit einer Pflanze beinhalten. Dieser Teil ist jedoch sehr bedeutend. Bei der Beurteilung und Betrachtung einer Pflanze gehören auch Standort und andere Besonderheiten dazu, um daraus dann klare und eindeutige Aussagen machen zu können.
Dieses Thema trägt sehr viel Neues in sich, vor allem was die Beziehung der Farben zu den Pflanzen und ihre entsprechenden Heileigenschaften betrifft. Hier gilt es weiter zu suchen.
Dieser Abschnitt darf nicht als vollständig und abgeschlossen betrachtet werden. Er soll zum selbständigen Naturbetrachten anregen.
Hier gibt es für den Interessierten noch viel Altes neu zu entdecken.

*Notizen:*

**Anwendung der Farben in der Heilpflanzenkunde**

Wird nun zum Beispiel ein Tee gemischt, so können wir diese Betrachtungen der Farben sogleich miteinbeziehen.
Wollen wir eine Teemischung zubereiten, die anregend und stark durchblutungsfördernd wirkt, so verwenden wir dazu Pflanzen aus dem Bereich der Rot- und Orangetöne.
Das können Blütenpflanzen sein, aber auch Wurzeln, Blätter und Samen.
Wollen wir auf der andern Seite einen beruhigenden und entspannenden Tee zubereiten, so verwenden wir dazu Pflanzen aus dem Blau- oder Violettbereich.

Ich zeige hier ein Beispiel eines stoffwechselanregenden, Leber-Gallentätigkeit beeinflussenden Tees:
Wir arbeiten mit Pflanzen aus dem Gelb- und Grünbereich:

| | | |
|---|---|---|
| Gelb<br>Grün | Löwenzahn (Blüte)<br>Löwenzahn (Blatt) | In der Wurzel finden diese beiden Farben ihren verstärkten Ausdruck. |
| Gelb<br>Grün | Enzian (Blüte)<br>Enzian (Blatt) | Wiederum in der Wurzel zusammengeführt. |
| Grün mit vorwiegend Gelbanteil | Pfefferminz (Blatt) | |
| Grün mit vorwiegend Gelbanteil | Huflattichblatt | |

Für eine allgemeine Teemischung liessen sich diese vier Kräuter verwenden. Will man in der Wirkung bestimmte Schwerpunkte auf eine spezielle Funktion legen, so lässt sich dies mit der Verlagerung der Anteile erzielen. Indem z. B. mengenmässig mehr Löwenzahnwurzeln beigefügt werden, verlagern wir die Wirkung ganz gezielt auf die Leber, Gallenfunktionen und die Blutreinigung.
Auf diese Art und Weise sind die Farbeigenschaften und ihre Wirkungen gleich im Heilmittel miteinbezogen.

*Notizen:*

# Pflanzenastrologie und Heilkunde

## Allgemeines

Ich möchte hier nicht die ganzen theoretischen Grundlagen der Astrologie erarbeiten. Trotzdem sollen dazu einige Aussagen gemacht werden, die vor allem für jene gedacht sind, die sich in der Astrologie nicht auskennen.
Zur heutigen Stellung der Astrologie ist zu sagen, dass sie immer noch stark umstritten ist. Woran das liegt, dürfte klar sein, denn die Astrologie ist vom rationalen Standpunkt her keine Wissenschaft, die materiell fundiert ist. Lediglich die Erfahrung zeigt, dass die Aussagen einer echten Astrologie sehr präzise sind. Die Forderung von Astrologen, dass die Astrologie auch an Universitäten gelehrt werden soll, ist sicher berechtigt. Jedoch darf von jenen Astrologen nicht im gleichen Atemzug behauptet werden, dass sich die Astrologie nicht mit der Naturwissenschaft vertragen könne. Wer tiefer in die Astrologie hineinsieht, kommt sehr bald darauf, dass im Grunde genommen in beiden Wissenszweigen die gleichen Gesetzmässigkeiten herrschen, jeweils von einer andern Seite her betrachtet. Solange aber die Astrologie nur aus einer oberflächlichen Betrachtungsweise heraus betrieben wird, kann sie auch nicht mit der Schulwissenschaft verglichen werden.

## Der Aufbau der Astrologie

Die Astrologie ist aus verschiedenen Gliedern aufgebaut. Zunächst sind einmal die Tierkreiszeichen und die Planeten die wichtigsten Bausteine. Diese Bausteine möchte ich hier etwas näher betrachten und in Beziehung zur Pflanzenwelt und auch zum Menschen stellen.
Es sind 12 Tierkreiszeichen und sieben Planeten, die in der alten Astrologie die Grundlage schufen und heute noch die wichtigsten Bestandteile bilden. Dabei werden der Einfachheit halber Sonne und Mond auch zu den Planeten gezählt. Dazu kommen drei neue Planeten: Uranus, Neptun und Pluto.
Zunächst die Planeten. Sie beinhalten verschiedene, charakteristische Eigenschaften. Schon ihre Namen und Bezeichnungen lassen vieles davon erahnen. Zu den einzelnen Planeten werde ich keinen weiteren Kommentar geben. Die Bedeutung und die Symbolik und Aussagen zu ihnen soll jeder für sich finden und darstellen. Bei den Bezeichnungen Sonne, Mars oder auch Merkur tauchen ganz bestimmte Inhalte auf, die jeder selber für sich finden kann, wenn er sich fragt: «Was sagen mir diese Worte?»

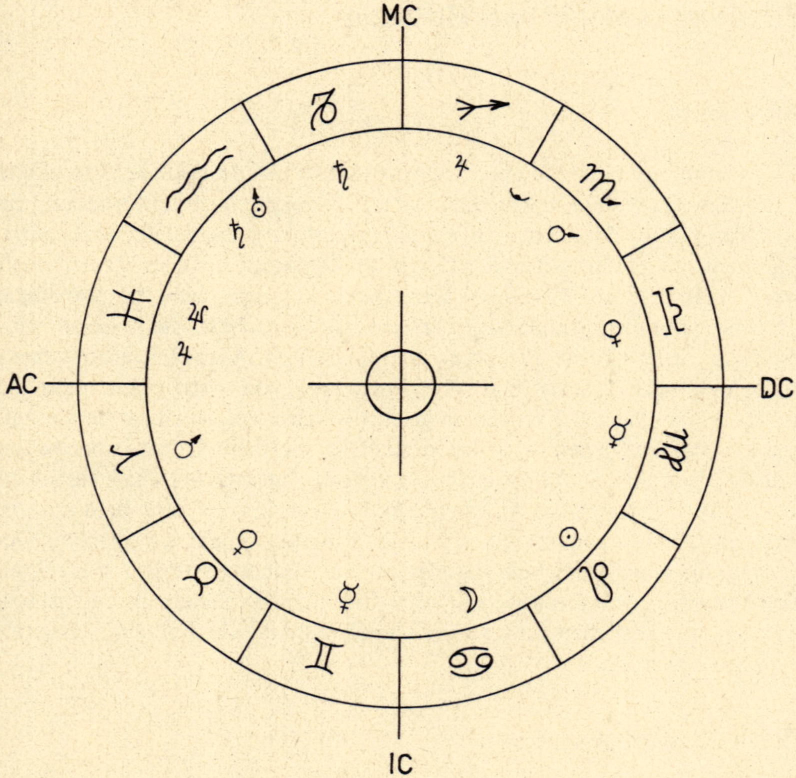


Planetenzeichen:

| | | | | | | | |
|---|---|---|---|---|---|---|---|
| Sonne | ☉ | Merkur | ☿ | Saturn | ♄ | Pluto | ♇ |
| Mond | ☽ | Jupiter | ♃ | Uranus | ♅ | | |
| Mars | ♂ | Venus | ♀ | Neptun | ♆ | | |

Zeichenerklärung:

| | | | | | | |
|---|---|---|---|---|---|---|
| AC = Aszendent | Widder | ♈ | Löwe | ♌ | Schütze | ♐ |
| IC = Imum coeli | Stier | ♉ | Jungfrau | ♍ | Steinbock | ♑ |
| DC = Deszendent | Zwillinge | ♊ | Waage | ♎ | Wassermann | ♒ |
| MC = Medium coeli | Krebs | ♋ | Skorpion | ♏ | Fische | ♓ |

Die einzelnen Planeten und Tierkreiszeichen sind im folgenden aufgelistet. Dazu ist Platz frei gelassen, damit sich jedermann, der sich dafür interessiert, seine eigenen Gedanken niederschreiben kann. Das, was für ihn eine Sonne, ein Jupiter oder auch ein anderer Planet bedeutet. Es wäre nicht der Sinn dieser Arbeit, einfach alle Aussagen zu den einzelnen Planeten und Tierkreiszeichen dazuzuschreiben, sondern der Sinn dieser Arbeit liegt darin, anzuregen «In sich hinein zu horchen». Zu hören und schauen!

*Planeten:*

Sonne:

Mond:

Mars:

Merkur:

Jupiter:

Venus:

Saturn:

Uranus:

Neptun:

Pluto:

*Tierkreiszeichen:*

Widder:

Stier:

Zwillinge:

Krebs:

Löwe:

Jungfrau:

Waage:

Skorpion:

Schütze:

Steinbock:

Wassermann:

Fische:

In der Heilkunde wird nun ein Geburtshoroskop herangezogen. Aus dem Bild, das durch die Konstellationen und Aspekte der Planeten entsteht, werden die Krankheitstendenzen und deren Ursachen gelesen. Diese Erkenntnisse erhalten wir einerseits durch die Stellungen der Planeten in den Tierkreiszeichen und durch ihre Verbindungen zueinander, anderseits aber auch durch die Stellungen der Tierkreiszeichen in den sogenannten Häusern. Wichtig ist auch noch die gesamte Verteilung der Planeten im Horoskop = Geburtsbild. Sind die Planeten gleichmässig verteilt oder sind sie auf eine oder mehrere Stellen konzentriert? All das zusammengenommen ergibt die Aussagen zu den Prozessen sowohl im Körper als auch im psychischen Bereich des Geburtsbildinhabers.

Sind entsprechende Aussagen gefunden und wird dabei festgestellt, dass ein bestimmter Planet eher schwach gestellt ist, so dass im übertragenen Sinne die dem Planeten zugehörigen Funktionen nicht ausgewogen sind und zu Krankheitstendenzen neigen, wird nach Pflanzen gesucht, die wiederum mit diesem Planeten in Beziehung stehen und ihn stärkend unterstützen. Unter Umständen kann auch der umgekehrte Weg gegangen werden, so dass ein eher stark gestellter Planet abgeschwächt werden muss. Ich spreche immer von Planeten, die beeinflusst werden. Durch analoge Beziehungen der Planeten und Tierkreiszeichen wird dabei auch zugleich von organischen und psychischen Funktionen gesprochen. Es sind also nicht die Planeten oder Tierkreiszeichen allein gemeint, sondern immer auch zugleich ihre Bilder, Eigenschaften und Beziehungen zum Menschen und zur Pflanzenwelt.

Ergänzend möchte ich hier noch beifügen, dass die im ersten Abschnitt erwähnten Symbole und ihre Aussagen auch in der Astrologie ihre Gültigkeit haben.
Eine Einheit bildet das ganze Geburtsbild. Diese gliedert sich zunächst in Polaritäten auf:

| | | |
|---|---|---|
| Widder/Waage | Stier/Skorpion | Zwillinge/Schütze |
| Krebs/Steinbock | Löwe/Wassermann | Jungfrau/Fische |

Diesen Polaritäten liegt auch eine sehr wichtige Bedeutung zugrunde, die an späterer Stelle aufgezeigt wird.
Die Dreiheit und Vierheit kommen dadurch zum Ausdruck, dass ein Geburtsbild in vier Quadranten zu je drei sich ergänzenden Tierkreiszeichen aufgeteilt ist.

*Notizen:*

## Astrologie und Pflanze

Über die Beziehungen der Planeten zur Pflanzenwelt und zum menschlichen Organismus, aber auch zu Farbe, Durft, Geschmack der Pflanzen gibt eine erste Tabelle Auskunft. Die Aufstellungen habe ich zum Teil von andern Autoren übernommen. Dort, wo sie sich nicht mit meiner Meinung decken, habe ich sie entsprechend verändert. Dasselbe gilt auch für die zweite Tabelle, die Pflanzenzuordnungen zu den Planeten.
Diese Tabellen sind nicht vollständig, sondern sollen lediglich als Anhaltspunkte dienen.
Zu den Beziehungen Planeten–Pflanzen ist noch folgendes zu sagen: Häufig stehen mehrere Planeten in Beziehung zur gleichen Pflanze. Das kommt daher, dass erstens in allen Pflanzen alle Planeten auf irgend eine Art und Weise zum Ausdruck kommen. Je nach Art der Pflanze ist allerdings ein Planet vorherrschend. Zudem kann zum Beispiel der Blattteil vorwiegend Marseindrücke hinterlassen, die Blüte jedoch Mondeindrücke. Hier ist dann darauf zu achten, welcher Pflanzenteil in der entsprechenden Therapie eingesetzt wird. Ist es die Blüte, so wären es in unserem Beispiel die Mondeigenschaften, die zum Ausdruck gebracht werden, auf der andern Seite beim Blatt die Marseigenschaften.

*Nehmen wir gleich ein Beispiel:*

Der Löwenzahn: ist in seiner Erscheinungsform eher eine Sonnenpflanze, was sehr schön in der Blüte zum Ausdruck kommt.
Die Wuchsform deutet auf eine starke Jupiterbeziehung hin - üppig und stattlich.
Der Geschmack ist aber eindeutig ein Marsgeschmack.

Betrachten wir nun die Beziehungen dieser drei Planeten auch auf den menschlichen Organismus übertragen, so sehen wir:

| | |
|---|---|
| Die Sonne | Herz, Blutzirkulation - allgemeine Schwäche |
| Jupiter | Leber/Galle, Ernährungsfunktionen |
| Mars | Muskeln, roter Blutfarbstoff, Lebensenergie |

In der Therapie mit Löwenzahn zeigt sich nun sehr schön, wie die einzelnen Pflanzenteile ihre speziellen Beziehungen auch in der Heilwirkung äussern.

Setzen wir einen Sirup aus den Blüten an oder verwenden wir Löwenzahnhonig, so kommt vor allem die Wirkung auf das Herz und die Blutzirkulation zum Ausdruck. Hier steigert sich die Lebensenergie, denn Sonne und Mars zeigen ihre Eigenschaften. Dasselbe gilt auch, wenn wir eine Blütenessenz herstellen oder die noch geschlossenen Blütenköpfe als Rosenkohl zubereiten oder roh geniessen. Ja, sie sind nicht einmal mehr bitter, sondern leicht süsslich und angenehm im Geschmack.
Verwenden wir die Blätter oder die Wurzel, so zeigt sich die Leber-Gallenwirkung als vorherrschend. Jupiter in Verbindung mit Mars kommen hier zum Ausdruck. Die Ernährungsfunktionen und die Verdauung werden angeregt und gestärkt.
Diese unterschiedlichen Beziehungen von mehreren Planeten zu einer einzelnen Pflanze ist immer wieder anzutreffen.

Als dritte Tabelle sind jetzt die Tierkreiszeichen mit den wichtigsten Beziehungen zum menschlichen Organismus aufgeführt. Die Beziehungen der Tierkreiszeichen zu den Pflanzen lasse ich hier offen. Sie lassen sich sehr gut aus den Planetenbeziehungen und ihren entsprechenden Zugehörigkeiten zu den Tierkreiszeichen ablesen (siehe Abbildung «Horoskop»).
Als Beispiel möge folgendes dienen:
Das Tierkreiszeichen Jungfrau steht in erster Linie mit dem Merkur in Beziehung, das Tierkreiszeichen Schütze mit dem Jupiter usw.

*Notizen:*

*Notizen:*

| Planet | menschlicher Organismus | Pflanzenform und Wachstum |
|---|---|---|
| Sonne | Blutzirkulation, Herz; allgemeine Schwächezustände, Herzkrankheiten | Wachstum um einen Mittelpunkt herum konzertriert. Aufteilung der Früchte in Scheibenform. Stolze, farbige Pflanzen mit schnellem Wachstum. |
| Mond | Flüssigkeit im Körper, Blutserum, Magen, weibliche Organe; Wassersucht, Frauenkrankheiten, Magenkrankheiten | Pflanzen mit grossen Blättern und vielen Früchten. Viel Feuchtigkeit enthaltend. Schnellwachsende und oft am Boden kriechende Pflanzen. Sie hinterlassen häufig fremdartige Eindrücke. |
| Mars | Sehnen und Muskeln, roter Blutfarbstoff; Entzündungen, Fieber, Krampfadern, Hautausschläge | Das Pflanzenwachstum ist ganz verschieden. Pflanzen mit Dornen und Stacheln. Oft knorriges Wachstum, jedoch nicht in erster Linie verholzend, sondern eher krautig. |
| Merkur | Nerven, Atmungsorgane, Sinnesorgane, alle Prozesse, die einen Austausch darstellen wie Verdauung, Atmung; Nervenstörungen, Asthma, Neurastenie | Schnellwachsende Pflanzen mit dünnen, feingliedrigen Stengeln. Eher in die Höhe wachsend und mit feingefiederten Blattformen. Die Blüten wachsen sehr oft zu feingegliederten Dolden. |
| Jupiter | Leber, Galle, Ernährungsfunktionen, Zellenwachstum – Leber-Gallenleiden, Blutkrankheiten, Selbstvergiftung | Es sind volle, üppig wachsende Pflanzen mit ausladenden Blättern und Blüten. Die Pflanzen sind stattliche, dichte Erscheinungen. |
| Venus | Hals, Rachen, Nieren, Genitalien, Drüsensystem; Nierenerkrankungen, Geschwüre, Drüsenerkrankungen | Die Blüten und Blätter sind in einer symmetrischen Ordnung. Es sind lebhafte, farbige und fröhliche Pflanzen mit kugeligen oder tellerartigen Blütenformen. Viele Pflanzen duften sehr angenehm. |

| Farbe | Duft | Geschmack |
|---|---|---|
| warmes Gelb und orangefarbig | balsamisch-aromatische Düfte | kräftig, süss-säuerlich |
| helles Gelb, weissfarbig und violett | fade | allgemein geschmacklos oder dann leicht säuerlich |
| kräftiges Rot und rotblaue Farbtöne | durchdringend und stark | scharf und brennend, bitter |
| über warmes Gelb zu Orange-rot und rotblau | aromatisch, jeoch nicht so ausgeprägt wie bei Sonnenpflanzen | schwach-säuerlich, auch erdig |
| kräftiges Blau und Violett | warm und angenehm, wohltuend | süss |
| helle, fröhliche Farbtöne im Grün-Blau und Rotton | zart und süss | ausgewogen und wohlschmeckend |

| | | |
|---|---|---|
| Saturn | Knochen, Bänder, Haut, Sehnen, festigende, zusammenziehende Funktionen; Steinbildung, Knochenkrankheiten, Gicht, arthritische Erkrankungen, chronische Krankheiten | Das Pflanzenwachstum ist langsam. Es sind ausdauernde, zähe und trockene Pflanzen mit guter Wurzelbildung. Die pflanzen wirken eher traurig. |
| Uranus | Rückenmark und die gesamte Rhythmik; Krampfzustände, Nervenleiden, Verletzungen | Grosse, feingliedrige Stengel- und Blattbildung. Früchte mit verschiedenen Spring-, Spritz und Flugvorrichtungen. |
| Neptun | Verschiedene Drüsenlähmungen, Vergiftungen, Unterfunktionen | Kaum vorstellbare Blütenformen. Oft üppig-hochwachsende Pflanzen. |
| Pluto | Zum Pluto lassen sich noch keine sicheren Angaben machen, da seine Entdeckung noch sehr jung ist und dabei die Erfahrungen seiner Beziehungen noch gesammelt werden müssen. | |

| Planeten | Pflanzen |
|---|---|
| Sonne | Baumnuss, Engelwurz, Esche, Herbstzeitlose, Johanniskraut, Kamille, Pestwurz, Ringelblume, Rosmarin, Schöllkraut, Sonnentau, Wacholder. |
| Mond | Brunnenkresse, Mistel, Gurke, Melonen, Salbei, Silberweide, Steinbrech, Storchenschnabel, Wiesenschaumkraut. |
| Mars | Alant, Aloe, Aronstab, Berberitze, Brennessel, Enzian, Flachs, Gnadenkraut, Hopfen, Knoblauch, Koriander, Meerrettich, Senf, Storchenschnabel, Tabak, Weissdorn, Wermut, Zaunrübe. |

| | | |
|---|---|---|
| dunkle Farben in allen Tönen | stark betäubend, auch stinkend | herb, trocken |

| Planeten | Pflanzen |
|---|---|
| Merkur | Alant, Bohnenkraut, Dill, Eberraute, Fenchel, Hundszunge, Kümmel, Lavendel, Petersilie, Süssholz, Thymian, Wurmfarn, Bingelkraut. |
| Jupiter | Betonia, Borretsch, Feige, Fingerkraut, Gartensalbei, Hauswurz, Hirschzunge, Löwenzahn, Lungenkraut, Nelkenwurz, Odermennig, Rainfarn, Rose, Rosskastanie, Spargel, Steinklee, Ysop, Zuckerrohr. |
| Venus | Breitwegerich, Brunelle, Eibisch, Katzenminze, Klette, Labkraut, Schafgarbe, Schlüsselblume, Waldmeister. |
| Saturn | Bilsenkraut, Efeu, Eibe, Eisenhut, Hanf, Immergrün, Mispel, Nieswurz, Quitte, Schachtelhalm, Schierling, Schlehdorn, Stechpalme, Taumelloch, Tollkirsche. |

| Tierkreiszeichen | menschlicher Organismus | Krankheiten |
|---|---|---|
| Widder | Kopf | Kopfschmerzen, Hirnhautentzündungen |
| Stier | Kehle, Hals | Hals- und Mandelentzündungen |
| Zwillinge | Arme, Schultern | Handkrankheiten |
| Krebs | Magen, Brust | Erkrankungen der Verdauungsorgane |
| Löwe | Wirbelsäule, Herz | Rückenmark- und Herzkrankheiten |
| Jungfrau | Milz- und Verdauungsorgane | Erkrankungen des sympathischen Nervensystems, Darmkrankheiten |
| Waage | Nieren - Blasen | Hautkrankheiten und Nieren/Blasenkrankheiten |
| Skorpion | Genitalien, Ausscheidungsorgane | Krankheiten der Genitalien und der Ausscheidungsorgane |
| Schütze | Oberschenkel, Hüften | Rheuma, Lähmungen, Verletzungen |
| Steinbock | Knie, Knochen | Rheuma, Magenleiden, Erkältungen, Steinleiden |
| Wassermann | Unterschenkel, Herz | Krampfadern, Beingeschwüre |
| Fische | Füsse | Koliken, Krämpfe aller Art |

*Hierzu ist folgendes zu sagen:*

Ich habe bereits darauf hingewiesen, dass immer zwei Tierkreiszeichen einander polar gegenüberliegen. In der Praxis zeigt sich nun, dass wenn ein Tierkreiszeichen auf einen bestimmten Krankheitsprozess hinweist, auch das gegenüberliegende Zeichen in die gesamte Therapie miteinbezogen werden muss.
Zum Beispiel:

Ein Patient leidet unter chronischen Verdauungsstörungen. Im Geburtsbild lassen sich im ensprechenden Tierkreiszeichen (Jungfrau) keine konkreten Hinweise finden. Unter Umständen weist das polare Zeichen (Fische) auf die Ursache hin. Hier finden wir die Beziehung der Fische zu den Füssen – Koliken und Krämpfe aller Art. Es lässt sich also daraus schliessen, dass die Ursache der Verdauungsstörungen nicht im Magen-Darmtrakt zu suchen ist, sondern in den Füssen: kalte Füsse oder schlechte Fussstellung usw. Wird dann diese Ursache behandelt, so kann eine Heilung der Verdauungsstörungen von allein einsetzen.

Selbstverständlich sind praktisch nie so klare Aussagen vorhanden und es bedarf einiger Stunden der Auseinandersetzung mit der gesamten Astrologie, um bei der Arbeit auch gute Resultate zu erzielen. Auch hier sind noch viele Fragen offen. Doch es ist für jeden möglich, sich zurechtzufinden. Ich möchte jedoch gleich davor warnen, beim Arbeiten mit der Pflanzenastrologie in eine Analytik zu verfallen, die dann wieder ein Sezieren des Menschen darstellen würde und dadurch den Menschen selber in den Hintergrund verdrängen wird. Es soll immer der ganze Mensch, also auch das ganze Geburtsbild in Betracht gezogen werden. Dann erübrigt sich eine analytische Zerstückelung.

*Notizen:*

## Sammeln der Pflanzen nach astrologischen Gesichtspunkten

Im letzten Abschnitt zu diesem Thema komme ich noch kurz auf das Sammeln der Pflanzen zu sprechen.
Wir wissen vom Gartenbau her, dass im Volk noch viele Bruchstücke vorhanden sind, die ganz eindeutig astrologischen Ursprung haben.
Bohnen werden bei aufsteigendem Mond gesteckt und Zwiebeln bei absteigendem Mond. Es gäbe viele solcher volkstümlichen Beispiele aufzuführen.
All das übertrage ich nun auf die Sammelzeiten der Pflanzen. Die einfachste Anwendung ist das Miteinbeziehen des Mondlaufes:

*Wurzeln werden bei abnehmendem Mond gesammelt.*
*Blätter und Blüten bei zunehmendem Mond gesammelt.*

Die Gründe liegen ganz einfach darin, dass bei abnehmendem Mond die Pflanzensäfte sich eher der Wurzel zuneigen und sich dort konzentrieren. Umgekehrt bei aufsteigendem Mond. Die Pflanzensäfte sind eher in den oberirdischen Pflanzenteilen konzentriert.
Nun, diese Sammelzeiten sind noch recht einfach einzuhalten.
Die Pflanzenastrologie arbeitet viel genauer.
Ich habe schon zu einem früheren Zeitpunkt gesagt, dass jede Stunde und jeder Tag auch eine Beziehung zu einem bestimmten Planeten hat:

| | | |
|---|---|---|
| Sonne – Sonntag | Mond – Montag | Mars – Dienstag |
| Merkur – Mittwoch | Jupiter – Donnerstag | Venus – Freitag |
| Saturn – Samstag | | |

Diese sogenannten Tagesregenten ergeben sich aus der «chaldäischen Reihenfolge». Mit dem langsamsten Planeten beginnend ( ), kann in dieser Reihenfolge ein Siebenstern gezogen werden:

Nebst diesen Tagesregenten wird auch noch von Stundenregenten gesprochen. Jede Stunde des Tages wird also von einem Planeten regiert. Hier gibt es zwei Möglichkeiten:

a) Eine Tageshälfte wird in 12 gleiche Teile, also in je 60 Minuten eingeteilt, beginnend ab Sonnenaufgang.
   Als Beispiel:
   Am Sonntag geht die Sonne um 5.00 Uhr auf.
   Der Tagesregent ist die Sonne und die erste Stunde mit einer Dauer von 60 Minuten wird ebenfalls von der Sonne regiert. Die zweite Stunde wird vom Mond regiert und die dritte Stunde vom Mars usw., jeweils 60 Minuten lang, bis 12 Stunden nach Sonnenaufgang. Die erste Nachtstunde würde dann wieder mit dem Tagesregenten beginnen.
   Diese Aufteilung ist aber sehr ungenau.

b) Hier dauert der erste Teil des Tages von Sonnenaufgang bis Sonnenuntergang. Auch er wird in zwölf Regentschaften aufgeteilt. Je nach Jahreszeit verändert sich die Dauer einer Regentschaft.
   Als Beispiel:
   Am Sonntag geht die Sonne um 5.00 Uhr auf und um 20.00 Uhr unter.
   Dieser Tagesteil hat demzufolge eine Dauer von 15 Stunden. Eine Regentschaft eines Planeten dauert jetzt:

$$\frac{15 \text{ Stunden x } 60 \text{ Minuten}}{12} = 75 \text{ Minuten} = (1 \text{ Std. } 15 \text{ Min.})$$

Genau gleich wird gerechnet, um die Dauer einer Planetenstunde in der Nacht zu erhalten.
Bei unserem Beispiel regiert die Sonne den Tag. Sie beginnt ihre Stundenregentschaft um 5.00 Uhr und ist Regentin bis 6.15 Uhr. Danach wird der Mond zum Stundenregenten und zwar von 6.15 Uhr bis 7.30 Uhr. Der Mond wird dann wieder vom Mars abgelöst usw.

Sammeln wir aus diesen Betrachtungen heraus Kräuter, so wird z. B. eine Pflanze, die zum Jupiter in Beziehung steht, an einem Donnerstag in der entsprechenden Jupiterstunde gesammelt.

Im ersten Moment mag das alles sehr unglaubwürdig scheinen. Bei genauerem Hinsehen zeigen sich jedoch viele Feinheiten, die sich erst später erkennen lassen.
Das ganze Thema soll als Anregung dienen. Es wäre auch hier nicht der Sinn, etwas Vollendetes zu liefern. Für jeden wird es aber möglich sein, die Einheit und das Ganze überall in der Natur selber zu entdecken, um dabei festzustellen, dass alles in allem enthalten ist und schlussendlich zum Gleichen hinführt, mag dieses Gleiche auch genannt werden wie man's will, es bleibt immer der Ursprung.

***Notizen:***

# Osmologie

## Das Heilen mit Düften

Genauso wie uns überall Farben umgeben, sind Düfte vorhanden. Viele nehmen wir mit unserer Nase wahr, andere sind so schwach vorhanden, dass sie nicht wahrnehmbar sind.
Man spricht von Totengeruch und Heiligengeruch. In der früheren Medizin zog man die Art und Weise des Geruches bei der Diagnose mit in Betracht. Es wurde von stinkenden Geschwüren gesprochen und von scharf riechenden Krankheiten.
Mit Wohlgerüchen umgibt man sich, doch kaum weiss jemand genau, warum er gerade diesen Duft liebt und jenen verabscheut.
Ganz einfach ausgedrückt kann das so formuliert werden:
Jeder umgibt sich mit jenem Geruch, zu dem er sich aus einer inneren Haltung heraus hingezogen fühlt. Genau gleich wie uns die Farben berühren, berühren uns auch die Düfte.
Dass Düfte eine sehr tiefe Wirkung auf den Menschen haben, zeigt sich tagtäglich. Kommen wir in ein Haus, wo ein Mahl zubereitet wird, strömen einem Gewürzdüfte entgegen. Was passiert nun? Riecht es würzig, angenehm, so werden wir von diesen Düften angezogen und verspüren zuerst ein Hungergefühl. Im Organismus werden schon jetzt vermehrt Verdauungssäfte in den Magen-Darmtrakt ausgeschüttet. Die Verdauung wird nur schon durch die Wahrnehmung der Düfte um ein vielfaches verbessert.
Würde es nach Verbranntem riechen, so käme sofort eine entsprechende Reaktion. Der Magen «zieht» sich zusammen und wird blockiert. Die Verdauung ist behindert. Nun müsste noch gefragt werden: «Wann wird ein Mahl gut gewürzt?». Der Volksmund kennt hier die Antwort: «Liebe geht durch den Magen!». Also, derjenige würzt ein Mahl sehr gut und aromatisch, der sich des Lebens freut und diese Fröhlichkeit überall zum Ausdruck bringt, eben auch im Essen.
Ich habe im ersten Teil «Heilpflanzen» die Gruppe der Pflanzen mit ätherischem Öl als Hauptwirkstoff genauer beschrieben. In dieser Gruppe liegt noch viel mehr an Möglichkeiten, als uns die erste Betrachtung zeigt.
Wenn ich nun nochmals einige ätherische Öle aufführe und ihre Wirkungen nebenanstelle, so sind immer die Düfte gemeint. In der Therapie zeigt es sich, dass lediglich durch das Inhalieren oder auch durch die Räucherung (Räucherstäbchen, Weihrauch) entsprechende Wirkungen eingeleitet werden. Dass sich diese Eigenschaften nicht nur auf den materiellen Organismus, sondern auch auf den seelischen Bereich des Menschen auswirken, wird dann spürbar, wenn man es versucht.

Ich kann es auch so sagen, die Düfte irgendeiner Herkunft haben auch indirekt eine bewusstseinsverändernde Eigenschaft. Das gilt für alle Gerüche ohne Ausnahme. Sie zeigen sich jedoch lediglich in der Stärke und Intensität der Wirkung unterschiedlich.

**Die Anwendung und Zubereitung**

Es ist nicht notwendig, dass die konzentrierten Essenzen hergestellt werden. Ein Ölauszug mit einem qualitativ einwandfreien Öl reicht vollkommen. Ebenso können Leinenkissen hergestellt oder die entsprechenden Kräuter in einem Raum aufgehängt werden.
Beim Kerzenziehen lassen sich sehr gut Essenzen miteingiessen.
Den Anwendungsformen sind praktisch keine Grenzen gesetzt.

*Notizen:*

*Einige wichtige Düfte*

| Pflanze | Wirkung auf den Organismus | Wirkung auf das Seelische. |
|---|---|---|
| Rosmarin | wärmend, durchblutungsfördernd, entzündungswidrig, herzstärkend | anregend, belebend und stimulierend – bringt Lebenskraft und Unternehmungsgeist. |
| Lavendel | kühlend, lindernd, entzündungswidrig, reinigt die Atemwege | beruhigend, entspannend, bringt Leichtigkeit und Zartheit. Es befähigt, sich loszulösen. |
| Wachholder | wärmend, durchblutungsfördernd, wassertreibend | zieht zusammen, verdichtet. |
| Zitronenmelisse | kühlend, lindernd, entzündungswidrig, krampflösend | bringt Gelöstheit und das Gefühl, befreit zu sein. |
| Rose | anregend, wärmend, herzstärkend, blutkreislaufstärkend | bringt Geborgenheit und Lebensfreude. |
| Thymian | wärmend, nervenstärkend, entzündungswidrig, krampflösend | wirkt leicht verdichtend, mit der Realität verbindend. |
| Salbei | kühlend, krampflösend, entzüdungswidrig | wirkt dämpfend und lässt Lebenskraft abbauen. |

## Heilen mit Bäumen

Meiner Meinung nach eine der schönsten Formen der Pflanzenheilkunde ist diese Form des Heilens.
Was ist «Heilen mit Bäumen»? Wir brauchen keine Pflanzen zu sammeln und nichts neu zu verarbeiten oder herzustellen. Alles ist schon da. Wir brauchen nur noch darauf zuzugehen.
Das «Heilen mit Bäumen» ist eine sehr alte Heilweise.

### Das Vorgehen

Ein der Krankheit entsprechender, kräftiger Baum wird aufgesucht. Ohne Socken und Schuhe, wenn möglich mit freiem Oberkörper oder ganz nackt, stellt man sich an den Baum. Die Fussspitzen sind an den Stamm gestellt und die Arme umfassen den Baum. Die Arme können auch seitlich am Stamm herunterzeigen oder der linke Arm reicht nach oben und der rechte nach unten. Hier muss jeder die für ihn richtige Stellung suchen. Man kann sich auch hinlegen, so dass die Fussohlen den Stamm berühren.
Gehen wir davon aus, dass jede Pflanze auch ein Lebewesen ist, so kommen wir auf diese Art in sehr direkten Kontakt mit den Lebenskräften, die der Baum oder der Strauch in sich tragen.
Wir gehen ohne Erwartungen zum Baum. Wir grüssen ihn und teilen ihm unsere Absicht mit. Dann umarmen wir ihn, so wie wir einen geliebten Menschen umarmen. In dieser Umarmung verharren wir, bis zu dem Moment, wo sich ein Gefühl des Friedens einstellt. Nun bedanken wir uns beim Wesen des Baumes. Häufig genügt nur schon des Berühren von Ästen oder Darunter-Sitzen, um eine Wirkung zu erzielen.

### Die Wirkung und Eigenschaften

Bevor ich einige Bäume und Sträucher in ihren Wirkungen beschreibe, möchte ich doch noch darauf hinweisen, dass jeder, der diese Art des Heilens einmal versuchen will, mit jenem Baum oder Strauch beginnen möchte, zu dem er sich im allgemeinen am ehesten hingezogen fühlt. Das kann sehr wohl ein Baum aus der Jugendzeit sein.
Hier kommen Eindrücke und Gefühle zum Vorschein, die sich dann auch auf den ganzen Menschen auswirken, also nicht nur auf die Organe, sondern auch auf das Seelische und Geistige. So gibt es sehr viel Neues zu erleben und zu entdecken. Wir beginnen mit lebendigen Wesen zu arbeiten, zu heilen, ohne dass etwas zerstört wird. Wir erhalten die Kraft der Pflanzen und geben ihnen Dankbarkeit und Liebe.
Diese Gedanken sollten wir uns immer vor Augen halten, wenn wir einen Baum oder Strauch besuchen.

| | |
|---|---|
| Ahorn (die hängenden Äste berühren) | Bei Hautausschlägen |
| Apfelbaum | Bei Geschwüren und Verhärtungen (in Krebstherapien zu empfehlen). |
| Birke | Ausgleichend bei geistigen Arbeiten.<br>Regt die Geistestätigkeit an.<br>Bei Gicht- und Rheumakrankeiten. |
| Buche | Bei Leber-Gallenbeschwerden.<br>Öffnet und regt die Tätigkeit an.<br>Stark anregend auf das Zentralnervensystem. |
| Eiche | Reguliert den Blutdruck und den Kreislauf.<br>Wirkt allgemein stärkend. Zu empfehlen nach Krankheiten zur Rekonvaleszenz. |
| Erle | Bei Gicht und Müdigkeit. |
| Espe | Bei innerer Gespanntheit, nach aussen hin aber freudig und gelöst. |
| Esche | Regt stark an und wirkt stärkend auf den gesamten Organismus. |
| Fichte, Föhre | Trocknet aus und wirkt gegen Überspanntheit.<br>Bei Gicht, Rheuma und Lungenkrankheiten.<br>Allgemein nervenstärkend und entspannend. |
| Haselnussstrauch | Regt die Hautfunktionen an und stärkt die Nerven und das Herz. |
| Holunder | Regt die Ausscheidungsorgane an und stärkt das Abwehrsystem.<br>Wirkt vorbeugend gegen Erkältungskrankeiten. |
| Kirschbaum | Bringt Ruhe, Ausgeglichenheit und Harmonie. |
| Lärche | siehe Fichte, Föhre. |

| | |
|---|---|
| Lindenbaum | Stärkt das Herz und seine Tätigkeit. Beruhigt und entspannt. Vermittelt das Gefühl der Geborgenheit und des Schutzes. |
| Ulme | Allgemein heilend und stärkend. |

Anschliessend führe ich noch einige weitere Bäume und Sträucher an, lasse aber ihre Eigenschaften offen. Es soll jedem nun freigestellt sein, sie zu erleben und zu finden.

| Baum oder Strauch | Eigene Erfahrungen – Notizen |
|---|---|
| Alpenrose | |
| Birnbaum | |
| Eibe | |
| Pappel | |
| Quittenbaum | |
| Rosenstrauch | |
| Rosskastanie | |
| Walnussbaum | |

## Pflanzenbesinnung oder Visualisierung der Heilpflanzen

Im vorausgegangenen Abschnitt wies ich auf die Möglichkeit des Heilens mit Bäumen und Sträuchern hin. Ich gehe nun noch einen Schritt weiter. Das Bilderdenken und Vorstellen der Pflanzen als Heilmittel stellt ein Weg dar, der hier erstmals aufgezeigt wird. Wie schon bei anderen Therapieformen wird nicht nur der Organismus behandelt, sondern der ganze Mensch. Auch wird nicht nur ein Teil der Pflanze als Heilmittel miteinbezogen sondern, wie beim «Heilen mit Bäumen», die ganze Pflanze. Zwar braucht es etwas Übung, da die meisten sich nicht mehr gewohnt sind, in ganzen Bildern zu denken. Mit einigem Üben gelingt das Visualisieren sehr bald. Auch die entsprechenden Pflanzen und ihre Wirkungen stellen sich damit ein.
Am besten beginnt man mit einer Pflanze, zu der eine bestimmte Beziehung besteht. Eine Beziehung insofern, dass einem die Pflanze besonders gut gefällt. Das kann eine Rose sein, ein Rosmarin oder Lavendel. Es kann auch ein Baum oder ein Strauch sein.
Um sich die Pflanze möglichst bildhaft vorzustellen, setzt man sich am besten an einen Tisch. Anfänglich nimmt man ein Bild der Pflanze und betrachtet es sehr genau. Oder man geht in die freie Natur und schaut sich die entsprechende Pflanze gut an. Nun deckt man das Bild zu und schliesst die Augen. Im Geiste malen wir uns die betrachtete Pflanze möglichst in allen Einzelheiten aus. Entsteht so das Bild und ist eine Sicherheit im Ausmalen erlangt, versuchen wir auch den Duft und später sogar den Geschmack nachzuempfinden.
Ist die Pflanze in allen Details ausgemalt, also auch der Standort, wo sie lebt, Farben usw., versuchen wir nun, sie in uns hineinzudenken. Das Bild der Pflanze nimmt unseren ganzen Körper und Geist ein. Wir beginnen, sie in uns zu spüren und werden ganz langsam zu Pflanze. Ihr Leben, ihre Eigenschaften, ihre Wirkungen durchströmen den Körper und die Seele. Wir schaffen so eine direkte Verbindung zur Pflanze, zum Heilmittel und ohne dass sie als Tee oder Tinktur eingenommen wird, entfalten sich die der Pflanzen entsprechenden Wirkungen. Immer in ihrer Ganzheit.
Das Heilen wird so zur Besinnung, zur Meditation. Die Krankheit verliert immer mehr Kraft und eine stille Freude nimmt den Platz der Krankheit ein. Auf diese Art kann jeder sich selber helfen, unabhängig von Ort und Zeit.

*Notizen:*

# 2. Kapitel: Wirkstoffe

- *Alkaloiddrogen*
  Allgemeines
  Löslichkeit und Gewinnung
  Anwendung und Wirkung
  Gruppierung nach Wirkung
  Einteilung der Kräuter in die Alkaloidgruppen
- *Bitterstoffdrogen*
  Allgemeines
  Löslichkeit und Gewinnung
  Anwendung und Wirkung
  Gruppierung nach Wirkung
- *Gerbstoffdrogen*
  Allgemeines
  Löslichkeit und Gewinnung
  Anwendung und Wirkung
  Gruppierung nach Wirkung
- *Glycosiddrogen*
  Allgemeines
  Löslichkeit und Gewinnung
  Anwendung und Wirkung
  Gruppierung nach Wirkung
  Einteilung der Kräuter in die Aglycongruppen

# Alkaloiddrogen

## 1. Allgemeines

Die Verteilung der Alkaloide innerhalb der Pflanzen ist ganz verschieden. Einige Alkaloide sind in der ganzen Pflanze verteilt. Andere sind in einzelnen Organen vermehrt eingelagert und fehlen in anderen Teilen der Pflanze.

Ähnliches ist auch innerhalb der Pflanzenfamilien anzutreffen. Es gibt Familien, in denen sehr viele verschiedene Alkaloide zu finden sind und dann gibt es Familien, deren Pflanzen keine Alkaloide enthalten. Alkaloide aus Pflanzen der gleichen Familie sind sehr oft auch chemisch nahe verwandt miteinander. Häufig finden sich mehrere Alkaloide in der gleichen Pflanze vor. Ist das der Fall, so spricht man von Haupt- und Nebenalkaloiden.

- Alkaloide sind meistens sehr kompliziert aufgebaute Stickstoffverbindungen. Sie sind, mit einigen Ausnahmen, nur als Salze anzutreffen. Die Salze bestehen aus einer Säure und einer Base. Die Base stellt den eigentlichen Wirkstoff dar, die Säure kann eine einfache Fruchtsäure sein.
- Alkaloide werden durch die Einwirkung von Fermenten und auch zum Teil von Wasser wieder in ihre beiden Bestandteile gespalten. Der Basenanteil, als Wirkstoff, überwiegt. Als bereits gespaltene Salze trifft man die Alkaloide sehr selten an.
- Alkaloide sind meistens flüssig und zum Teil auch flüchtig. Die flüchtigen Alkaloide erkennt man an ihrem Geruch. Einige Alkaloide bilden Kristalle, die aber fast immer farblos sind.

Alkaloide sind stickstoffhaltige Pflanzenbasen.

## 2. Löslichkeit und Gewinnung

Die flüssigen Alkaloide, wie auch ihre Salze, sind in Wasser gut löslich, dafür aber nicht in Alkohol, Äther und ähnlichem. Feste, kristallisierte Alkaloide, als Basen, sind in Wasser nur schwer oder gar nicht löslich. Dagegen lösen sie sich wieder gut in Alkohol, Äther und dergleichem. Bei der industriellen Gewinnung von Alkaloiden wird diesen Tatsachen Rechnung getragen. Viele Alkaloide werden aber bereits synthetisiert.
Alkaloide werden durch Gerbstoffe ausgefällt, in mengenmässigem Überschuss gehen sie aber wieder in Lösung. Bei der Herstellung von Teemischungen muss auf diese Tatsache geachtet werden!

- Die Löslichkeit der Alkaloide ist ganz verschieden.
- Beachtet werden muss, dass die Alkaloide durch Gerbstoffe ausgefällt werden. Dadurch können sie an Wirksamkeit verlieren.

## 3. Anwendung und Wirkung

Die Anwendung der Alkaloiddrogen ist sehr vielseitig. Fast jedes Alkaloid hat sein eigenes Anwendungsfeld, obwohl einige Alkaloide ganz ähnliche Wirkungen haben.
Alkaloide haben, wie die Glycoside, meistens keine mechanische Reizwirkung, sondern greifen in chemische Prozesse des Körpers ein.
Die Alkaloide können je nach dem Hauptalkaloid angewendet werden als:
- Hautreizende Mittel
- Herztätigkeitsregulierende Mittel
- Gewürze
- Magenstärkende Mittel
- Schmerzmittel
- Gichtmittel
- Mittel für das Nervensystem
- Krampfmittel usw.

Bei der Teezubereitung ist auf die Wirkung der mitgegebenen Gerbstoffe zu achten. Beim Zustandekommen einer Ausfällung der Alkaloide durch die Gerbstoffe wird eine Wirkung aufgehoben oder zum mindesten verlangsamt. Der zeitlich verlangsamte Wirkungseintritt mit Hilfe der Gerbstoffe kann aber auch von Vorteil sein. So gibt es nicht eine rasche und kurze Wirkung, sondern eine allmählich und gleichmässig ansteigende, länger anhaltende Wirkung (z.B. Kaffee crème und Milchkaffee).
*Vergiftungen* durch Alkaloide sind in den meisten Fällen sehr ernsthafte Vergiftungen. Durch Überdosierung und Missbrauch führen sie häufig zu schweren Schäden und mitunter auch zum Tod.

Akute Vergiftungen führen zu Blutdruckstörungen, Schleimhautentzündungen, Erbrechen, Schwindel, Kollaps und zum Tod.
Chronische Vergiftungen führen zu Gewöhnung, Kreislaufschäden, Herzschwächen, Schleimhautentzündungen und auch zum langsamen Tod.
*Erste Hilfe* bei Vergiftungen mit Alkaloidpflanzen kann durch die Eingabe von Tierkohle mit einem starken Abführmittel erfolgen. Bei Bewusstlosigkeit – Lagerung und sofort den Arzt rufen!

**Zusammenfassung:**

- Alkaloide sind stickstoffhaltige Pflanzenbasen.
- Sie sind aufgebaut aus einer Säure und einem basischen Anteil, dem eigentlichen Wirkstoff.
- Die Wirkung hängt vom Hauptalkaloid ab.
- Vergiftungen: Akute und Chronische.
  Erste Hilfe: Tierkohle oder Kochsalz und sofort *Arzt* rufen.

*Notizen:*

## 4. Gruppierung nach Wirkung

*Allgemeines*

Die Gruppierung der Alkaloidpflanzen erfolgt grundsätzlich nach den chemischen Strukturen der Alkaloide. Diese Art der Gruppierung fehlt hier, da innerhalb dieser Gruppen ganz verschiedene Wirkungen und Anwendungen anzutreffen sind.
Hingegen werden einzelne Alkaloide näher beschrieben und dabei auch gleich die entsprechenden Pflanzen aufgelistet.
Erwähnt sei noch, dass hier ebenso die Glyco-Alkaloide, wie auch andere stickstoffhaltige Wirkstoffe, die keine eigentlichen Alkaloide im engeren Sinne sind, beschrieben werden.

### Einteilung der Kräuter in die Alkaloidgruppen

Pflanzen, die mit einem Stern (*) getrennt sind, werden im III. Kapitel als Einzelpflanzen ausführlich beschrieben.

*A. Aconitin*

Aconitin ist eines der stärksten Pflanzengifte. Die Wirkstoffe werden von Indianern ausgezogen und die Säfte als Pfeilgifte benutzt.
Einerseits wird die Atmung beschleunigt und durch grössere Dosen wieder verlangsamt. Andererseits wirkt Aconitin Blutdrucksenkend. Weiter hat Aconitin eine fiebersenkende Wirkung, indem es die Körpertemperatur herabsetzt. Die lähmende Wirkung auf die Nervenenden macht die Tast-, Schmerz- und Wärmezellen unempfindlich.
Ist das Schmerzempfinden ausgeschaltet, hat das Aconitin eine langanhaltende Wirkung.
Die *Anwendbarkeit* der Heilpflanzen aus dieser Gruppe ist wegen der schwierigen Dosierung und der Giftigkeit beschränkt. Für den Laien ist die Anwendung dieser Pflanzen immer mit Vergiftungsgefahr verbunden.
Medizinisch werden standartisierte Auszüge der Pflanzen bei Nervenentzündungen angewendet. Hauptsächlich bei Trigeminusneuralgien können aconitinhaltige Pflanzen als gute, schmerzstillende Mittel gebraucht werden.

Hauptvertreter dieser Gruppe sind:

- Eisenhut, blauer – Aconitum napellus

Weitere Vertreter dieser Gruppe sind:

- Eisenhut, bunter – Aconitum variegatum
- Eisenhut, stoerks – Aconitum cammarum

Dem Aconitin verwandte Wirkstoffe enthalten:

| | |
|---|---|
| Eisenhut, gelber | – Aconitum vulparia |
| Rittersporn, Feld | – Herba consolidae regalis s. Delcosin/Delsolin |
| – Rittersporn, Alpen | – Delphinium alpinum |
| – Rittersporn, Garten | – Consodida ajacis |
| – Rittersporn, Hoher | – Delphinium elatum |

*B. Atropin, Atroscin, Hyoscyamin, Scopolamin*

Diese Gruppe von Alkaloiden sind chemisch, wie auch wirkungsmässig nahe verwandt miteinander. Es fallen noch weitere Alkaloide oder deren Spaltungsprodukte unter diese Gruppe. Vom Verbrauch her sind sie jedoch nicht wichtig und werden meist im gleichen Zusammenhang wie Atropin, Hyoscyamin und Scopolamin erwähnt.
Die *Wirkung* dieser Alkaloide kann in zwei Eigenschaften eingeteilt werden:

1. eine physiologische auf den Organismus,
2. eine psychologische Wirkung.

1. Physiologische Wirkung

   Alle Alkaloide dieser Gruppe haben grundsätzlich eine krampflösende Wirkung. Sie sind stark wirksame Substanzen, die tief in den Organismus eingreifen.
   Atropin - Hyoscyamin haben zwei Wirkungsmechanismen:

   a) Die erregende Wirkung hat zur Folge, dass die Atmung beschleunigt und zugleich auch vertieft wird. Die Körpertemperatur steigt an.
   b) Die lähmende Wirkung folgt nach dem Abklingen der ersten Wirkung. Die Sekretion der Schleimhäute und praktisch aller Drüsen wird verringert. Krampfzustände, wie Husten-, Nieren-, Gallenstein- und Menstruationskrämpfe lösen sich. Die Herztätigkeit wird beschleunigt und verstärkt.

2. Psychologische Wirkung

Die Anwendung atropinhaltiger Pflanzen in krampflösenden Tees ist durchwegs angebracht, jedoch nur als Zusatz. Vom Laien sollten diese Pflanzen niemals als Einzelpflanzen verwendet werden, wegen ihrer starken Wirksamkeit.

Hauptvertreter dieser Gruppe sind:

| | |
|---|---|
| - Bilsenkraut | - Folium hyosciami |
| - Stechapfel | - Folium stramonii |
| - Tollkirsche | - Folium belladonnae |

Weitere Vertreter dieser Gruppe sind:

| | |
|---|---|
| - Bocksdorn, Gemeiner | - Lycium halmifolicum |
| - Giftbeere, Judenkirschaftige | - Nicandra physaloides |
| - Glockenbilsenkraut | - Radix scopoliae carniolicae |

*C. Berberin*

Berberin, als Wirkstoff, ist ein eher harmloses Alkaloid und ruft erst in grösseren Dosen Vergiftungserscheinungen hervor. In normalen Dosen wirkt es fiebersenkend und wassertreibend. Auch eine gute gallenbildende und gallenablussfördernde Wirkung ist dem Berberin nachgewisen.
Als Nebenwirkung kann Berberin hin und wieder zu leichter Benommenheit, Nasenbluten, Erbrechen und Durchfällen führen.
Berberin wird als Einzelsubstanz und in Gesamtextrakten *angewendet.* Als abführendes Mittel bei Gallenstörungen und als wassertreibendes Mittel dürfen Pflanzen mit Berberin ohne grosse Gefahr angewendet werden.

Hauptvertreter dieser Gruppe ist:

| | |
|---|---|
| - Berberitze* | - Cortex radicis berberidis |

Weitere Vertreter dieser Gruppe sind:

| | |
|---|---|
| - Zierberberitze | - Mahonia aquifolia |

*D. Capsaicin*

Das Alkaloid Capasaicin ist ein Bestandteil eines der wertvollsten Gewürze, nämlich des Paprikas oder des «Spanischen Pfeffers». Es hat einen sehr scharfen, pfefferartigen Geschmack. Schon in kleinen Mengen verursacht Capasaicin ein Hitzegefühl, welches bald zu einem unerträglichen Brennen übergeht.
Die örtliche Durchblutung der Haut und der Schleimhäute wird gesteigert, die kleinen Kapillargefässe erweitern sich. Dadurch entsteht das starke Wärmeempfinden. Innerlich angewendet wird die Magensaftabsonderung erhöht und dadurch die Verdauung verbessert.
Äusserlich wird es zu Reiztherapien auf die Haut und die Schleimhäute angewendet.

Hauptvertreter dieser Gruppe ist:

| | |
|---|---|
| - Spanischer Pfeffer | - Fructus capsici |

*E. Chelidonin*

Zu dieser Art von Alkaloid gehören eigentlich noch mehrere verwandte Alkaloide, so zum Beispiel Chelerythrin und Sanguinarin.
*Chelidonin* hat eine beruhigende und schmerzstillende Wirkung, ähnlich dem Morphin, jedoch viel schwächer.
*Chelerythrin* wirkt sehr stark und ruft Erbrechen, Magenschleimhautentzündung und starke Durchfälle hervor.
*Sanguinarin* führt zu einer schnell abklingenden, schwachen Narkose. Danach folgen heftige Krämpfe mit vermehrter Speichelbildung. Die Darmbewegung wird angeregt. Örtlich wirkt es als schwaches, lokal schmerzstillendes Mittel.
Pflanzen mit dieser Wirkstoffkombination werden sehr vielseitig angewendet. Da es mehr oder weniger stark wirksame Substanzen sind, sollte die Anwendung durch den Laien nur mit grösster Vorsicht geschehen oder überhaupt unterlassen werden. Mit Ausnahme der äusserlichen Anwendung bei Gicht, Rheuma und Nervenentzündungen. Innerlich werden diese Pflanzen bei Krampfzuständen infolge von Magendarmerkrankungen und Angina pectoris angewendet.

Hauptvertreter dieser Gruppe ist:

| | |
|---|---|
| - Schöllkraut* | - Herba chelidonii |

Weitere Vertreter dieser Gruppe sind:

| | |
|---|---|
| - Herzblume | - Dicentra spectabilis |
| - Schlafmützchen | - Eschscholtzia californica |

*F. Cholin und Cholinderivate*

Cholin und seiner Derivate sind in der ganzen Natur weit verbreitet. Wie Acethylcholin kommt das Cholin auch im menschlichen Organismus vor. Cholin ist einer der wichtigsten Aufbaustoffe für das Lecithin. Als Wirkstoff regt es die Darmbewegung an und wirkt zugleich zusammenziehend auf die Bronchien und die Gebärmuttermuskulatur. Auch wirkt es Blutdruckerhöhend. Zwar sind diese Wirkungen noch nicht vollständig erwiesen, hingegen sprechen Tatsachen dafür, dass das Cholin auslösende Eigenschaften auf Stoffe hat, die im Körper bereits vorhanden sind.
Als sicher gilt die blutgerinnungsfördernde Wirkung des Cholins. Ebenso wirkt es den Fettablagerungen in der Leber entgegen. Acethylcholin, als Wirkstoff durch den Mund eingenommen, bleibt im Körper wirkungslos, da es von den Verdauungssäften vollständig abgebaut wird.
Anwendungen finden Pflanzen mit diesen Wirkstoffen vor allem bei Blutungen und starken Menstruationsblutungen.

Hauptvertreter dieser Gruppe ist:
- Hirtentäschelkraut* - Herba bursae pastoris

Weitere Vertreter dieser Gruppe sind:
- Gänsefuss, Stinkender - Herba vulvariae
- Gerste* - Hordeum vulgare
- Hopfen* - Strobulus lupulli
- Steinklee* - Herba meliloti
- verschiedene Pilze

*G. Codein*

Codein müsste eigentlich im Zusammenhang mit dem Morphin und Papverin besprochen werden. Da dieser Wirkstoff für sich allein angewendet wird, soll er auch entsprechend kurz behandelt werden.
Codein wird, wie das Morphin, aus dem Schlafmohn gewonnen und hat auch ähnliche Wirkungen. Die Wirkungen des Codeins sind jedoch viel schwächer. Es kann ebenso zur Abhängigkeit führen, wie das Morphin.
Codein hat eine geringe, schmerzstillende Wirkung. In erster Linie werden aber seine hustenstillenden und reizmildernden Eigenschaften ausgenutzt. Es wirkt direkt auf das Hustenzentrum im Gehirn.
Der Abbau des Alkaloids im Körper ist sehr gut und es kommt nicht zu schädigenden Ansammlungen.
Bei vorhandenem Auswurf sollten Codeinhaltige Medikamente nicht verwendet werden. Bei Kleinkindern und älteren Leuten besteht dann die Gefahr, dass der Auswurf gehemmt wird und in den Bronchien und Lungen zu Entzündungen führen kann.

Hauptvertreter dieser Gruppe ist:
- Schlafmohn - Papaver somniferum

*H. Corycavidin, Corycavin, Corydalin*

Es sind zwei Gruppen von Alkaloiden:

1. Corycavidin, Corycavin
   Alle Alkaloide, die zu dieser Gruppe gehören, bewirken eine Steigerung der Speichel- und Tränenausscheidung. Auch eine krampflösende Eigenschaft ist ihnen eigen und zwar hauptsächlich auf die Gebärmutter.

2. Corydalin
   Dieses wirkt örtlich schmerzstillend. Es hat eine lähmende Eigenschaft auf das Rückenmark und wirkt in schwächeren Dosen leicht narkotisch.

Als Einzelsubstanzen werden die Alkaloide beider Gruppen nicht verwendet.

Hauptvertreter dieser Gruppe sind:

| | |
|---|---|
| - Lerchensporn, Gefingerter | - Corydalis solida |
| - Lerchensporn, Hoher | - Radix aristolochiae rotundae vulg. |

Weitere Vertreter dieser Gruppe sind:

| | |
|---|---|
| - Lerchensporn, Gelber | - Corydalis fabacea |
| - Lerchensporn, Mittlerer | - Cordydalis lutea |

### *I. Delcosin, Delsolin*

Mit diesen beiden Alkaloiden wird wiederum eine Mehrzahl verschiedener Alkaloide umschrieben, die nicht im einzelnen genannt sind, aber ähnliche oder gleiche Wirkungen aufweisen. Delcosin und Delsolin sind an und für sich noch wenig erforschte Alkaloide. Ihre Wirkungen sind jedoch bekannt und sind dem Aconitin gleichzusetzen, doch nicht so stark, wie dieses. Es sei daher auf das Alkaloid *Aconitin* verwiesen.

Hauptvertreter dieser Gruppe sind:

| | |
|---|---|
| - Rittersporn, Feld | - Herba consolidae regalis |
| - Rittersporn, Hoher | - Delphinium elatum |

Weitere Vertreter dieser Gruppe sind:

| | |
|---|---|
| - Rittersporn, Alpen | - Delphinium elatum alpinum |
| - Rittersporn, Garten | - Delphinium grandiflorum |

### *K. Ergometrin, Ergotamin, Lysergsäure*

Die Lysergsäure stellt die eigentliche Grundsubstanz für alle Alkaloide dieser Gruppe dar. Nebst den genannten Alkaloiden gehören noch einige andere zu dieser Gruppe.
Die einzelnen Alkaloide haben zum Teil gleiche Wirkungen und zum Teil sind sie in den Wirkungen grundverschieden, was von der chemischen Aufbauweise des Alkaloids abhängt. Es ist noch nicht die ganze Reihe dieser Alkaloide vollständig erforscht.
Grundsätzlich kann auch hier wieder eine wirkungsmässige Einteilung gemacht werden in:

1. Eine physiologische Wirkung auf den Organismus,
2. eine psychologische Wirkung.

1. Physiologische Wirkung
   Hier kann nochmals eine Gruppierung vorgenommen werden:
   a) Die Ergometringruppe und
   b) die Ergotamingruppe.
   Sie unterscheiden sich nicht nur in Wirkung und Chemie, sondern auch im physikalischen Verhalten. So ist die erste Gruppe wasserlöslich und die zweite Gruppe von Alkaloiden wasserunlöslich.
   Die unterschiedliche Wirkung liegt darin, dass die erste Gruppe ein wehenartiges Zusammenziehen der Gebärmuttermuskulatur auslöst, ohne direkt blutstillend zu wirken. Die Wirkung kann mehrere Stunden anhalten, was praktisch ausschliesslich in der Geburtshilfe ausgenutzt wird.
   Die Ergotamingruppe wirkt zwar ähnlich, wie die Ergometringruppe. Die Gruppe der Ergotamine haben haber zusätzlich eine sehr starke Wirkung auf die Blutgefässe in der Gebärmutter. Sie wirken zusammenziehend und abdichtend auf die Blutgefässe. Infolge der starken Wirkung können sie nicht zur Wehenauslösung herangezogen werden, wie die Ergometrine. Hingegen lassen sich die Ergotamine vor allem zur nachgeburtlichen Blutstillung anwenden.

2. Psychologische Wirkung
   Die psychologische Wirkung besteht darin, dass sich Delierien und Halluzinationen einstellen. Dafür sind verschiedene Abkömmlinge der Lysergsäure verantwortlich.
   Schon sehr früh waren diese Wirkungen bekannt.
   Im Mittelalter und sogar noch im zwanzigsten Jahrhundert geschahen Massenvergiftungen mit Nahrungsmitteln, die verunreinigt waren und so tausenden von Menschen durch den sogenannten Ergotismus, den Tod brachten.
   Die eigentliche halluzinogene Wirkung wird später im Zusammenhang mit andern Pflanzen besprochen. Hier sei lediglich noch erwähnt, dass das LSD in diese Gruppe von Alkaloiden gehört.

Hauptvertreter dieser Gruppe ist:
- Mutterkornpilz – Claviceps pupurea

Weitere Vertreter dieser Gruppe sind:
- Maisbrand – Ustilago zeae maydis
- Russbrand – Ustilago carbo

*L. Ephedrin*

Nebst der steigernden Wirkung des krankhaft gesunkenen Blutdruckes hat Ephedrin auch eine lähmende und entschlaffende Wirkung auf die Bronchialmuskulatur. Durch das Abschwellen entzündeter Schleimhäute führt es zur Erleichterung der Atmung. Zugleich wirkt es krampflösend bei Husten und Asthma. Daher wird Ephedrin häufig in hustenkrampflösenden Mitteln eingesetzt.

Hauptvertreter dieser Gruppe ist:

| | |
|---|---|
| – Walliser Meerträubel | – Ephedra distachya var. helvetica |

*M. Morphin, Narcotin, Papaverin – Opium*

Das *Opium* stellt ein Gemisch von mehr oder weniger stark wirksamen Alkaloiden dar.
Opium hat ähnliche Wirkungen wie das Morphin und Papaverin. Es wirkt entspannend und schmerzstillend. Die entspannende Wirkung wird vorwiegend bei schmerzhaften Krampfzuständen ausgenutzt.
Bei der Anwendung von Opium und Morphin besteht in höchstem Mass Suchtgefahr. Zudem hat das Opium, gleich dem Morphin, Wirkungen auf das Grosshirn. Es führt zu rauschartigen Zuständen.
*Morphin* wird aus dem Opium gewonnen. Es findet in der Schulmedizin hauptsächlich als schmerzstillendes Mittel Anwendung. Seine Wirkungsdauer ist allgemein kürzer, als die des Opiums.
*Narcotin,* ebenfalls ein Alkaloid, das aus dem Opium gewonnen wird, hat praktisch keine hypnotische Wirkung. Jedoch unterstützt es die Wirkung des Morphins in grossem Ausmass. Ebenfalls hat Narcotin eine erregende Wirkung auf die Atmung.
*Papaverin* hat vorwiegend krampflösende Eigenschaften. Hauptsächlich im Magen-Darmkanal zeigt sich diese Wirkung und wird entsprechend auch ausgenutzt. Papaverin ist ebenfalls ein Bestandteil des Opiums.

Hauptvertreter dieser Gruppe ist:

| | |
|---|---|
| – Schlafmohn | – Papaver somniferum |

### *N. Nikotin*

Ebenfalls ein sehr gut bekanntes und schon viel beschriebenes Alkaloid ist das Nikotin.
Seine Wirkung setzt sich aus zwei Komponenten zusammen:
1. bewirkt das Nikotin eine nur kurz dauernde Erregung im Gehirn, darauf folgt schnell eine Lähmung. Woraus sich auch die sogenannte beruhigende Eigenschaft erklären lässt.
2. bewirkt Nikotin eine Anregung der meisten Drüsen. Dabei entsteht eine Überproduktion. Die Herztätigkeit wird verlangsamt und der Blutdruck steigt an.

Nikotin stellt ein Genussgift dar und führt zu Abhängigkeit.
Die Homöpathie kennt die Anwendung von Nikotin noch bei Schwindel, Kopfschmerzen und Erbrechen.

Hauptvertreter dieser Gruppe ist:
- Tabak, Virginischer – Nicotana tabacum

Weiterer Vertreter dieser Gruppe ist:
- Bauerntabak – Nicotiana rustica

### *O. Rhoeadin*

Rhoeadin ist ein Alkaloid, das noch sehr wenig erforscht ist. Früher wurden Heilpflanzen mit Rhoeadin als hustenlindernde Mittel eingesetzt.

Hauptvertreter dieser Gruppe ist:
- Klatschmohn* Papaver rhoeas

### *P. Solanin*

Dieses Alkaloid ist erst in hohen Dosen giftig. Es wirkt örtlich stark reizend, aber auch lokal schmerzstillend.
Innerlich angewendet in normalen Dosen regt das Solanin die Darmbewegung an.
Als Heilmittel wurde Solanin früher zur örtlichen Schmerzlinderung und zur Beruhigung verwendet. Heute ist es als Reinsubstanz nicht mehr im Gebrauch.

Hauptvertreter dieser Gruppe sind:
- Kartoffel* – Solanum tuberosum
- Nachtschatten, Schwarzer* – Solanum nigrum
- Tomate – Solanum lycopersicum

*Wenig erforschte Alkaloide*

*a) Lycopodin*

Pflanzen mit Lycopodin als Hauptwirkstoff werden vor allem in der Homöopahtie und in der Volksheilkunde angewendet.
Liycopodin hat fiebersenkende und antibiotische Eigenschaften. Zugleich ist Lycopodin örtlich stark reizend.

Hauptvertreter dieser Gruppe sind:
- Kolben-Bärlapp – Lycopodium clavatum
- Tannen-Bärlapp – Lycopodium selago

Weitere Vertreter dieser Gruppe sind:
- Sprossender Bärlapp – Lycopodium annotinum

*b) Symphyto-Cynoglossin*

Dieses Alkaloid hat in erster Linie eine zentral-lähmende Wirkung.

Hauptvertreter dieser Gruppe sind:
- Beinwell* – Symphytum officinale
- Hundszunge, Echte – Cynoglossum officinale
- Ochsenzunge, Echte – Anchusa officinalis

Weitere Vertreter dieser Gruppe sind:
- Natterkopf, Gemeiner – Echium vulgare
- Sumpf-Vergissmeinnicht – Myosotis palustris

*c) Vincamin*

Vincamin wirkt durchblutungsfördernd auf die Gehirn- und Herzkranzblutgefässe. Es führt zu einer verbesserten Durchblutung des Gehirns.

Hauptvertreter dieser Gruppe ist:
- Immergrün, Kleines – Vinca minor

## *Stickstoffhaltige Wirkstoffe, die keine eigentlichen Alkaloide sind*

### *a) Aristolochiasäure*

Die ganz genaue Wirksamkeit der Aristolochiasäure ist noch nicht bekannt. Gesichert ist die Förderung von Vernarbungsgewebe.
Nach neusten Untersuchungen hat die Aristolochiasäure auch krebserregende Eigenschaften.
Bei Überdosierung führt sie zu Unterleibskrämpfen und bei Schwangerschaften zu Aborte. Vergiftungen führen durch Atemlähmung zum Tod.

Hauptvertreter dieser Gruppe ist:

| | |
|---|---|
| - Osterluzei | - Aristolochia clematitits |

### *b) Phasin*

Das Phasin als Reinsubstanz hat recht giftige Eigenschaften und führt schon in kleinen Mengen zu Erbrechen und Durchfall.
Durch Hitze wird es zerstört.

Hauptvertreter dieser Gruppe ist:

| | |
|---|---|
| - Garten-Bohne* | - Phaseolus vulgaris |

### *c) Viscotoxin*

Als Einzelsubstanz hat Viscotoxin eine direkte Wirkung auf das Herz. Nebst einer blutdrucksenkenden Eigenschaft kommt auch die direkte Schädigung des Herzens in Betracht, wodurch eine Anwendung des Viscotoxin als blutdrucksenkendes Mittel kaum in Frage kommen dürfte.
Was hingegen die Anwendung von Viscotoxinhaltigen Pflanzen berechtigt, ist die Eigenschaft, Krebstumore zu erhärten und ein Wachstum derselben zu verhindern. Die Mechanismen dabei sind noch nicht völlig abgeklärt.

Hauptvertreter dieser Gruppe ist:

| | |
|---|---|
| - Mistel* | - Viscum album |

Weiterer Vertreter dieser Gruppe ist:

| | |
|---|---|
| - Riemenblume | - Lotanthus europaeus |

*Notizen:*

# Bitterstoffdrogen

## 1. Allgemeines

Bitterstoffe sind bisher noch wenig untersucht worden. Ihr chemischer Aufbau ist noch grösstenteils unbekannt. Da ihnen im chemischen Aufbau Stickstoff fehlt, lassen sie sich in keine Wirkstoffgruppe einteilen.
Die Pflanzen dieser Gruppe weisen ganz verschiedene Wirkungen auf, die aber auf den Bitterstoffgehalt zurückzuführen sind.

## 2. Löslichkeit und Gewinnung der Bitterstoffe

Die Löslichkeit der Bitterstoffe ist stark von der chemischen Zusammensetzung der einzelnen Pflanzen abhängig. Grundsätzlich lassen sich Bitterstoffe mittels Wasser oder Alkohol gut ausziehen.

## 3. Anwendung und Wirkung

Bitterstoffhaltige Drogen werden hauptsächlich innerlich angewendet. Die meistgebrauchten Anwendungsformen sind Teeauszüge, Extrakte und alkoholische Auszüge.
Allgemein wirken Bitterstoffe appetitanregend, verdauungsfördernd und magenstärkend. Ihre Wirkung kommt der der bitteren ätherischen Öldrogen gleich. Bitterstoffe regen den Stoffwechsel an. Neben dieser allgemeinen Wirkung haben bitterstoffhaltige Pflanzen sehr vielseitige Eigenschaften.

*Vergiftungen* sind relativ häufig zu beachten und werden in erster Linie durch die Unkenntnis der Pflanzen verursacht. Es sind sehr viele, stark giftige Pflanzen in dieser Gruppe anzutreffen. Die Vergiftungserscheinungen sind entsprechend den Pflanzen ganz verschieden. Der Arzt muss sofort gerufen werden!

*Zusammenfassung:*
- Bitterstoffdrogen lassen sich in keine andere Gruppe einteilen.
- Die Anwendungen erfolgen vorwiegend innerlich.
- Die Wirkungen sind je nach Pflanzen ganz verschieden.
- Allgemein wirken Bitterstoffe magenstärkend, verdauungsfördernd und stoffwechselanregend.
- Vergiftungen sind eher häufig. Der Arzt muss sofort gerufen werden.

***Notizen:***

## 4. Gruppierung nach Wirkung

Eine Einteilung nach Wirkstoffen ist nur beschränkt möglich. Hingegen lassen sich die Bitterstoffdrogen nach Wirkungseigenschaften recht gut gruppieren.
An dieser Stelle sollen die Vertreter der bitterstoffhaltigen Pflanzen aufgelistet werden.

*Die wichtigsten Vertreter dieser Gruppe sind:*

| | |
|---|---|
| – Andorn, Weisser | – Marrubium vulgare |
| – Benediktenkraut* | – Cnicus benedictus |
| – Bertram, Deutscher | – Anacyclus officinarum |
| – Bitterklee | – Menyanthes trifoliata |
| – Brennessel, Grosse* | – Urtica dioica |
| – Brennessel, Kleine | – Urtica urens |
| – Christophskraut | – Actaea spicata |
| – Dotterblume, Sumpf | – Caltha palustris |
| – Eberesche | – Sorbus aucuparia |
| – Endivie | – Cichorium endivia |
| – Enzian, Gelber* | – Gentiana lutea |
| – Enzian, Punkt | – Gentiana punctata |
| – Enzian, Purpurner | – Gentiana purpurea |
| – Enzian, Ungarischer | – Gentiana pannonica |
| – Frauenfarn, Wald | – Athyrium filix-femina |
| – Gränke, Poleiblättrige | – Andromeda polifolia |
| – Gränke, Torf | – Andromeda calyculata |
| – Hahnenfuss, Gift | – Ranunculus sceleratum |
| – Hahnenfuss, Knolliger | – Ranunculus bulbosus |
| – Hahnenfuss, Scharfer | – Ranunculus acer |
| – Hanf* | – Cannabis sativa |
| – Hopfen* | – Humulus lupulus |
| – Kornblume | – Centaurea cyanus |
| – Kopfsalat | – Lactuca sativa |
| – Krähenbeere | – Empetrum nigrum |
| – Kuhschelle | – Anemone plusatilla |
| – Kuhschelle, nickende | – Anemone pratensis |
| – Lattich, Gift | – Lactuca virosa |
| – Lattich, Stachel | – Lactuca serriola |
| – Lein, Wiesen | – Linum catharticum |
| – Löwenzahn* | – Taraxacum officinale |
| – Mehlbeere | – Sorbus aria |

| | |
|---|---|
| – Primel, Gift | – Primula obconica |
| – Scharbockskraut | – Ficaria verna |
| – Seidelbast | – Daphne mezereum |
| – Schildfarn, Dorniger | – Dryopteris austriaca |
| – Schildfarn, Kammförmiger | – Dryopteris cristata |
| – Schöterich, Bleicher | – Erysmium crepidifolium |
| – Sumach, Gift | – Rhus toxicodendron |
| – Tausendgüldenkraut, Echtes* | – Centaurium minus |
| – Trollblume | – Trollius europaeus |
| – Waldrebe, Echte | – Clematis vitalba |
| – Waldrebe, Steife | – Clematis recta |
| – Wasserschierling | – Cicuta virosa |
| – Wegwarte | – Cichorium intybus |
| – Weissdorn, Eingriffliger | – Crataegus monogyna |
| – Weissdorn, Zweigriffliger | – Crataegus oxyancantha |
| – Wolfsmilch, Zypressen | – Euphorbia cyparssias |
| – Wumfarn* | – Dryopteris filix-mas |

*Notizen:*

# Gerbstoffdrogen

## 1. Allgemeines

Die Gerbstoffe sind in vielen Pflanzen anzutreffen. Häufig sind sie in bestimmten Pflanzenteilen angesammelt, so dass nur diese Teile angewendet werden.
Meist werden die Gerbstoffe von Zucker, Stärke, Schleim und anderen Stoffen begleitet, die dann zum Teil auf die Löslichkeit und Wirksamkeit der Gerbstoffe einen Einfluss haben.
Das Lagern von gerbstoffhaltigen Pflanzen über längere Zeit lohnt sich keinesfalls, da der Wirkstoffverlust grösser ist, als bei anderen Heilpflanzen. In erster Linie gilt das für gepulverte Drogen und für Tinkturen.
Es gibt eine Einteilung der Gerbstoffe, die vom chemischen Aufbau ausgeht. Die Wirkungen unterscheiden sich jedoch praktisch nicht. Gerbstoffe sind Substanzen, die sich aus mehreren chemischen Einzelstoffen aufbauen. Sie haben die Eigenschaft, Haut in Leder umzuwandeln. Dieser Gerbeffekt geschieht durch eine chemische Reaktion, bei der sich die Gerbstoffe mit Eiweissstoffen verbinden. Es entsteht dabei ein fester, unlöslicher Niederschlag. Diese Reaktionsart wird «Ausfällung» genannt.
Das Ausfällen von Eiweissstoffen und chemisch ähnlichen Substanzen ist auch bei der Teezubereitung anzutreffen.
Werden Gerbstoffe mit Alkaloiddrogen und mit bestimmten Glycosiddrogen zusammengebracht, kommt es ebenfalls zu einer Ausfällung. Die entsprechenden Mischungen werden wirkungslos. Aus diesem Grund soll beim Mischen eines Tees darauf geachtet werden, dass nicht gerbstoffhaltige Pflanzen mit Glycosid- und Alkaloiddrogen zusammen gemischt werden.
Auf der andern Seite ist das Mischen von gerbstoffhaltigen Pflanzen mit ätherischölhaltigen Drogen oft erwünscht, da sich diese gegenseitig in der Wirkung unterstützen und ergänzen.
Im allgemeinen sind die Gerbstoffe halbfeste, teilweise kristallisierende Substanzen.
Im übrigen ist die herbstliche Färbung der Blätter ein Ablauf, bei dem sich gerbstoffverwandte Substanzen chemisch verändern und zu eigentlichen Gerbstoffen werden.

## 2. Löslichkeit und Gewinnung der Gerbstoffe

Alle Gerbstoffe lösen sich sehr gut in Wasser, Alkohol und Glycerin. Dadurch ist die Anwendung von gerbstoffhaltigen Pflanzen im praktischen Alltag sehr einfach. In Chloroform oder Äther sind die Gerbstoffe unlöslich.
Die Gewinnung der Gerbstoffe erfolgt entsprechend mittels Alkohol oder Wasser. Tinkturen, Teeauszüge, aber auch Frischpflanzenumschläge sind demnach die idealsten Verabreichungsformen für gerbstoffhaltige Kräuter.

- Gerbstoffe gerben die Haut durch Ausfällen von Eiweiss.
- Sie sind gut löslich in Wasser, Alkohol und Glycerin.
- Tinkturen, Teeauszüge und Frischpflanzenumschläge sind die besten Verabreichungsformen.

## 3. Anwendung und Wirkung

Grundsätzlich sind zwei Wirkungen bei den Gerbstoffen anzutreffen:

1. Eine zusammenziehende-gerbende Wirkung (Adstringierend).

   Diese Wirkung ist auf das Ausfällen von Eiweissubstanzen an der Haut- und Schleimhautoberfläche zurückzuführen.
   Werden Gerbstoffe in niederen Dosen angewendet, so wird die oberste Haut- oder Schleimhautschicht angegerbt und dadurch gefestigt. Die Widerstandsfestigkeit der Haut wird erhöht. Wundränder werden verschlossen und das Eindringen von Bakterien auf ein Minimum herabgesetzt.
   Auf den Schleimhäuten bewirken Gerbstoffe Schrumpfen und Blässe. Die direkt unter der Schleimhaut liegenden Nerven werden zugleich in ihrer Funktion gehindert und es tritt eine leichte örtliche Schmerzunempfindlichkeit ein.
   Bei innerlicher Anwendung wird die zusammenziehende Wirkung der Gerbstoffe bei entzündeter Magenschleimhaut und bei gesteigerter Magensaftabsonderung ausgenutzt.
   Gerbstoffhaltige Pflanzen sind auch angezeigt bei akuten Erkrankungen mit Durchfall, wobei die Schleimhäute eine verbesserte Widerstandskraft gegen Reize erhalten. Das Eindringen von Krankheitserregern und auch von Giftstoffen wird gehemmt.

2. Eine antiseptische-desinfizierende Wirkung.

   Diese Wirkung ergibt sich aus der erstgenannten. Das Ausfällen von Eiweissubstanzen bei Bakterien und Pilzen hindert diese in ihren Lebensvorgängen (antiseptische Wirkung). Es können von den Krankheitserregern keine Giftstoffe mehr ausgeschieden werden. Ist die Dosierung der Gerbstoffe genügend hoch, führen sie zum Absterben der Bakterien, Bazillen und Pilze (desinfizierende Wirkung). Fäulnisvorgänge, Eiterbildungen werden durch die Gerbstoffe gehemmt, beziehungsweise aufgehoben.

Beide Wirkungsweisen sind als ausschliesslich lokale Wirkungsvorgänge zu betrachten. Gerbstoffe wirken praktisch nur dort, wo sie in direkte Berührung mit Eiweissstoffen kommen.

Gerbstoffhaltige Pflanzen können sowohl äusserlich als auch innerlich angewendet werden.
Äusserlich finden sie in Form von Pinselungen, Mund- und Gurgelwasser Anwendung. Diese Formen sind angezeigt bei Zahnfleischbluten, Zahnfleischentzündungen, Zahnfleischschwund, Bronchitis usw. Umschläge, Bäder, Puder oder Auflagen von frischen Pflanzen finden Anwendung bei Wunden, Frostbeulen, Hautkrankheiten, Brandwunden usw.

- Gerbstoffe wirken nur lokal.
- Sie haben zusammenziehend-gerbende und antiseptisch-desinfizierende Eigenschaften.

*Vergiftungen* sind nur örtlich möglich. Hohe Dosen oder chronische Anwendung von gerbstoffhaltigen Pflanzen führen zu Ätzungen der Schleimhäute im Magen-Darmkanal. Akute Vergiftungen sind äusserst selten. Diese haben Schmerzen und heftiges Erbrechen zur Folge.
Spülungen mit schleimhaltigen Flüssigkeiten sind bei Vergiftungen angezeigt, so mit Haferschleim.
Bei akuten Vergiftungserscheinungen muss der Arzt gerufen werden.

Zusammenfassung:

- Gerbstoffe sind zum Teil halbflüssige und zum Teil kristallisierende Stoffe.
- Sie sind gut löslich in Wasser, Alkohol und Glycerin.
- Gerbstoffhaltige Pflanzen haben ausschliesslich örtliche Wirkung und fällen Eiweissubstanzen aus.
- Sie wirken Zusammenziehend-Adstringierend und Antiseptisch-Desinfizierend.
- Ihre Wirkung ist innerlich und äusserlich angebracht.

*Notizen:*

## 4. Gruppierung nach Wirkung

Eine Einteilung der Gerbstoffdrogen nach Wirkung oder Wirkstoffen ist nur sehr schwer möglich. Die Gruppierung liesse sich nur über den chemischen Aufbau der einzelnen Gerbstoffe ableiten.
Da aber die gerbstoffhaltigen Pflanzen immer die gleichen Wirkungseigenschaften haben, können sie zusammen, ohne Einteilung, betrachtet werden.
Einige eignen sich vor allem für den äusseren Gebrauch und andere sind sehr gut innerlich anzuwenden.
Folgende Pflanzen oder Teile davon kommen als gerbstoffhaltige Kräuter in Anwendung:

*Hauptvertreter dieser Gruppe sind:*

| | |
|---|---|
| – Alpenrose | – Rhododendron ferrugineum |
| – Ampfer, Riesen | – Rumex hydrolapathum |
| – Blutauge | – Comarum palustre |
| – Blutwurz* | – Potentilla erecta |
| – Brombeere* | – Rubus fruticosus |
| – Brunelle, Kleine | – Prunella vulgaris |
| – Erdbeere, Wald* | – Fragaria vesca |
| – Edelkastanie | – Castanea sativa |
| – Eiche, Stiel* | – Quercus robur |
| – Erle, Grau | – Alnus incana |
| – Erle, Grün | – Alnus viridis |
| – Erle, Schwarz* | – Alnus glutinosa |
| – Erika | – Calluna vulgaris |
| – Fingerkraut, Gänse | – Potentilla anserina |
| – Fingerkraut, Gold | – Potentilla aurea |
| – Fingerkraut, Hohes | – Potentilla recta |
| – Fingerkraut, Kriechendes | – Potentilla reptans |
| – Flockenblume, Wiesen | – Centaurea iacea |
| – Frauenmantel, Alpen (Silber) | – Alchemilla alpina |
| – Frauenmantel, Wiesen | – Alchemilla vulgaris |
| – Günsel, Kriechender | – Ajuga reptans |
| – Haselstrauch | – Corylus avellana |
| – Hauswurz | – Sempervivum tectorum |
| – Heidelbeere* | – Vaccinium myrtillus |
| – Herzblatt, Sumpf | – Parnassia palustris |
| – Knöterich, Wasser | – Polygonum amphibium |
| – Knöterich, Wiesen* | – Polygonum bistorta |
| – Nachtkerze, Zweijährige | – Oenothera biennis |

| | |
|---|---|
| – Odermennig, Kleiner* | – Agrimonia eupatoria |
| – Rotbuche | – Fagus silvatica |
| – Skabiose, Acker | – Scabiosa arvensis |
| – Storchenschnabel, Blutroter | – Geranium sanguineum |
| – Storchenschnabel, Sumpf | – Geranium palustre |
| – Storchenschnabel, Wald | – Geranium silvaticum |
| – Storchenschnabel, Wiesen | – Geranium pratense |
| – Ulme, Feld | – Ulmus carpinifolia |
| – Walnussbaum* | – Juglans regia |
| – Weidenröschen, Sumpf | – Epilobium palustre |
| – Weidenröschen, Wald* | – Epilobium silvatica |
| – Wiesenknopf, Grosser | – Sanguisorba officinalis |
| – Wiesenknopf, Kleiner | – Sanguisorba minor |
| – Ziest, Acker | – Stachys arvensis |
| – Ziest, Heil | – Stachys officinalis |
| – Ziest, Wald | – Stachys silvatica |

*Notizen:*

# Glycosiddrogen

## 1. Allgemeines

Als Wirkstoffe sind die Glycoside nur im Pflanzenreich anzutreffen. Sie sind vielfach in allen Organen der Pflanze eingelagert, häufig aber auf ganz bestimmte Organe beschränkt.
Einige Pflanzenfamilien sind besonders reich an Glycosiden und enthalten untereinander nahe verwandte oder gleichartie Glycoside. Zu diesen Familien gehören im besonderen die Kreuzblüter (Cruciferae), Erikagewächse (Ericaceae), Braunwurzgewächse (Scrofulariaceae), Rosengewächse (Rosaceae) und die Nelkengewächse (Caryophyllaceae). Viele Pflanzen enthalten mehrere, voneinander ganz verschiedene Glycoside, was auf mehrere verschiedene Wirkungen der gleichen Pflanze hinweist.

- Glycoside sind zuckerartige Stoffe, die aus einem Hauptwirkstoff (Aglycon–Genin) und einem oder mehreren Nebenwirkstoffen bestehen. Haupt- und Nebenwirkstoffe sind an eine Zuckerart (Fructose, Glucose, Galactose usw.) gebunden.
- Glycoside zerfallen teilweise durch die Einwirkung von Wärme oder Wasser, aber auch von Enzymen in die Hauptwirkstoffe und den Zuckeranteil. Einige Glycoside erfahren einen stufenweisen Abbau, da sie aus mehreren Zuckern bestehen.
  Verschiedene Glycoside sind erst als endgültig abgespaltene Aglycone wirksam, andere hingegen verlieren dadurch die Wirksamkeit.
- Glycoside sind grundsätzlich einzuteilen in:
  Stickstoffhaltige (N-haltige) Glycoside und
  Stickstofffreie Glycoside.
- Glycoside sind zum Teil auch mit anderen Wirkstoffgruppen gebunden. Nach der Spaltung weist das Aglycon die Wirkungseigenschaften der entsprechenden Gruppe auf, z. B. Bitterstoffglycoside weisen Bitterstoffcharakter auf, Gerbstoffglycoside – Gerbstoffcharakter, Glycoside mit ätherischem Öl – Ätherischölcharakter, Glyco-Alkaloide – Alkaloidcharakter.
  Diese werden jedoch in den entsprechenden Wirkstoffgruppen behandelt. Lediglich die reinen Glycoside fallen in diesem Kapitel in Betracht.
- Glycoside lassen sich sehr gut aus Lösungen auskristallisieren. Sie bilden häufig schöne, farbige Kristalle. Grundsätzlich sind Glycoside feste, nicht flüchtige Stoffe und daher auch praktisch ohne Geruch.
  Glycoside sind aus Hauptwirkstoff und Zucker zusammengesetzt.

## 2. Löslichkeit und Gewinnung der Glycoside

Manche Glycoside sind in Wasser gut löslich, dann aber in anderen Lösungsmitteln, wie Alkohol, Äther usw. kaum oder überhaupt nicht löslich. Umgekehrt sind manche Glycoside in Alkohol, Äther und dergleichem sehr gut löslich, hingegen in Wasser nicht.
Einige Glycoside sind fettfreundlich, d.h. sie lösen sich in Fett.
In der industriellen Gewinnung wird all dem Rechnung getragen und die Glycoside je nach ihrer Löslichkeit mit dem entsprechenden Lösungsmittel gewonnen.
Für den Hausgebrauch genügen jedoch Teeauszüge vollkommen.
Die Löslichkeit der Glycoside ist ganz verschieden und richtet sich nach der Eigenschaft des einzelnen Glycosids.

## 3. Anwendung und Wirkung

Die Anwendung der Glycosiddrogen ist wegen der Vielzahl der verschiedenen Aglycone sehr vielseitig.
Glycosidhaltige Pflanzen können eingesetzt werden bei:
- Verstopfungen
- Erkältungskrankheiten
- Grippekrankheiten und fiebrigen Entzündungen
- Gicht, Rheuma usw.
- Nieren- und Harnleiterentzündungen
- als Gewürze und technische Hiflsmittel.

Bei der Teezubereitung muss die Einwirkung der Hitze auf alle Glycoside mit in Betracht gezogen werden. Teemischungen, die *glycosidhaltige Heilpflanzen* enthalten, aber auch Einzelkräuter aus dieser Gruppe dürfen nie gekocht werden. Durch das Kochen spalten sich viele Glycoside und werden dadurch im Körper wirkungslos. Obschon erst das Aglycon wirksam ist, dürfen sich die Glycoside erst im Körper spalten. Dadurch wird das Aglycon im Organismus freigesetzt und wirksam.
Im einzelnen hängt die Wirkung der Glycoside von den Hauptwirkstoffen, den Aglyconen ab. Innerhalb der einzelnen Glycosidgruppen haben die Pflanzen mehr oder weniger die gleichen Wirkungen.
Die Glycoside einiger Heilpflanzen müssen erst gespalten werden, damit sie ihre Wirksamkeit entfalten können. Andere Glycoside sind auch im ungespaltenen Zustand bereits wirksam.
Die Wirksamkeit der Glycosiddrogen ist, mit einigen Ausnahmen, nicht als ein mechanischer, sondern als ein chemischer Eingriff in den menschlichen Körper anzusehen.

*Vergiftungen* können ganz verschiedenartig sein, je nachdem aus welcher Wirkstoffgruppe das Glycosid stammt. Sie entstehen vor allem durch unsachgemässe Einnahme, Überdosierung und Unkenntnis der Pflanzen. Hier ist es angebracht, beim Auftreten von *Schmerzen, Krämpfen, Übelkeit, blutigem Durchfall, Atemnot* usw. sofort den Artz zu rufen.

*Zusammenfassung:*

- Glycoside sind meist feste, geruchlose Stoffe.
- Hauptwirkstoffe sind an eine Zuckerart gebunden.
- Glycoside zerfallen durch Einwirkung von Enzymen, Hitze und Wasser.
- Sind Glycoside in Wasser gut löslich, so lösen sie sich schlecht in Alkohol, Äther und dergleichen. Sind sie in Alkohol gut löslich, so sind sie in Wasser schlecht löslich.
- Glycosiddrogen sind vielseitig anwendbar.
- Die Wirkung hängt vom Hauptwirkstoff, dem Aglycon ab.
- Glycoside dürfen nie gekocht werden.
- Bei Vergiftungserscheinungen sofort den Arzt rufen.

*Notizen:*

## 4. Gruppierung nach Wirkung

*Allgemeines*

Da die Hauptwirkung der Glycoside abhängig ist von den entsprechenden Aglyconen, werden die einzelnen Heilpflanzen unter die Aglycongruppen eingeteilt. Alle Kräuter innerhalb einer solchen Gruppe haben gemeinsame Hauptwirkungseigenschaften.
Bei den meisten Aglycongruppen gibt es keine weitere Unterteilung mehr. Eine Ausnahme bilden die Saponinglycoside.
Diese haben innerhalb der Aglycongruppe (Saponine) grundsätzlich verschiedene Wirkungseigenschaften. Pflanzen dieser Gruppe werden demzufolge zusätzlich noch nach den eigentlichen Wirkungen eingeteilt.

*Es sind folgende Aglycongruppen zu unterscheiden:*

- Ätherisch Öl abspaltende Glycoside
- Anthra-Glycoside
- Anthocyanglycoside
- Blausäureglycoside
- Bitterstoffglycoside
- Cumaringlycoside
- Digitalisglycoside-Herzglycoside
- Flavonglycoside
- Gerbstoffglycoside
- Glykuroniden
- Indoxylglycoside
- Phenolglycoside
- Saponinglycoside
- Senfölglycoside
- Xanthonglycoside
- Xanthophyllen
- Pflanzen mit ungenügend erforschten Glycosiden

*Notizen:*

## Einteilung der Kräuter in die Aglycongruppen

*a) Ätherisches Öl abspaltende Glycoside*

Pflanzen dieser Gruppe sind bei den ätherischen Öldrogen eingeteilt, da die Wirkungsart und Eigenschaft der der ätherischen Öle entsprechen.

*b) Anthra-Glycoside*

Es müssen hier zwei Gruppen von Glycosiden unterschieden werden:
- Emodin-Glycoside
- Di- und Trioxyanthrachinonglycoside

*Emodin-Glycoside*

Alle Heilpflanzen die zu dieser Gruppe gehören haben eine gemeinsame *abführende Wirkung*. Sie regen die Dickdarmbewegung an, was zur Folge hat, dass der Stuhl besser ausgeschieden wird. Im Gegensatz zu anderen Abführmitteln, die im Dünndarm wirksam sind, wirken Emodin-Glycoside nur im Dickdarm.
Die Wirkung tritt erst 6 bis 8 Stunden nach der Einnahme ein. Daher können die Pfanzen nicht als sofort wirksame Abführmittel eingesetzt werden.

*Anwendung* finden die Emodin-Glycoside vor allem bei chronischer Verstopfung. Pflanzen dieser Gruppe können jedoch durch längere Einnahme ohne Unterbruch *zur Gewöhnung* führen, so dass die Dosierung stets erhöht werden muss. Auch sollten Emodinhaltige Pflanzen oder Fertigpräparate *während der Schwangerschaft gemieden* werden, da sie in höheren Dosen oder bei zu häufiger Einnahme störende Nebenwirkungen hervorrufen können.

Hauptvertreter dieser Gruppe sind:

| | |
|---|---|
| - Faulbaum | - Cortex frangulae |
| - Kreuzdorn* | - Fractus rhamni cahtaricae |

Weitere Vertreter dieser Gruppe sind:

| | |
|---|---|
| - Alpen-Ampfer | - Radix rhei monachorum |
| - Garten-Ampfer | - Radix lapathi hortensis |
| - Krausblättriger-Ampfer | - Rumex crispus |
| - Rhapontikrhabarber | - Radix rhapontici |
| - Speiserhabarber | - Rheum rhabarbarum |
| - Stachelspitziger-Knöterich | - Radix cuspidatae |
| - Stumpfblättriger-Ampfer | - Radix lapathi acuti |

Emodinhaltig, aber als Abführmittel nicht in Verwendung kommen:

- Heckenknöterich – Polygonum dumetorum
- Wiesen-Knöterich* – Polygonum bistorta
- Winden-Knöterich – Polygonum convolvulus

*Di- und Trioxyanthrachinon-Glycoside*

Als gemeinsame *Wirkung* der Pflanzen dieser Gruppe können die wassertreibende und wundheilende Wirkung genannt werden.
Die *Anwendung* ist heute hauptsächlich noch in der Volksheilkunde und in der Homöopathie zu finden.

Hauptvertreter dieser Gruppe sind:

- Echtes Labkraut – Herba galii veri
- Färberröte – Radix rubiae tinctorum
- Gemeines Labkraut – Herba galii mollugi
- Klebkraut – Herba galii aparines

*Notizen:*

### c) *Anthocyanglycoside*

Anthocyane sind natürliche, in den Pflanzen vorkommende Farbstoffkörper. Sie sind vor allem für die Rot-, Blau- und Violettfärbung der Blüten und Früchte verantwortlich. Die Anthocyane haben auch eine enge Beziehung zu den Flavonen (Gelbstoffkörper) und zu einigen Gerbstoffen.
Die Bedeutung und *Wirkung* der Anthocyane gilt als noch weitgehend unbekannt. Die Erforschung dieser Stoffe in der Heilkunde hat erst begonnen. Man nimmt an, dass die Anthocyane in der Wirkung den Flavonen (s. dort) gleichzusetzen sind oder zum mindesten ähnlich sind.
*Anwendung* finden Anthocyan-haltige Pflanzen in erster Linie als Verschönerungsmittel in Teemischungen und zu Sirupen.
Viele Pflanzen dieser Gruppe finden aber auch als eigentliche Heilkräuter Verwendung, gehören aber durch mengen- und wirkungsmässigen Anteil anderen Wirkstoffgruppen an.

Hauptvertreter dieser Gruppe sind:

| | |
|---|---|
| – Ackerrittersporn | – Delphinium consolida |
| – Alpenveilchen | – Cyclamen europaeum |
| – Becherprimel | – Primula obconica |
| – Brombeere* | – Rubus fruticosus |
| – Damascener Rose | – Rosa damascena |
| – Eibisch | – Althaea rosea |
| – Essigrose | – Rosa gallica |
| – Gewöhnlicher Flieder | – Syringa vulgaris |
| – Heidelbeere* | – Vaccinium myrtillus |
| – Himbeere* | – Rubus idaeus |
| – Hundsrose | – Rosa canina |
| – Johannisbeere, rote, schwarze | – Ribes rubrum, nigrum |
| – Klatschmohn* | – Papaver rhoeas |
| – Kohlrose | – Rosa centifolia |
| – Kornblume | – Centaurea cyanus |
| – Lungenkraut | – Pulmonaria officinalis |
| – Malve | – Malva silvestris |
| – Pfingstrose | – Paeonia officinalis |
| – Preiselbeere | – Vaccinium vitis-idaea |
| – Schwarzer Holunder | – Sambucus nigra |
| – Schwertlilie | – Iris germanica |
| – Sonnenblume | – Helianthus annuus |
| – Stengelloser Enzian | – Gentiana acaulis |
| – Stiefmütterchen | – Viola tricolor |

| | |
|---|---|
| – Veilchen* | – Viola odorata |
| – Walderdbeere* | – Fragaria vesca |
| – Weinrebe | – Vitis vinifera |
| – Zwergholunder | – Sambucus ebulus |

*Notizen*

### *d) Blausäureglycoside*

Diese Wirkstoffgruppe ist eine der gefährlichsten innerhalb der Glycosiddrogen. Das Aglycon, das erst durch die Einwirkung von Enzymen freigesetzt wird, ist die gefährliche *Blausäure.* Blausäureglycoside sind in den meisten Samen, aber auch in Rinden und Blättern enthalten. Hingegen fehlt sie im Fruchtfleisch von Samen und Früchten.
Blausäureglycoside haben als Heilmittel an Bedeutung verloren. Sie haben in Normaldosierungen vorwiegend *beruhigende und entkrampfende Wirkung.*
*Anwendung* finden Blausäureglycoside in erster Linie als Geschmackkorrigierende Mittel in der Industrie. Aber auch im Haushalt werden sie als solche verwendet, z.B. zur Herstellung von Gebäck und Süssigkeiten. Als Heilmittel finden sie hin und wieder noch Anwendung bei Reiz- und Krampfhusten, Erbrechen und Koliken. Sie sind jedoch durch weit weniger gefährliche Stoffe ersetzbar.

Hauptvertreter dieser Gruppe sind:

| | |
|---|---|
| – Aprikose | – Prunus armeniaca |
| – Kirschlorbeer* | – Prunus laurocerasus |
| – Mandel, Echte | – Prunus amygdalus |
| – Pfirsich | – Prunus persica |
| – Sauerkirsche | – Prunus cerasus |
| – Süsskirsche | – Prunus avium |
| – Traubenkirsche | – Prunus padus |
| – Weichselkirsche | – Prunus mahaleb |
| – Zwergmandel | – Prunus tenella Batsch |
| – Zwergmispel | – Cotoneaster integerrima |
| – Zwetschge | – Prunus domestica |

Blausäureglycosidhaltig, aber nicht als solche in Verwendung kommen:

| | |
|---|---|
| – Akelei | – Aquilgia vulgaris |
| – Faulbaum | – Rhamus frangula |
| – Holunder, schwarzer | – Sambucus nigra |
| – Johannisbeere, rote | – Ribes rubrum |
| – Lein/Flachs | – Linum usitatissimum |
| – Waldgeissbart | – Aruncus sylvester |
| – Wicke | – Vicia sativa |
| – Zwergholunder | – Sambucus ebulus |

### e) *Bitterstoffglycoside*

Pflanzen dieser Gruppe sind bei den Bitterstoffdrogen eingeteilt, da die Wirkungseigenschaften und die Anwendungsmöglichkeiten der der Bitterstoffe entsprechen.

### f) *Cumaringlycoside*

Eigentlich müsste diese Gruppe eine Unterteilung erfahren in
- Pflanzen mit reinem Cumarin und
- Pflanzen mit Cumarinabkömmlingen.

Da aber die *Wirkungen* beider Gruppen im grossen und ganzen übereinstimmen, wird dies unterlassen. Zudem ist es lediglich eine Frage des chemischen Aufbaues.
Cumarin wirt allgemein entspannend auf die Darmbewegungen. Als gemeinsame Wirkung aller Cumarinverbindungen kann eine Herabsetzung der Zellwandspannung betrachtet werden. Diese Wirkung wird hauptsächlich noch in der Volksheilkunde ausgenutzt. Aber auch in der Schädlingsbekämpfung werden Cumarine eingesetzt, so z.B. in Ratten- und Mäusevertilgungsmitteln.
Die *Anwendung* als Heilmittel ist heute von der Schulmedizin praktisch ausgeschlossen. Hingegen werden cumarinhaltige Heilpflanzen in der Homöopathie und in der Volksheilkunde eingesetzt. Als Umschläge zur Wundheilung und als Tee zur Entschlackung und gegen Verstopfung werden diese Pflanzen angewendet. Aber auch zum Aromatisieren von Limonaden und Getränken (Maitrunk) werden häufig Pflanzen dieser Gruppe herangezogen.
Für das Duften nach Heu sind ebenfalls Cumarine verantwortlich.

Hauptvertreter dieser Gruppe sind:

| | |
|---|---|
| – Esche | – Cortex fraxini |
| – Horn-Labkraut | – Galium tricornutum |
| – Steinklee, Echter* | – Herba meliloti |
| – Steinklee, Hoher | – Melilotus allissimus |
| – Steinklee, Weisser | – Melilotus albus |
| – Waldmeister | – Herba asperulae odoratae |

Cumaringlycosidhaltig, aber nicht als solche in Verwendung kommen:

| | |
|---|---|
| – Bärenklau | – Heracleum sphondylium |
| – Bibernelle, Grosse | – Pimpinella mayor |
| – Bibernelle, Kleine | – Pimpinella saxifraga |
| – Kamille | – Matricaria chamomilla |
| – Lavendel | – Lavendula langustifolia |
| – Meisterwurz | – Peucedanum officinale |

| | |
|---|---|
| – Pastinak | – Pastinaca sativa |
| – Raute | – Ruta graveolens |
| – Rosskastanie* | – Aesculus hippocastanum |
| – Schafgarbe | – Achillea millefolium |
| – Seidelbast | – Daphne mezereum |
| – Süsskirsche | – Prunus avium |
| – Tollkirsche | – Atropa belladonna |
| – Tollkraut | – Scopolia carniolica |
| – Wegwarte | – Cichorium intybus |
| – Weichselkirsche | – Prunus mahaleb |
| – Wucherblume, Garten | – Chrysanthemum segetum |

*Notizen:*

## *g) Digitalisglycoside-Herzglycoside*

Digitalisglycoside sind chemisch nahe verwandt mit den Saponien, den Sexualhormonen und dem Vitamin D. Sie haben eine sehr starke Wirksamkeit, die sich in erster Linie auf das Herz und die Herztätigkeit bezieht.
Alle Pflanzen mit dem Hauptwirkstoff dieser Gruppe müssen in der Hand des Laien als *giftig* bezeichnet werden.
Ihre Gefährlichkeit für den Laien liegt darin, dass sie:
1. nicht dosiert werden können und
2. sich im Körper einlagern und nicht oder ungenügend ausgeschieden werden. Das führt zu plötzlich auftretenden Vergiftungen.

Dazu kommen noch ihre ganz eigenen Wirkungsorte (Herz und Herzmuskulatur), so dass sie nur in bestimmten Fällen von Herzerkrankungen (nach Infarkt) ausschliesslich vom Artz verordnet werden dürfen.

Hauptvertreter dieser Gruppe sind:

| | |
|---|---|
| – Fingerhut, Gelber | – Folium digitalis luteae |
| – Fingerhut, Grossblütiger | – Folium digitalis grandiflorae |
| – Fingerhut, Roter | – Folium digitalis purpureae |
| – Fingerhut, Wolliger | – Folium digitalis lanatae |
| – Frühlingsteufelsauge | – Herba adonidis titrata |
| – Goldlack | – Flos leucoii lutei |
| – Kronwicke | – Folium coronillae |
| – Maiglöckchen* | – Flos convallariae |
| – Nieswurz, Grüne | – Rhizoma hellebori viridis |
| – Nieswurz, Schwarze | – Radix hellebori nigri |
| – Nieswurz, Stinkende | – Radix hellebori foetidae |
| – Oleander | – Folium oleandrae |

Weitere Vertreter dieser Art sind:

| | |
|---|---|
| – Blutstropfen | – Adonis annua |
| – Gnadenkraut | – Gratiola officinalis |
| – Salamonssiegel | – Radix sigilli |
| – Schattenblume, Zweiblättrige | – Maianthemum bifolium |
| – Schötterich, Beblätterter | – Erysmium crepidifolium |
| – Seidenpflanze, Syrische | – Asclepias syriaca |
| – Teufelsauge, Kleines | – Adonis aestivalis |

## *h) Flavonglycoside*

Ebenso wie die Anthocyanglycoside sind auch die Favonglycoside eigentliche Farbstoffkörper. Flavonglycoside sind jedoch farblos bis gelb. Grundsätzlich müssten verschiedene Gruppen einzeln aufgeführt werden, je nach chemischem Aufbau. Da aber die Flavone einheitliche Wirkungseigenschaften haben, werden sie auch gemeinsam behandelt. Die Erforschung der Falvonglycoside ist noch eher jung. Sie begann vor etwa 20 Jahren. Obschon noch vieles im Zusammenhang mit den Flavonglycosiden unbekannt ist, kennt man doch schon einige Wirkungseigenschaften, die den Flavonen eigen sind.
Die erkannten *Wirkungen* sind sehr vielseitig.
Als erstes wäre die Wirkung auf die Blutgefässe zu erwähnen. Flavonglycoside verengen schon in kleinen Dosen die *Kapillargefässe* (kleinste Blutgefässe, vorwiegend direkt unter der Haut oder an Organen). Das Zusammenziehen der Kapillargefässe führt zu einer Gefässabdichtung. Das Vitamin P ist ein Flavonprodukt, das Citrin, welches auch als Permeabilitätsvitamin bezeichnet wird.
Weiter zu erwähnen ist eine *wasserausscheidungshemmende und auch abführende* Wirkung.
Zudem beeinflussen die Flavone den *Kalkhaushalt* im Körper. Der Blutcalciumspiegel wird durch Flavone gesenkt. Das Calcium wandert ins Gewebe. Ein Flavon (Rutin) führt zur Anregung der Knochen- und Zahnentwicklung.
Eine weitere Wirkung der Flavone ist eine mässige Erhöhung des Blutdrucks, aber auch eine allgemeine Anregung auf den Herzkreislauf ist eine Eigenschaft der Flavone.
So vielseitig die Wirkungen der Flavonglycoside sind, so vielseitig ist auch deren *Anwendung.*
Als eigentliche Heilmittel sollten Flavonglycoside während längerer Zeit und in wiederholten Zubereitungen gebraucht werden. Der Grund liegt darin, dass Flavone eine rasche Wirksamkeit haben, diese aber nur kurz anhält, da die Flavone unverändert und sehr bald nach der Einnahme über die Nieren ausgeschieden werden.
Flavonglycosidhaltige Heilpflanzen können angewendet werden bei:
- krankhaften Blutergüssen
- allergischen Erkrankungen und
- zur besseren Vitamin C-Ausnutzung.

Dazu sind noch die Anwendungen als wassertreibende, abführende und blutreinigende Mittel zu erwähnen.

Hauptvertreter dieser Gruppe sind:

- Färber-Wau – Reseda lutea
- Flockenblume, Grind – Centaurea scabiosa
- Flockenblume, Stern – Centaurea calcitrapa
- Heidekraut – Herba ericae
- Leinkraut – Herba linariae
- Löwenmaul, Garten – Antirrhinum majus
- Sanddorn* – Fructus hippophae
- Schlehdorn – Flos pruni spinosae
- Sonnenblume – Flos helianthi annui

Flavoglycosidhaltig, aber nicht als solche in Verwendung kommen:

- Arnika – Arnica montana
- Bärentraube – Arctostaphylos uva-ursi
- Fingerhut, Roter – Digitalis purpurea
- Hauhechel – Ononis spinosa
- Hirtentäschel* – Capsella bursa-pastoris
- Holunder, Schwarzer – Sambuccus nigra
- Hundsrose – Rosa canina
- Johanniskraut – Hypericum perforatum
- Petersilie – Petroselinum sativum
- Quendel – Thymus serpyllum
- Safran – Croccus sativum
- Schlüsselblume – Primula veris
- Sellerie – Apium graveolens
- Wacholder – Juniperus communis
- Zwiebel – Allium cepa

und viele andere.

### i) *Gerbstoffglycoside*

Pflanzen dieser Gruppe sind bei den Gerbstoffdrogen eingeteilt, da die Wirkungsart und Eigenschaft der der Gerbstoffe entsprechen.

### k) *Glykuronide*

Glykuronide sind eigentlich keine Glycoside. Ihr chemisches Verhalten aber ist dem der Glycoside ähnlich. Glykuronide zerfallen, wie die Glycoside, in zwei Teile, wovon dann der eine wirksam ist.
Es gehören nur wenige Pflanzen zu dieser Gruppe. Allen ist eine mehr oder weniger stark süss schmeckende Eigenschaft zu eigen.
Als *Wirkungen* kommen vor allem die schleimlösenden und *wassertreibenden* Eigenschaften in Frage.
Entsprechend ist auch ihre *Anwendung* bei Husten und zur Anregung der Wasserausscheidung.

Hauptvertreter dieser Gruppe sind:

- Bärenschote – Astragalus glycyphyllos
- Süssholz – Radix liquirtiae

Glykuronidhaltig, aber nicht als solche in Verwendung kommen:

- Hauhechel – Ononis spinosa
- Flockenblume – Centaurea scabiosa

### l) *Indoxylglycoside*

Pflanzen dieser Gruppe liefern über das Aglycon den Farbstoff Indigoblau.
Als einzige einheimische Pflanze dieser Gruppe kommt der Färber-Waid in Betracht. Als Heilpflanze hat er aber keine Bedeutung und wird nicht verwendet. Lediglich als Farbstofflieferant hat er in letzter Zeit wieder eine gewisse Bedeutung erlangt. Der natürliche Farbstoff wird in der Wollfärberei wieder vermehrt eingesetzt.

### m) *Phenolglycoside*

Phenolglycosidhaltige Pflanzen weisen ganz verschiedene Wirkungen auf. Die Eigenschaften richten sich nach dem chemischen Aufbau des Aglycons. Interessant ist zu wissen, dass sich aus dem Glycosid der Weidenrinde ein Produkt entwickelt hat, das heute eines der am meisten verkauften Schmerzmittel und Fiebermittel geworden ist.
Die *Wirkungen* der Phenolglycoside umfassen aber nicht nur schmerzstillende und fiebersenkende, sondern auch desinfizierende und entzündungswidrige Eigenschaften gehören zu ihnen.
Ebenso vielseitig sind auch die *Anwendungsmöglichkeiten*. Pflanzen dieser Gruppe können bei Nieren- und Harnwegentzündungen, bei Rheuma, Muskelschmerzen, Ischias und Gicht, aber auch bei Fieber und Erkältungskrankheiten eingesetzt werden.

Hauptvertreter dieser Gruppe sind:

| | |
|---|---|
| – Bärentraube | – Folium uvae-ursi |
| – Birnbaum | – Folium pyri communis |
| – Preiselbeere | – Folium vitis idaeae |
| – Schwarzpappel | – Gemmae populi |
| – Silberweide* | – Cortex salicis |
| – Walddolde | – Herba chimaphilae |
| – Wiesengeissbart* | – Radix ulmariae |

Weitere Vertreter dieser Gruppe sind:

| | |
|---|---|
| – Bruchweide | – Salix fragilis |
| – Fichtenspargel | – Momotropa hypopitys |
| – Frühlingsheide | – Erica carnea |
| – Lorbeerweide | – Salix pentandra |
| – Mandelweide | – Salix amygdalina |
| – Mädesüss, Kleines | – Filipendula vulgaris |
| – Wintergrün, Einblütiges | – Pyrola uniflora |
| – Moosbeere | – Vaccinium oxycoccus |
| – Silberpappel | – Populus alba |
| – Zitterpappel | – Populus tremula |

Phenolglykosidhaltig, aber nicht als solche in Verwendung kommen:

| | |
|---|---|
| – Apfelbaum | – Malus silvestris |
| – Kreuzblume | – Polygala vulgaris |
| – Rotbuche | – Fagus silvatica |
| – Stiefmütterchen | – Viola tricoloris |
| – Veilchen* | – Viola odorata |

*Notizen:*

### *n) Saponinglycoside*

Saponinglycoside sind Stoffe, die die Eigenart haben, wie Seifen in Wasser zu schäumen. Daher auch der Name. Chemisch haben die Saponine keine Verwandtschaft mit den herkömmlichen Seifen. Einige Saponine sind aber nahe verwandt mit einer Gruppe von Hormonen, den Steroidhormonen.
Innerhalb der Pflanzenwelt sind die Saponinglycoside weit verbreitet und können sowohl als Hauptwirkstoffe wie auch als Nebenwirkstoffe auftreten.
Einige Saponine können als sehr *giftig* betrachtet werden (z.B. Kornradesaponine, die Saponine der Einbeere usw.). Viele saponinhaltige Pflanzen sind aber sehr hilfreiche Heilkräuter.
Ihre *Wirkungen* sind ganz verschieden und können als

- Auswurffördernde-Expectorantien
- Entzündungswidrige-Antiphlogistica
- Haut- und Schleimhautreizende-Rubefatientia
- Wassertreibende-Diuretica
- Technische Mittel angewendet werden.

Eine weitere wichtige Eigenschaft der Saponinglycoside besteht darin, dass sie häufig die Aufnahme anderer Wirkstoffe im Körper begünstigen.
Eine neuere Art der *Anwendung* ist die als Schmerzmittel. Hier liegen in erster Linie Erfahrungen zu Grunde, die noch näherer wissenschaftlicher Untersuchungen bedürfen.
Die Anwendung von Saponinen ist ihren Eigenschaften entsprechend angezeigt bei:

- veraltetem, verschleimtem Husten,
- Hauterkrankungen
- Rheuma und als Blutreinigungsmittel.

Häufig werden Saponine in Form von Gemüse eingenommen, z.B. Tomaten, Spinat, Hafer usw. Sie führen zu einer besseren Aufnahme der Nahrungsstoffe und fördern auch in geringem Masse die Absonderung der Verdauungssäfte.
Saponinhaltige Heilpflanzen sollten nicht über allzu lange Zeit hinweg eingenommen werden, da Überdosierung zur Folge hat, dass der rote Blutfarbstoff aus den roten Blutkörperchen tritt.

Hauptvertreter dieser Gruppe sind:

| | |
|---|---|
| – Alpenveilchen | – Tuber cyclaminis |
| – Ackergauchheil | – Herba anagallidis |
| – Aurikel | – Primula auricula |
| – Bingelkraut, Einjähriges | – Herba mercurialis |
| – Bingelkraut, Mehrjähriges | – Herba mercurialis |
| – Birke* | – Folium betulae |
| – Braunwurz | – Scrophularia nodosa |
| – Bruchkraut, Kahles | – Herba herniariae |
| – Bruchkraut, Rauhes | – Herba herniariae |
| – Efeu | – Hedera helix |
| – Einbeere | – Paris quadrifolia |
| – Feldmannstreu | – Eryngium campestre |
| – Gänseblümchen | – Flos bellidis |
| – Goldrute | – Solidago virgaurea |
| – Hafer* | – Avena sativa |
| – Kornrade | – Agrostemma githago |
| – Mais | – Zea mays |
| – Rosskastanie* | – Aesculus hippocastanum |
| – Sanikel | – Herba saniculae |
| – Schlüsselblume, Duftende | – Flos primulae |
| – Schlüsselblume, Hohe | – Primula elatior |
| – Seifenkraut | – Radix saponariae |
| – Spargel | – Asparagus officinalis |
| – Spinat | – Spinacia oleracea |
| – Stiefmütterchen | – Herba violae tricoloris |
| – Veilchen, Wohlriechendes* | – Herba violae odoratae |
| – Wundklee | – Herba vulnerariae |

Weitere Vertreter dieser Gruppe sind:

| | |
|---|---|
| – Erdschlüsselblume | – Primula vulgaris |
| – Gauchheil, Blauer | – Anagallis coerulea |
| – Kreuzblume, Bittere | – Polygala amara |
| – Kreuzblume, Gemeine | – Polygala vulgaris |
| – Melde | – Atriplex hortensis |
| – Pfennigkraut | – Lysmachia nummularia |
| – Rübe, Gemeine | – Beta vulgaris |
| – Schwarzkümmel, Echter | – Nigella sativa |
| – Schwarzkümmel, Türkischer | – Nigella damascena |
| – Teufelsabbiss | – Scabiosa succisa |
| – Vogelmiere | – Stellaria media |

### o) *Senfölglycoside*

Alle einheimischen Pflanzen, die als Hauptwirkstoff Senfölglycoside bilden, gehören der Familie der Kreuzblütler (Cruciferae) an. Senfölglycoside verursachen auf der Haut und den Schleimhäuten der Nase, der Augen, des Rachens und des Darms einen Reiz, der zu erhöhter Durchblutung der feinen Blutgefässe (Kapillargefässe) führt. Im Magen bewirkt das eine verbesserte Magensaftabsonderung und Anregung des Appetits. Unter Einwirkung von Senfölen steigt der Blutdruck kurzfristig an.
*Anwendung* finden die Pflanzen äusserlich zu Einreibungen und Umschlägen. Innerlich finden sie hauptsächlich als Gewürze Anwendung.

Hauptvertreter dieser Gruppe sind:

| | |
|---|---|
| – Knoblauchrauke | – Alliaria petiolata |
| – Kresse, Brunnen* | – Herba nasturii |
| – Kresse, Winter | – Barbarea verna |
| – Löffelkraut, Echtes | – Cochlearia officinalis |
| – Meerrettich | – Armoracia rusticana |
| – Raps | – Brassica napus |
| – Schaumkraut, Bitteres | – Cardamine amara |
| – Schaumkraut, Wiesen | – Cardamine pratensis |
| – Senf, Acker* | – Sinapis arvensis |
| – Senf, Schwarzer | – Brassica nigra |
| – Senf, Weisser | – Brassica alba |
| – Wege-Rauke | – Sisymbrium officinale |

Weitere Vertreter dieser Gruppe sind:

| | |
|---|---|
| – Hederich | – Raphantus raphanistrum |
| – Kresse, Garten | – Lepidium sativum |
| – Radieschen | – Raphantus sativus var. radicula |
| – Rettich, Garten | – Raphantus sativus var. sativus |
| – Rettich, Winter | – Raphantus sativus var. niger |
| – Rübsen | – Brassica rapa |

*Notizen:*

*p) Xanthonglycoside*

Diese Gruppe von Glycosiden sind zu den Flavonglycosiden nahe verwandt.
Über eine spezielle Wirkungseigenschaft der Xanthone ist bis jetzt nichts Näheres bekannt.

*q) Xanthophyllene*

Xantophyllene sind keine eigentlichen Glycoside, gehören aber zu den Farbstoffgebern von Pflanzen. Es sind in erster Linie gelbe Farbstoffe, die verwandt sind mit dem Carotin.
Xantophylle sind in fast jeder Pflanze mehr oder weniger vorhanden. Vor allem findet man sie in Blättern, aber auch in Blüten, Früchten und Samen.
Die *Wirkung* der Xanthophylle ist grösstenteils noch ungeklärt. Man nimmt an, dass sie eine Beziehung zu bestimmten Vitaminen und Hormonen haben. Es scheint, dass die Xanthophylle einen günstigen Einfluss auf die Wirkung des Vitamins A aufweisen, ohne selber Vitamineigenschaften zu haben. Im weiteren sollen Heilungsprozesse durch diese Farbstoffkörper stark gefördert werden. Das würde die volksheilkundliche Erfahrung begründen, dass xanthophyllreiche Blüten, zu Umschlägen und Salben verarbeitet, die Wundheilung verbessern würden (Ringelblume).
Pflanzen dieser Gruppe werden ausnahmslos an anderer Stelle besprochen und eingegliedert. Es seien hier nur die allerwichtigsten Vertreter erwähnt.

Hauptvertreter dieser Gruppe sind:

| | |
|---|---|
| – Arnika | – Arnica montana |
| – Huflattich | – Tussilago farfara |
| – Hundsrose | – Rosa canina |
| – Löwenzahn* | – Taraxacum officinale |
| – Ringelblume | – Calendula officinalis |
| – Rosskastanie | – Aesculus hippocastanum |
| – Safran | – Crocus sativus |
| – Sonnenblume | – Helianthus annuus |
| – Zwergholunder | – Sambucus racemosa |

*r) Pflanzen mit ungenügend erforschten Glycosiden*

Unter diese Gruppe fallen all jene Pflanzen, deren Glycoside grösstenteils bekannt, aber ihre Wirkungseigenschaften noch zuwenig erforscht sind. Aber auch Pflanzen mit nur zum Teil bekannten Glycosiden sind eingereiht.

Hauptvertreter dieser Gruppe sind:

| | |
|---|---|
| – Augentrost | – Euphrasia officinalis |
| – Ehrenpreis, Bachbungen | – Veronica beccabunga |
| – Ehrenpreis, Echter | – Veronica officinalis |
| – Eisenkraut | – Verbena officinalis |
| – Gnadenkraut | – Gratiola officinalis |
| – Hopfenseide | – Cuscuta europaea |
| – Karde, Wilde | – Dipsacus silvester |
| – Klappertopf, Grosser | – Rhinanthus alecorolophus |
| – Kugelblume, Kalk | – Globularis elongata |
| – Läusekraut, Sumpf | – Pedicularis palustris |
| – Safran | – Crocus sativus |
| – Schwalbenwurz | – Cynanchum vincetoxicum |
| – Seidenpflanze | – Asclepias syriaca |
| – Wachtelweizen, Wald | – Melampyrum silvaticum |
| – Weiderich, Blut | – Cythrum salicaria |
| – Winde, Acker | – Convolvulus arvensis |
| – Winde, Strand | – Convolvulus soldanella |
| – Winde, Zaun | – Convolvulus sepium |
| – Zaunrübe, Rotbeerige | – Bryonia dioica |
| – Zaunrübe, Schwarzbeerige | – Bryonia alba |

*Notizen:*

***Notizen:***

# 3. Kapitel

*Einzelpflanzenbeschreibungen*

***Notizen:***

## Beinwell

Botanischer Name:
Symphytum officinale

Familie:
Boraginaceae (Borretschgewächse)

Andere Namen:
Beinheil, Bienenkraut, Chüechlichrut, Eselohrwurzel, Hasenbrot, Hungblueme, Imbelichrut, Milchwurz, Schadheil, Schwarzwurzel (nicht zu verwechseln mit der Gemüsepflanze), Schmerzwurz, Speckwurz, Wallwurz, Wellwurz, Wurzelschad, Zottle

Herkunft des Namens:
Der Name stammt aus dem Althochdeutschen und bezeichnet mit «Bein» = Knochen und «Well» – wallen = heilen, also «Knochenheilen».

Vorkommen:
Europa, Westasien,
feuchte Wiesen, Gräben – verbreitet

Blütezeit:
Mai–September

Aussehen:
Die Pflanze kann bis 1 m hoch werden. Sie hat einen vierkantigen, saftreichen Stengel. Der Stengel und die grossen, ganzrandigen Blätter sind stark behaart, fast borstenartig. Die Blüten können blau, rosa oder gelb sein. Es sind traubenartig nickende Glöckchen.

Anbau:
Der wilde Beinwell wird nicht angebaut. Hingegen wird die Beinwellart Symphytum peregrinum, bekannt als «Comfrey», im biologischen Gartenbau als Nutzpflanze angebaut. Die Pflanze liebt nährstoffreiche, feuchte Böden. Ihre Vermehrung geschieht hauptsächlich durch Wurzelteilung. Der Anbau ist problemlos.

Geschichtliches:
Der Beinweill (Knochenheil) war schon im Altertum als Heilmittel bei Knochenerkrankungen und rheumatischen Erkrankungsformen bekannt. Paracelsus und die Hl. Hildegard schätzten den Beinwell als Heilmittel. Damals war er unter dem Namen «Consolida» (consolidare = befestigen) bekannt.

*Naturwissenschaftliche Heilpflanzenbeschreibung*

| | |
|---|---|
| Verwendete Teile: | Wurzel – Radix consolidae<br>Blätter – Folium consolidae |
| Sammelzeit: | Wurzel: Februar–April<br>Blätter: April–September |
| Wirkstoffgruppe: | Alkaloiddrogen |
| Hauptwirkstoffe: | Wurzel – Schleimstoffe, Inulin, Gummi, Harz, Asparagin<br>Blätter – Cholin, Allantoin |
| Nebenwirkstoffe: | Gerbstoff, ätherisches Öl, Mineralsalze, Vitamin B 1, B 2, B 12, Nicotinsäure, Pantothensäure, Vitamin A, C, E |
| Wirkung:<br>– Hauptwirkung: | – Wundheilend<br>– Entzündungswidrig<br>– Gewebebildend<br>– Kühlend |
| – Nebenwirkung: | – Schleimlösend<br>– Zusammenziehend |
| Anwendung:<br>– innerlich: | – bei Husten und Bronchitis<br>– bei Magen- und Darmentzündungen<br>– bei Durchfall<br>– nach Krankheiten zur Stärkung |
| – äusserlich: | – bei Wunden und Hautkrankheiten<br>– bei Beingeschwüren und Krampfadern<br>– bei Knochenbrüchen, Knochenhautentzündungen, Verstauchungen<br>– bei rheumatischen und neuralgischen Schmerzen |
| Zubereitung:<br>– innerlich: | – 1 Teelöffel pro Tasse lauwarmes Wasser. Als Aufguss 30 Minuten ziehen lassen und abseihen. |
| – äusserlich: | – Als Umschlag (Blätter oder Wurzel) und in Salbenform. |
| Lagerung: | Trocken, vor Licht, Staub und Insekten geschützt! |

*Volksheilkundliche Anwendung des Beinwells («Comfrey»)*

Allgemeine Anwendung:
In der Volksheilkunde werden der Beinwell und die Comfreypflanzen bei den verschiedensten Leiden als Heilmittel herangezogen.
Überall dort, wo es sich um chronische und langwierige Krankheiten handelt, kommen Blätter oder Wurzel zur Anwendung.
Vorwiegend bei allen Formen von
- Rheumakrankheiten
- Hautkrankheiten (Akne, Flechten, Ekzemen usw.)
- Blutgefässerkrankungen

wird die Pflanze in Form von Umschlägen, Salben und Tee verwendet.

Homöopathische Anwendung:
In der Homöopathie wird aus dem frischen Rhizom eine Essenz zubereitet, die dann bei Magen- und Dünndarmgeschwüren angewendet wird.

*Esoterische Anwendung des Beinwells («Comfrey»)*

Allgemeine okkulte Bedeutung:
Eigentliche okkulte Bedeutungen fehlen dem Beinwell. Hin und wieder wird er zu Räucherungen verwendet, die zur Anrufung von Erdwesen (Gnomen) im allgemeinen Sinn dienen.

Pflanzenastrologische Anwendung:
Der Beinwell steht in Beziehung zum Planeten Saturn.

| | |
|---|---|
| Stärkende Anwendung: | – bei Haut- und Knochenverletzungen<br>– nach Krankheiten |
| Schwächende Anwendung: | – bei Geschwüren und Krampfadern. |

*Tierheilkundliche Anwendung des Beinwells*

Hier kommen die Beinwellblätter vor allem als Zusatz- und Aufzuchtmittel in Betracht. Dazu werden sie ganz fein gehackt und unter das übliche Futter gemischt.
Beinwellblätter weisen auch einen hohen Eiweissgehalt auf. Als Heilmittel sind sie überall dort angebracht, wo es gilt, Entzündungen zu heilen. Hauptsächlich Euterentzündungen lassen sich sehr gut mit Beinwellblättersalbe behandlen.

*Als Wildgemüse:* Beinwell («Comfrey»)

Wurzel und Blätter eignen sich vorzüglich als Wildgemüse in der Küche. Dank seinem Gehalt an Mineralsalzen (Kalzium, Eisen, Mangan, Kobalt) und Vitaminen eignet er sich auch bestens in der Schonkost und als vollwertiges Nahrungsmittel.
Die Blätter können frisch zu Salaten, in Suppen und Saucen verwendet werden. Zudem sind sie jung in Teig gebacken so schmackhaft wie die bekannten «Salbeimüsli» oder die gebackenen Holunderblüten.
Auch die Wurzel bietet sich als feingehackte Zugabe zu Suppen und Salaten an. Getrocknet und gemahlen können Blätter und Wurzel unter das Mehl gemischt und zum Brotbacken verwendet werden.

*Im Gartenbau:* Beinwell («Comfrey»)

Hier eignet sich der Beinwell als biologisches Düngemittel und Bodenabdeckmittel sehr gut. Seine zahlreichen Substanzen führt er so direkt dem Boden zu. Mit Beinwell behandelte Erde bringt sehr kräftige Plfanzen hervor.

*Beinwell in der Kosmetik*

Als kosmetische Zubereitung eignet sich vor allem ein wässriger Wurzelauszug.
Damit Waschungen und Gazenauflagen machen. Entspannt die Haut und wirkt gegen Hautunreinheiten.
Mit dem wässrigen Auszug lässt sich auch sehr gut eine Gesichtsmilch herstellen, die vollständig neutral ist.

*Notizen:*

**Berberitze**

Botanischer Name:
Berberis vulgaris

Familie:
Berberidaceae (Sauerdorngewächse)

Andere Namen:
Dreidorn, Erpselbeere, Reissbeere, Sauerdorn

Herkunft des Namens:
Wahrscheinlich aus dem arabischen «Berberys», was die Früchte bezeichnet. Die Frucht stellte ein Nahrungsmittel der Berber dar.

Vorkommen:
Mittel- und Südeuropa, Nordafrika
Gebüsche, Hecken und felsige Orte bis ins Gebirge - Verbreitet

Ursprüngliche Herkunft:
Afrika

Blütezeit:
Mai–Juni

Aussehen:
Die Berberitze ist eine Strauchpflanze, die bis zu 3 m hoch wird. Das Holz ist hart und zäh, in der Farbe gelblich. In den Achsen der Äste trägt sie dreiteilige Dornen. Die Blätter sind gezähnt und verkehrt - eiförmig. Die Blüten sind gelb und in locker hängenden Trauben angeordnet. Die Beeren sind glänzend tiefrot. Ihr Geschmack ist herb - sauer.

Anbau:
Als Heilpflanzen sollen nur Wildformen verwendet werden. Der Anbau der Berberitze ist leicht. Als Heckenstrauch sollte sie einen nährstoffreichen, lockeren Boden haben.
Berberitzensträucher sollen nicht in unmittelbarer Nähe von Getreidefeldern angebaut werden. Sie ist ein Zwischenwirt eines Getreiderosts, einer Pilzerkrankung bei der das Korn, je nach Pilz, braun oder schwarz wird. Das ist auch der Grund, warum die Berberitze in Getreide-Anbaugebieten praktisch ausgerotet wurde.

Geschichtliches:
Die Berberitze wurde von den Arabern nach Europa gebracht. Daher ist auch ihre Anwendung als Heilmittel bei uns noch nicht so alt. Die Berberitze war schon im Mittelalter bei Fieber- und Lebererkrankungen eingesetzt worden.

***Notizen:***

*Naturwissenschaftliche Heilpflanzenbeschreibung*

| | | |
|---|---|---|
| Verwendete Teile: | Wurzelrinde | – Cortex Rad. berberidis |
| | Beeren | – Fructus berberidis |
| Sammelzeit: | Wurzelrinde | September–Oktober |
| | Beeren | Oktober–November |
| Wirkstoffgruppe: | Wurzelrinde | Alkaloiddroge |
| | Beeren | Organische Säuren |
| Hauptwirkstoff: | Wurzelrinde | – Berberin |
| Nebenwirkstoffe: | | – Berbamin, Palmatin, Berberrubin |

Wirkung:
- Hauptwirkung – Gallenabflussfördernd
- Wurzelrinde: – Wassertreibend
  – Abführend

- Nebenwirkung: – Appetitanregend
  – Stärkend

Anwendung:
- innerlich:
  – bei Leber-Gallenbeschwerden
  – bei rheumatischen Krankheiten
  – bei Verstopfung
  – bei Blutkreislaufschwächen

Zubereitung:
- innerlich: – 1 Teelöffel auf eine Tasse heisses Wasser. Als Aufguss 5–10 Minuten ziehen lassen.

Lagerung: Vor Licht und Staub geschützt!

Besonderes:
Durch die Anwendung von Berberitzenwurzelrinden kann es hin und wieder zu Nasenbluten und leichter Benommenheit kommen.
Sollten solche Nebenwirkungen auftreten, muss mit der Einnahme unverzüglich abgebrochen werden.

*Volksheilkundliche Anwendung der Berberitze*

Allgemeine Anwendung:
Die schon erwähnten Anwendungsmöglichkeiten sind auch in der Volksheilkunde anzutreffen.
Berberitzenrinde wird auch noch bei Menstruationskrämpfen häufig als krampflösendes und flusshemmendes Mittel eingesetzt.
Bei rheumatischen Leiden kommen in erster Linie die Blätter zur Anwendung.
Weiter wird Berberitze verwendet bei:
- stärkeren Fiebern
- Gelbsucht
- Lungenkrankheiten

Homöopathische Anwendung:
In der Homöophathie wird aus der getrockneten Wurzelrinde eine Tinktur zubereitet.
Die Tinktur wird bei Gicht- und Ischiaserkrankungen verabreicht. Auch bei Lebererkrankungen und Darmentzündungen wird die Berberitze herangezogen.

*Esoterische Anwendung der Berberitze*

Allgemeine okkulte Bedeutung:
Als Räuchermittel trifft man die Berberitze recht häufig an.
Daneben hat sie noch eine weitverbreitete Verwendung als Abschirmmittel gegen negative tellurische Schwingungen. So wird sie im Stall und im Haus aufgehängt, um diese Ströme zu neutralisieren.
Im Stall kommt sie dann zur Anwendung, wenn das Vieh immer wieder erkrankt, obwohl keine ersichtlichen Ursachen auszumachen sind.

Pflanzenastrologische Anwendung:
Die Berberitze steht in Beziehung zum Planeten Mars.

Stärkende Anwendung:
- bei Magen-Darmkrankheiten
- bei Leber-Gallenkrankheiten

Schwächende Anwendung:
- bei Rheuma
- bei Nierenleiden

*Tierheilkundliche Anwendung der Berberitze*

Hier sei nochmals auf die esoterische Anwendung der Berberitzenzweige verwiesen.
Obschon sich die Wirkung heute noch nicht erklären lässt, so zeigt doch die Erfahrung immer wieder, dass die Anwendungsart immer wieder zum gewünschten Erfolg führen kann.
Bei folgenden Krankheiten empfiehlt sich der Versuch:
- Eutererkrankungen
- Flechtenkrankheiten
- Schwächezustände der Tiere

Hier noch ein Hinweis:
Berberitze wird an jener Stelle aufgehängt, an der ein Tier immer wieder erkrankt, auch wenn die Tiere einen Platzwechsel erfahren haben.

*Als Wildfrucht:* Berberitze

Die Beeren der Berberitze enthalten reichlich Vitamin C, daneben auch verschiedene Glycoside.
Die Beeren können verwendet werden zu Mus, Kompott und Marmelade.
Der Saft dient als Essig- und Zitronenersatz. Er wird durch Pressen der frischen Früchte gewonnen. Wird der Beerensaft kühl aufbewahrt, hält er sich mehrere Monate.

*Berberitze zum Färben*

Sprossen und Wurzeln werden zum Färben von Wolle und Stoffen verwendet.
Je nach Rezept ergeben die Sprossen ein Bräunlichgelb
die Wurzeln ein zartes Reingelb.

*Notizen:*

## Garten-Bohne

Botanischer Name:
Phaseolus vulgaris

Familie:
Papilionaceae (Schmetterlingsblütler)

Vorkommen:
Europa, Amerika - kultiviert

Ursprüngliche Herkunft:
Unsere Zuchtformen stammen von Wildformen aus den Anden Argentiniens ab.

Blütezeit:
Juli–August

Aussehen:
Die Gartenbohne kann bis 3 m hoch werden, wobei die Zuchtart eine Rolle spielt (Buschbohnen). Die Blätter sind unpaarig gefiedert. Die Blüten sind weiss, gelblich oder rötlich. Die Stangenbohne windet sich linksdrehend.

Anbau:
Der Anbau ist je nach Art verschieden. Lockere und nährstoffreiche Böden sind notwendig.

Geschichtliches:
In Mexiko und Lateinamerika ist die Bohne als Gemüse bereits über 6000 Jahre als. Auch die Inder kannten die Bohne. Ihnen war es verboten, während der Vorbereitungszeit zum Opfer, Bohnen zu essen. Man nahm an, dass die Bohne erotische Kräfte stärke und anreize. Ebenso verbot Pythagoras seinen Schülern, Bohnen zu essen. Ja, auch die Römer schlossen sich diesem Verbot an.
Als Heilmittel hingegen beschreibt sie Plinius d. Ältere (23–79 n. Chr). Er beschreibt eine Suppe, die eingenommen werden soll bei Husten und Heiserkeit.

*Naturwissenschaftliche Heilpflanzenbeschreibung*

| | |
|---|---|
| Verwendete Teile: | Hülsen ohne Samen – Fructus phaseoli |
| Sammelzeit: | Juli–September |
| Wirkstoffgruppe: | Alkaloiddrogen |
| Hauptwirkstoffe: | Betain, Trigonellin, Arginin, Tyrosin, Leucin, Lysin |
| Nebenwirkstoffe: | Asparagin, Cholin, Colamin, Blausäureglycosid, Vitamine A, B, C, E, Spurenelemente, Mineralsalze |
| Wirkung: | |
| – Hauptwirkung: | – Wassertreibend |
| – Nebenwirkung: | – Blutzuckersenkend<br>– Leber- und Herzgewebestärkend<br>– Gegen Albuminurie |
| Anwendung:<br>– innerlich: | – bei Gicht, Rheuma und Ischias<br>– bei Nierenleiden<br>– bei Blasenleiden<br>– bei zu hohem Blutzucker<br>– bei Stoffwechselstörungen |
| Zubereitung:<br>– innerlich: | – 1 Teelöffel auf eine Tasse heisses Wasser. Als Aufguss 5–10 Minuten ziehen lassen. |
| Lagerung: | Trocken, vor Licht, Staub und Insekten geschützt! |

Besonderes:
Der Genuss von rohen, grünen Bohnen kann zu schweren Vergiftungen führen. Vergiftungen sind von starkem Durchfall begleitet.

*Volksheilkundliche Anwendung der Gartenbohne*

Allgemeine Anwendung:
Die Gartenbohne wid in der Volksheilkunde vowiegend als Bohnenschalentee angewendet.
Ihr Anwendungsbereich erstreckt sich über die schon aufgezeichnete bis hin zur äusserlichen Anwendung. In der äusserlichen Anwendung findet sich die Bohne immer wieder bei Verbrennungen und Insektenstichen. Dabei wird der kühle Tee aufgetragen. Bekannt sind auch Bäder in Bohnenschalentee bei allen rheumatischen Erkrankungsformen. So angewendet soll das Bad ziehende Eigenschaften haben, das heisst, Ablagerungsstoffe im Gewebe und in Gelenken sollen dadurch gelöst und herausgezogen werden! Ebenso werden Umschläge mit Bohnenmehl gemacht!

Homöopathische Anwendung:
Aus der ganzen Pflanze samt Blüten wird eine Essenz gewonnen. Diese kommt zur Anwendung bei allen Formen von rheumatischen Erkrankungen, wie:
- Gicht
- Ischias
- Arthritis

aber auch bei Nieren- und Blasenleiden.

*Esoterische Anwendung der Gartenbohne*

Allgemeine okkulte Bedeutung:
In vielen Angaben trifft man immer wieder auf den Ausdruck «Bohne», «Narrenbohne» oder «Schweinsbohne». Die «Narrenbohne» fand ihren Ursprung im Brauch des Königskuchen, in dem eine Bohne mitgebacken wurde. Jener, der das Stück Kuchen ass, in dem die Bohne war, war der Narr des Tages.
In alten Zauberrezepten findet man diesen Ausdruck auch im Zusammenhang mit der «Walpurgisnacht». Dass es sich hier nicht um die Gartenbohne handelt, ist vielen unklar. Mit dieser Bohne ist nämlich das Bilsenkraut gemeint. Auch der beschriebene Brauch entspringt einem alten Rezept, das angibt, Bilsenkraut im Kuchen mitzubacken. Bilsenkraut ist ein haluzinogen wirksames Mittel.

Pflanzenastrologische Anwendung:
Die Gartenbohne steht in Beziehung zum Mond und zum Planeten Venus.

Stärkende Anwendung:
- bei Nieren- und Blasenleiden
- bei rheumatischen Erkrankungen

Schwächende Anwendung:
- bei Blutzuckerkrankheit
- bei Stoffwechselstörungen

*Als Gemüse:* Gartenbohne

Als Gemüse liefert uns die Bohne ein nährstoffreiches Nahrungsmittel. Ihr Gehalt an Vitaminen, Mineralsalzen und Spurenelementen wird kaum von einem andern Gemüse übertroffen.
Getrocknete Bohnen sind noch nahrhafter als frische Bohnen und zudem sind sie leichter verdaulich.
Die Bohne als Gemüse eingenommen wirkt als Heilmittel bei zu hoher Menge an weissen Blutkörperchen. Sie normalisiert!

*Gartenbohne in der Kosmetik*

Aus den Bohnenblüten kann eine Tinktur hergestellt werden. Diese mit Wasser verdünt, dient zu Waschungen und strafft die Haut.

***Notizen:***

**Eibe**

Botanischer Name:
Taxus baccata

Familie:
Taxaceae (Eibengewächse)

Andere Namen:
Eibenbaum, Ibe, Kantelbaum

Vorkommen:
Mitteleuropa, Nordamerika, Asien, Nordafrika
Wälder (selten), als Heckenbaum

Blütezeit:
März–April

Aussehen:
Als Baum kann die Eibe bis 15 m hoch werden. Eiben können sehr alt sein. Es sind 1000-jährige Eiben bekannt.
Die Eibe ist ein immergrüner Nadelbaum. Die Nadeln glänzen an der Oberseite, an der Unterseite sind sie matt. Die Frucht ist eine Scheinfrucht mit einem roten, schleimigen Samenmantel (Arilli) und einem Karten, dunkelbraunen Kern, der nach vorne sichtbar ist. Der Samenmantel hüllt den Kern wie eine Mütze ein.

Anbau:
Die Eibe bevorzugt einen nährstoffreichen, kalkhaltigen Boden. Schatten oder Halbschatten sind ihr lieb.
Sie kann aus den Beeren gezogen werden In Töpfen wird sie während 2 Jahren vorgezogen und danach ausgepflanzt Nach dem Anpflanzen ist der noch junge Baum vor direkter Sonne zu schützen.

Geschichtliches:
Aus Eibenholz wurden in früheren Zeiten Pfeil- und Armbrustbögen und auch die Pfeile dazu gefertigt Ihr elastisches Holz war dazu vorzüglich geeignet. Auch hatte sie eine Zeitlang als Kulturpflanze eine gewisse Bedeutung. Diese ist aber inzwischen verloren gegangen.
Die Eibe hat eine lange mythologische Vergangenheit. Sie galt als Totenbaum (Pfeile), aber auch als Baum zum Schutze vor Hexen und Geistern. Daher dürfte wohl ihr Gebrauch als Friedhofbaum herrühren.
Man gab auch den zu bestattenden Leichnamen Eibenzweige mit ins Grab, um die Toten vor Unfug böser Geister und Hexen zu schützen.

*Naturwissenschaftliche Heilpflanzenbeschreibung*

| | | |
|---|---|---|
| Verwendete Teile: | Blätter | - Folium taxii |
| | Samenhüllen | - Arilli |
| Sammelzeit: | Blätter: | - November–Januar |
| | Samenhüllen | - Juli–August |

Wirkstoffgruppe: Alkaloiddrogen

Hauptwirkstoff: Taxin

Nebenwirkstoffe: Ephedrin, Taxicantin

Samenmantel: Taxorhodin, Rhodoxanthin, Lycopin, Zeaxanthin, Provitamin A

Wirkung:
- Hautpwirkung: Alle Teile des Baumes sind mit Ausnahme des roten Samenmantels sehr giftig. Auch der Kern im Samenmantel ist stark giftig!

Die giftigen Teile wirken:
- auf den Herzmuskel lähmend
- auf die Gebärmutter stark zusammenziehend bezw. erregend

Anwendung: Von einer Anwendung, auch im volksheilkundlichen Sinne (s. dort), muss dringend abgeraten werden.
Das Rote Samenfleisch hingegen kann gegessen und zu Kompott und Mus mit andern Früchten zusammen verwendet werden. (s. Als Wildfrucht).

*Notizen:*

### *Volksheilkundliche Anwendung der Eibe*

Allgemeine Anwendung:
In der Volksheilkunde wird die Eibe hin und wieder in Form von Abkochungen als Abtreibungsmittel verwendet. Dann auch als wurmtreibendes Mittel und äusserlich zur Wundheilung.

Homöopathische Anwendung:
Die Homöopathie macht aus den frischen Nadeln eine Essenz, welche bei rheumatischen Erkrankungen angewendet wird. Auch bei Nieren- und Blasenleiden findet diese Essenz Anwendung.

### *Esoterische Anwendung der Eibe*

Allgmeine okkulte Bedeutung:
Die Eibe ist einer jener Bäume, dem eine sehr grosse esoterische Bedeutung zugemessen wird. Schon ihr häufiger Standort, Friedhöfe und Gräber, weisen auf ihren Charakter als Totenbaum hin. Früher wurden oft Eibenzweige den Toten in die Gräber mitgegeben, um die Verstorbenen vor Hexen und Streichen böser Geister zu schützen.
Daneben gilt er auch als Mordbaum. Aus seinen Zweigen und Rinden wurde nicht selten ein Gifttrank hergestellt. Das hauptsächlich in der Römerzeit.
Die hohe Magie kennt die Eiben ebenfalls. Aus Ästen werden Zauberstäbe und Räucherungen hergestellt.
In England, vorwiegend in Schottland, gilt der Standort einer Eibe als heilig. Dort finden auch Einweihungen in das grosse Mysterium des Todes und der Transformation statt.

Pflanzenastrologische Anwendung:
Die Eibe steht in Beziehung zum Planeten Saturn.
Ihre Anwendung findet sich in diesem Zusammenhang nur als Räucherung oder in der «Baumheiltherapie».

Stärkende Anwendung:
- bei Knochenkrankheiten
- Sehnen- und Bänderkrankheiten

Schwächende Anwendung:
- bei Selbstmordgedanken
- Verhärtungen und Steinbildungen.

*Tierheilkundliche Anwendung der Eibe*

Die Eibe wird zwar in der Tierheilkunde nur selten angewendet. Abkochungen von Eibenadeln werden hin und wieder bei Parasitenbefall äusserlich als Waschungen angewendet. Hier sei jedoch darauf hingewiesen, dass Pferde und Kühe Eibenzweige sehr gern fressen, was meistens zu schweren Vergiftungen führt, die zum Tod des Tieres führen.

*Als Wildfrucht:* Eibensamenmantel (Arilli)

Nochmals sei darauf hingewiesen, dass der braune Kern der Scheinfrucht sehr giftig ist. Nur der rote Samenmantel ist geniessbar. Der Kern muss unbedingt vor der Verwendung des Samenmantels entfernt werden!
Der Samenmantel kann roh gegessen oder als Zusatz zu Kompott, Mus oder Marmelade mitverwendet werden.
Vorzüglich schmecken Mischungen mit leicht sauren Früchten, wie Berberitze, Sanddorn oder auch Himbeere und Erdbeere.

*Notizen:*

**Gerste**

Botanischer Name:
Hordeum vulgare

Familie:
Gramineae (Gräser)

Herkunft des Namens:
Die lateinische Bezeichnung «hordeum» könnte von horrere = stachelig, starr, herstammen. Die Wortwurzel «ghrs» führte in der germanischen Sprache zu «Gersta», was sich heute zu Gerste verändert hat.

Vorkommen:
Wild und angebaut in verschiedenen Arten, auf der ganzen Welt.

Ursprüngliche Herkunft:
Diese lässt sich nicht klar feststellen und dürfte auch nicht spezifisch sein, da die Gerste auf allen Kontinenten in Wildformen verbreitet ist.
Als Kulturpflanze wird die Gerste zum ersten Mal in den Gesängen der indischen «Rigveda» erwähnt.

Blütezeit:
Juni–Juli

Aussehen:
Botanisch werden zwei Grundformen unterschieden:
- Zweizeil - Gerste
- Mehrzeil - Gerste.

Allgemein wird die Gerste bis 1.20 m hoch. Die Ähren sind nickend und immer begrannt. Der Halm ist knotig gegliedert. Das schmale lineare Blatt umschliesst den stengel scheidig.
Das Korn ist oval und wird von mehreren Spelzhüllen umschlossen.
Die Gerste ist ein Selbstbefruchter.

Anbau: Die Gerste braucht nährstoffreiche, neutrale oder schwach-saure Böden. Sie gedeiht sehr gut im feucht-warmen Klima.

Geschichtliches:
Wie schon erwähnt, hat die Gerste eine sehr lange Vergangenheit. Die Gesänge der «Rigveda» deuten darauf hin.
Bis ins 16. Jahrhundet stellte sie ein Hauptnahrungsmittel dar, wurde dann aber vom Weizen stark verdrängt.
In verschiedenen Epochen wird die Gerste besungen. Sie stellte ein heiliges Korn dar, das auch zu Opferzwecken gebraucht wurde. Andererseits war die Gerste als Nahrungsmittel bei den Römern untersagt.
Als Heilmittel dürfte die Gerste ebensolang bekannt sein, wie sie als Nutzpflanze verwendet wird.

*Notizen:*

*Naturwissenschaftliche Heilpflanzenbeschreibung*

| | |
|---|---|
| Verwendete Teile: | Frucht (geschält) – Fructus hordei decorticatus<br>Mehl – Amylum hordei |
| Sammelzeit: | je nach Sorte Juni–August |
| Wirkstoffgruppe: | Alkaloiddroge |
| Hauptwirkstoffe: | – Hordenin, Stärke, Schleim,<br>in den Keimem: Vitamin A, B 1, C. E. Betain<br>Calcium, Phosphor, Eisen, Malz |
| Nebenwirkstoffe: | Enzyme, Cholin, Fett |
| Wirkung:<br>– Hauptwirkung: | – Blutkreislaufstärkend<br>– Blutdruckerhöhend<br>– Entzündungswidrig<br>– Wachstumsfördernd und kräftigend |
| – Nebenwirkung: | – Beruhigend<br>– Herzstärkend<br>– Erweichend<br>– Verdauungsfördernd<br>– Schleimlösend |
| Anwendung:<br>– innerlich: | – bei Magen-Darmerkrankungen<br>– bei Durchfall<br>– bei Erkältungen der Luftwege, insbesondere bei Bronchialkatarrhen<br>– bei Blutkreislaufstörungen<br>– bei niederem Blutdruck<br>– als Schon- und Aufbaukost |
| – äusserlich: | – bei Hauterkrankungen<br>– bei Abszessen<br>– bei Wunden verschiedener Art |
| Zubereitung:<br>– innerlich: | – Als Mus oder Schleimsuppe. Auch in Form von Flocken (s. a. Als Wildgetreide: Mäusegerste). |
| – äusserlich: | – In Form von Umschlägen und Pflastern. |

*Volksheilkundliche Anwendung der Gerste*

Allgemeine Anwendung:
Die Volksheilkunde wendet die Gerste in erster Linie als Schonkost bei Magen-Darmerkrankungen an. Dann aber auch bei allgemeiner Schwäche und Blutarmut. Die Gerstenschleimsuppe bei innerlicher Anwendung ist dabei die übliche Form.
Äusserliche wird die Gerste bei:
- Geschwüren, Abszessen und verschiedenen anderen Wunden, aber auch bei
- Verbrennungen und Insektenstichen angewendet.

Üblich ist hier das Gerstenpflaster als Umschlag.

Homöopathische Anwendung:
In der Homöopathie wird die Gerste bei Verengung von Blutgefässen (Krampfadern) und bei Lebererkrankungen hin und wieder empfohlen.

*Esoterische Anwendung der Gerste*

Allgemeine okkulte Bedeutung:
In einigen Gegenden Europas werden Gerstenkörner, wie auch andere Getreidekörner (z.B. Reis), neu vermählten Brautpaaren vor die Füsse gestreut. Sie sollen Liebe und Glück bringen.
Die Gerste wird auch als Schwangerschaftsindikator benutzt. Um zu wissen, ob ein Knabe oder Mädchen geboren wird, nimmt man ein Gersten- und ein Weizenkorn. In einen Topf mit Erde gräbt die Frau mit dem Finger zwei Löcher. In das eine Loch kommt die Gerste, in das andere Loch der Weizen. Beide Körner werden nun wieder zugedeckt und mit dem Urin der Schwangeren begossen. Keimt zuerst das Weizenkorn, so wird's ein Sohn, keimt zuerst die Gerste, ist es eine Tochter. Es wurden in den 30er Jahren Versuche gemacht. Mit 80% Treffsicherheit!

Pflanzenastrologische Anwendung:
Die Gerste steht in der antiken Zuordnung zum Planeten Saturn in Beziehung.
Neuere Betrachtungen sezten die Gerste mit dem Planeten Mars in Beziehung.

Stärkende Anwendung:
- nach Krankheiten
- bei allgemeiner Schwäche
- bei Mangel an Konzentrationsfähigkeit

Schwächende Anwendung:
- bei allen Formen von Entzündungen.

*Tierheilkundliche Anwendung der Gerste*

Die Gerste dient in erster Linie als Kraftfutter für Gänse, Enten und Hühner. Zudem kann sie auch zur Erweichung von Furunkeln und Abszessen bei Rindern und Kühen herangezogen werden. Dabei wird mit Umschlägen gearbeitet.
Für Pferde und Esel ist die Gerste nach Nierenerkrankungen zur allgemeinen Stärkung angezeigt.

*Als Wildgetreide:* Mäusegerste (Hordeum murinum)

Die Anwendung der Kulturgerste ist bekannt. Ebenso kann die wildwachsende Mäusegerste als Wildgetreide verwendet werden. In Form von Schleimsuppen und Brei.
Gerstensuppe darf nicht länger als 5 Minuten kochen. Die Körner sollten daher etwa sechs Stunden in lauwarmem Wasser eingeweicht werden und dann mit dem Wasser aufkochen.

*Gerste in der Kosmetik*

Bei angespannter und trockener Haut empfiehlt es sich, lauwarmen Gerstenschleim auf die Haut aufzutragen und 10–20 Minuten einwirken zu lassen. Der Schleim bringt Feuchtigkeit in die Haut und entspannt sie. Bei unreiner Haut eignet sich diese Anwendung auch. Sie soll 2–3 mal als Behandlungstherapie wiederholt werden.
Es gibt keinerlei Nebenreaktionen, da der Schleim absolut neutral ist.

*Notizen:*

***Notizen:***

**Hirtentäschchen, Gemeines**

Botanischer Name:
Capsella bursa – pastoris

Familie:
Cruciferеae (Kreuzblütler)

Andere Namen:
Bettseikerli, Beutelschneiderkraut, Blutkraut, Gänsekresse, Herzelkraut, Herzkraut, Kochlöffel, Löffeli, Löffelischelm, Medikus, Mönch, Schüfelichrut, Säcklichrut

Herkunft des Namens:
Der Name ist von den taschenartigen Früchten abgeleitet.

Vorkommen:
Ganz Mitteleuropa
Sehr häufig in Äckern, an Wegrändern und in Ödland bis ins Gebirge.

Ursprüngliche Herkunft:
Unbekannt. Das Hirtentäschchen ist auf der ganzen Welt verbreitet mit Ausnahme von Trockengebieten.

Blütezeit:
März–Oktober

Aussehen:
Das Hirtentäschchen wird 5–70 cm hoch. Der Stengel ist gerippt. Die Blätter sind pfeilförmig und buchtig gezähnt. Sie bilden eine grundständige Blattrosette. Die kleinen, weissen Blüten stehen in lockeren Trauben. Auffallend sind die verkehrt – herzförmigen Früchte. Es sind kleine, dreieckige Schötchen, die aufrecht vom Stengel abstehen.
Häufig ist die Pflanze mit einem weissen Belag anzutreffen. Hier handelt es sich um Pilzbefall. Solche Pflanzen dürfen nicht als Heilmittel verwendet werden!

Anbau:
Der Anbau des Hirtentäschchen lohnt sich nicht, da es wildwachsend praktisch überall zu finden ist.

Geschichtliches:
Das Hirtentäschchen hat noch keine allzu lange Vergangenheit, gemessen an anderen Heilpflanzen. Erste Angaben stammen aus dem 11. Jahrhundert. Dort wird es vom Arzt Bernard de Gordon als blutstillendes Kraut! beschrieben.
Beschreibungen aus dem 16. Jahrhundert von Matthiole bezeichnen das Hirtentäschchen als ein Heilmittel bei starken und langandauernden Periodenblutungen.
Auch Paracelsus beschreibt das Hirtentäschchen als ein blutgerinnungsförderndes Mittel. Paracelsus empfiehlt es aber auch zur Wundheilung. Die blutgerinnungsfördernde Eigenschaft des Hirtentäschchenkrauts ist heute wissenschaftlich bestätigt.

*Naturwisschenschaftliche Heilpflanzenbeschreibung*

| | |
|---|---|
| Verwendete Teile: | Kraut – Herba capsellae bursae-pastoris |
| Sammelzeit: | März–September |
| Wirkstoffgruppe: | Alkaloiddrogen |
| Hauptwirkstoffe: | Cholin, Tyramin |
| Nebenwirkstoffe: | Flavonglycosid, Senfölglycosid, Gerbstoff, ätherisches Öl, Kalium, Kalzium, Schwefel, organische Säuren |
| Wirkung: | – Zusammenziehend |
| Hauptwirkung: | – Blutstillend |
| | – Blutdruckerhöhend |
| Nebenwirkung: | – Mentruationshemmend |
| | – Leicht abführend |
| Anwendung: | – bei Lungen- und Magenblutungen |
| - innerlich: | – bei Unterleibsblutungen in den Wechseljahren |
| | – bei zu starker Regelblutung |
| - äusserlich: | – bei blutenden Wunden |
| | – bei Nasenbluten |
| Zubereitung: | – 1 Teelöffel pro Tasse heisses Wasser. 10. Minuten |
| - innerlich: | ziehen lassen und abseihen. |
| | 2–3 Tassen pro Tag zwischen den Mahlzeiten. |
| - äusserlich: | – Hirtentäschchen getrocknet und pulverisiert. Das Pulver direkt auf die blutende Wunde streuen. |

*Volksheilkundliche Anwendung des Hirtentäschchen*

Allgemeine Anwendung:
In der Volksheilkunde wird das Hirtentäschchen ebenfalls bei
- Krampfadern und
- Hämorrhoidalblutungen angewendet.

Auch bei Lebererkrankungen wird häufig das Hirtentäschchen als Tee verwendet.

Homöopathische Anwendung:
Die Homöopathie macht aus der frischen, blühenden Pflanze eine Essenz. Diese wird bei den verschiedenen ober bereits genannten Krankheiten eingesetzt. Bei verschiedenen Formen von Blasenentzündungen findet das Hirtentäschel hier noch recht häufig, in homöopathischer Form, Anwendung.

*Esoterische Anwendung des Hirtentäschchenkrautes*

Allgemeine okkulte Bedeutung:
In der esoterischen Heilkunde decken sich die Anwendungen mit jenen der andern Heilformen. Es kommen jeodch noch einige hinzu, die sicherlich in den meisten Fällen begründet werden können. So wird es noch bei:
- Nierengriess
- Wechselfieber
- Ruhr- und
- nächtlichen Ergüssen (Pollutionen)
- Gelbsucht und
- eiternden Ohren abgegeben.

Früher wurde es in Klöster als geschlechtstrieb-herabsetzendes Mittel gebraucht.

Pflanzenastrologische Anwendung:
Das Hirtentäschchenkraut steht in Beziehung zum Planeten Saturn.

Stärkende Anwendung: – bei Blutungen innerlich und äusserlich

Schwächere Anwendung: – bei Nierengriess
– bei Gelbsucht

*Tierheilkundliche Anwendung des Hirtentäschchenkrautes*

Getrocknet und pulverisiert kann das Kraut als sicheres, blutstillendes Mittel angewendet werden. Bei allen Verletzungen die bluten, wird das Pulver direkt auf die Wunde gestreut.

*Als Wildgemüse:* Hirtentäschchenkraut

Als Wildgemüse werden die Blätter und die Blüten gesammelt.
Als Spinat gedämpft oder in Mischsalat eignet sich das Hirtentäschchen bestens.
Auch für Gemüsebrühen und Frischpressäfte kann es verwendet werden.
Sein Gehalt an Kalium und Kalzium, wie auch an Cholin begründet seine Anwendung als Wildgemüse. Es wirkt verdauungsfördernd und aufbauend.
Sein Geschmack ist eher herb und etwas billig. Es empfiehlt sich, das Kraut mit andern Wildgemüsearten zu mischen.

*Notizen:*

## Kartoffel

Botanischer Name:
Solanum tuberosum

Familie:
Solanaceae (Nachtschattengewächse)

Andere Namen:
Batate, Gummel, Erdapfel

Vorkommen:
In fast allen Ländern. Vorwiegend durch Anbau verbreitet.

Ursprüngliche Herkunft:
Südamerika

Blütezeit:
Juni–August

Aussehen:
Das Kraut wird bis 80 cm hoch und ist mit kurzen Haaren bewachsen. Die Blätter sind ganzrandig und oval – eiförmig. Die Blüte ist weiss bis rötlich. DIE Kronblätter sind nach hinten gekrümmt und lassen dadurch die zu einer Röhre verwachsenen Staubblätter hervortreten.
Die Beeren sind glänzend grün.

Anbau:
Die Kartoffel ist eine alte Kulturpflanze. Sie liebt einen nährstoffreichen, trockenen und gut durchlässigen Boden. Kartoffelkulturen sollten mindestens jedes zweite Jahr ihren Standort wechseln, da sonst der Boden zu sehr verbraucht wird.

Geschichtliches:
Im 16. Jahrhundert wurde die Kartoffel von Pizzaro in Südamerika entdeckt. Er brachte die Pflanze nach Spanien. Von dort gelangte die Kartoffel nach Italien. Anfangs lediglich als Futtermittel eingesetzt, setzte sich die Kartoffel erst im 18. Jahrhundert als Nahrungsmittel durch. Von da an verbreitete sie sich rasch in ganz Europa.

*Naturwissenschaftliche Heilpflanzenbeschreibung*

Verwendete Teile: Knollen – Tubera solanii

Sammelzeit: je nach Sorte August–September

Wirkstoffgruppe: Alkaloiddrogen

Hauptwirkstoffe: Solanin, Stärke

Nebenwirkstoffe: Proteine, Mineralsalze (Kalzium, Kupfer, Jod, Phosphor), Vitamin C, B 1, B 2, Gerbstoff

Wirkung:
- Hauptwirkung:
  - Krampflösend
  - Magensäurebindend
  - Kühlend
- Nebenwirkung:
  - Wassertreibend
  - Milchbildend

Anwendung:
- innerlich:
  - als Gemüse
  - bei Magenübersäurung
  - bei Magenschleimhautentzündungen
  - bei Magengeschwüren
- äusserlich:
  - bei Furunkeln

Zubereitung:
- innerlich:
  - in verschiedenen Formen von Gemüsezubereitungen
  - als Pressaft
- äusserlich:
  - als Paste aus frischen Kartoffeln
  - Als Umschlag: Warme, gekochte Kartoffeln werden zerquetscht und direkt auf die entsprechenden Stellen aufgelegt. Erneuern, um die Wärme zu erhalten.

Lagerung: Dunkel, kühl und trocken!

Besonderes:
Die ganze Pflanze ist im grünen Zustand sehr giftig! Auch keimende Kartoffeln sind giftig!

*Volksheilkundliche Anwendung der Kartoffel*

Allgemeine Anwendung:
In der Volksheilkunde hat die Kartoffel eine ganz besondere Stellung. Sie wird neben anderen Pflanzen gegen Magengeschwüre eingesetzt. Immer wieder zeigt sich hier die gute Eigenschaft der Kartoffel. Die Anwendung geschieht in Form von Pressäften, die täglich frisch zubereitet werden. Daneben wird die Kartoffel auch zur Erweichung von Furunkeln und anderen äusserlichen Abszessen herangezogen.
Die Kartoffelblätter werden als Tee hin und wieder zubereitet. Sie finden Verwendung bei chronischem Husten.

Homöopathische Anwendung:
Auch die Honöopathie kennt die Kartoffel als Heilmittel. Hier werden aber Knollen verwendet, die von der «Trockenfäule» befallen sind. Behandelt werden dabei:
- Trockenheit der Haut
- Verstopfung
- Risse in der Zunge

*Esoterische Anwendung der Kartoffel*

Allgemeine okkulte Bedeutung:
Auch um die Kartoffel gibt es viele Überlieferungen.
Sie galt anfänglich als liebeskraftsteigerndes Mittel und war daher bei den Schotten lange Zeit aus religiösen Grunden verpönt. Tatsächlich ist der bekannte «Kartoffelfinger» nichts anderes als ein Phallussymbol.
In der Volksmagie spielt das Kartoffelkraut heute noch eine Rolle. Getrocknet und verbrannt dient es zur Anrufung von Erdwesen (Gnomen und Kobolde).
Der Brauch, im Herbst nach der Ernte das Kraut zu verbrennen, kommt daher, dass man glaubt, im Kartoffelkraut würden sich Geister und Hexenwesen einnisten und im Acker ihr Unwesen treiben. Um den Acker davor zu schützen, nahm man den Wesen gleich die Möglichkeit dazu.

Pflanzenastrologische Anwendung:
Die Kartoffel steht in Beziehung zum Planeten Venus.

| | |
|---|---|
| Stärkende Anwendung: | – bei Nierenkrankheiten<br>– bei Impotenz |
| Schwächende Anwendung: | – bei Geschwüren<br>– bei Halskrankheiten<br>– bei Hautkrankheiten |

*Tierheilkundliche Anwendung der Kartoffel*

Kartoffelumschläge auf Wunden haben eine hautbildende Eigenschaft. Diese kann bestens ausgenutzt werden, wenn sich ein Tier verletzt hat und dabei das Fell lädiert ist.

*Als Wildgemüse:* Kartoffel

Die Kartoffel kann sicher nicht mehr als Wildgemüse bezeichnet werden. Hier möchte ich einfach darauf hinweisen, dass es einige Knollengemüse gibt, die zum einen im Geschmack kartoffelähnlich sind und zum andern durch die Kartoffel verdrängt wurden. Die Zubereitungsmöglichkeiten sind für die nun bezeichneten Knollengewächse die gleichen wie für die Kartoffel, also sehr vielseitig!
- Pastinak (Pastinaca sativa)
- Wegwarte (Cichorium intybus)
- Wiesenbocksbart ((Tragopogon pratensis)
- Beinwell (Symphytum officinale)

*Notizen:*

## Klatschmohn

Botanischer Name:
Papaver rhoeas

Familie:
Papaveraceae (Mohngewächse)

Andere Namen:
Ackermohn, Feuermohn, Klatschrose, Kornrose

Herkunft des Namens:
Der lateinische Name «papaver» - «Gefäss» deutet auf die Fruchtkapsel der Mohnpflanze hin. «Rhoea» kommt aus dem griechischen «rhyan» und heisst «abfallend», was auf die Kronblätter hinweist, die sehr leicht abfallen.

Vorkommen:
In ganz Europa verbreitet.
In Äckern und an Schuttstellen.

Ursprüngliche Herkunft:
Die Heimat des Klatschmohns dürften die Balkanländer sein. Von dort gelangte der Same mit Kornlieferungen in die meisten Länder Europas.

Blütezeit:
Mai–September

Aussehen:
Der Klatschmohn wird bis 70 cm hoch. Der Stengel und die Blätter sind behaart. Die Blätter sind fiederschneidig.
Die Blüte ist auffallend rot und im Grunde oft schwarz. Die Fruchtkapsel ist breit und ovaleiförmig.

Anbau:
Der Klatschmohn lässt sich sehr gut an trockenen Stellen durch Aussaat anbauen. Um Pflanzen für Heilzwecke zu ziehen, verwende man Samen von Wildpflanzen und nicht von Zierarten.

Geschichtliches:
Die Anwendung des Klatschmohns als Heilpflanze ist Jahrtausende alt. Bereits in der Jungsteinzeit war er als Ackerunkraut bekannt.
Dioscurides kennt ihn als beruhigendes Mittel und Plinius erwähnt ihn ebenso auch als leicht abführendes Kraut. Bei Brustleiden (Husten, Bronchitis usw.) kennt ihn Chomel.
Früher war der Klatschmohn ein weit verbreitetes Heilmittel mit einem Ruf seiner Heilkraft, wie ihn nur wenige Pflanzen hatten. Heute wurde er so stark verdrängt, dass er beinahe in Vergessenheit zu geraten scheint. Er spielt nur noch eine kleine Rolle in Husten- und Beruhigungstees.

*Notizen:*

*Naturwissenschaftliche Heilpflanzenbeschreibung*

Verwendete Teile: Blüten - Flos rhoeados

Sammelzeit: Mai–Juli

Wirkstoffgruppe: Alkaloiddrogen

Hauptwirkstoffe: Rhoeadin, Rhoeagenin

Nebenwirkstoffe: Narcotolin, Sanguinarin, Berberin, Anthocyanin, Schleim

Wirkung:
- Hauptwirkung:
  - Krampflösend
  - Auswurffördernd
- Nebenwirkung:
  - Beruhigend
  - Schweisstreibend

Anwendung:
- innerlich:
  - bei Husten, Bronchitis
  - bei Asthma
  - bei Nervosität
  - bei Schlafstörungen
  - bei Darmkrämpfen

Zubereitung:
- innerlich:
  - als Sirup
  - als Tee: 1 Teelöffel auf eine Tasse Wasser - Ausguss, 10 Minuten ziehen lassen - abseihen.

Lagerung: Trocken, vor Insekten und Staub schützen.

Besonderes:
Der Klatschmohn soll nicht mit dem Schlafmohn verwechselt werden. Der Schlafmohn liefert das Opium.
Die Samen des Klatschmohns werden als Gewürz, Mohnsamen, zu Gebäck verwendet.
Ebenfalls als Heilmittel findet der Mohnsamen in Form von Tee und Honigmischungen Verwendung.

*Volksheilkundliche Anwendung des Klatschmohns*

Allgemeine Anwendung:
Obwohl der Klatschmohn als Heilpflanze in der Volksheilkunde und auch in der wissenschaftlichen Heilkunde nur noch selten gebraucht wird, gibt es doch noch einige Anwendungen, die erwähnenswert sind.
Der Klatschmohn würde auch eine vermehrte Beachtung verdienen, denn seine Heilkraft ist doch immer wieder verblüffend.
Bei allen Erkältungskrankheiten kann seine gute, schweisstreibende und schleimlösende Wirkung ausgenutzt werden.
Auch bei Schlaflosigkeit und allgemeiner Nervosität bringt er Ruhe und Entspannung. Hier ist die getrocknete Kapsel angezeigt.

Homöopathische Anwendung:
Die Homöopatie kennt den Klatschmohn nicht.

*Esoterische Anwendung des Klatschmohns*

Allgemeine okkulte Bedeutung:
Die Samen des Klatschmohns spielen in der zeremoniellen Magie eine Rolle als Räuchermittel. Auch zur Herstellung von «Hexensalben» werden sie mitunter verwendet.

Pflanzenastrologische Anwendung:
Der Klatschmohn steht in Beziehung zum Planeten Venus.

Stärkende Anwendung:
- bei Schlaflosigkeit
- bei Nervosität

Schwächende Anwendung:
- bei Hals- und Lungenkrankheiten

*Notizen:*

**Mistel**

Botanischer Name:
Viscum album

Familie:
Loranthaceae (Mistelgewächse)

Andere Namen:
Donarbeere, Donnerbesen, Gemeine Mistel, Geissenchrut, Hexenbesen, Hexennest, Immergrün (nicht zu verwechseln mit Vinca minor), Leimmistel, Vogelmistel, Weisse Mistel, Wintergrün (nicht zu verwechseln mit Pyrola).

Vorkommen:
Europa, Nordasien
Auf Nadel- und Laubbäumen. Weit verbreitet.

Blütezeit:
März–April

Aussehen:
Als Halbschmarotzer wächst die Mistel auf verschiedenen Nadel- und Laubbäumen. Auf Buchen ist sie nie anzutreffen.
Die Mistel wird bis 70 cm hoch. Sie bildet eine Art Halbstrauch mit gegliederten Ästen in Form von kugeligen Büschen. Die Blätter sind gegenständig, lederartig, fest und länglich.
Die Blüten sind gelblich-grün und die Beeren schleimig, weiss.

Anbau:
Da die Mistel ein Halbschmarotzer ist, ist sie nur schwerlich anzubauen. Ihr Samen wird von den Vögeln verbreitet.

Geschichtliches:
Die Mistel hat eine jahrtausendalte Vergangenheit. In nordischen Epen (Donarbeere) wird sie immer wieder als Zauber- und Heilpflanze besungen. In vielen Völkersagen spielt sie eine entsprechende Rolle. Als Glücksbringer und Schutzmittel wird die Mistel noch heute einander als Weihnachtsgabe geschenkt (England).
Angaben über die Mistel als Gift- und Heilpflanze finden wir bereits bei Plinius d. Älteren. Dioscurides kennt sie, wie später im Mittelalter Paracelsus, bei Epilepsie, Krämpfen und bösen Geschwulsten (Krebs).
Heute ist sie auch zum Gegenstand von Comicliteratur geworden. So in «Asterix und Obelix». Hier spielt sie eine Rolle als kraftspendende Zauberpflanze.

*Naturwissenschaftliche Heilpflanzenbeschreibung*

| | |
|---|---|
| Verwendete Teile: | Blätter/Stengel - Herba visci |
| Sammelzeit: | März–April und Oktober–Dezember |
| Wirkstoffgruppe: | Alkaloiddroge |
| Hauptwirkstoffe: | Viscotoxin, basische Proteine |
| Nebenwirkstoffe: | Cholin, Urson |
| Wirkung:<br>Hauptwirkung: | - Blutdrucksenkend<br>- Tumorwachstumshemmend |
| Nebenwirkung: | - Wassertreibend<br>- Krampflösend (Menstruationskrämpfe)<br>- Leicht abführend |
| Anwendung:<br>- innerlich: | - bei zu hohem Blutdruck<br>- bei Unterleibskrämpfen<br>- bei Arthrose |
| Zubereitung:<br>- innerlich: | - Als Tee: 1 Teelöffel auf eine Tasse lauwarmes Wasser. Über Nacht ziehen lassen. Morgens abseihen. Täglich morgens und abends je eine Tasse. |
| Lagerung: | Trocken, vor Licht, Staub und Insekten geschützt! |

Besonderes:
Bei zu grosser Dosierung und zu häufigem Gebrauch kann die Mistel Herzschädigungen verursachen!

*Notizen:*

## *Volksheilkundliche Anwendung der Mistel*

Allgemeine Anwendung:
Im Volke wird die Mistel mehr oder weniger gleichartig angewendet, wie es die Schulmedizin kennt.
Hinzu kommt noch die Behandlung von Husten und Weissfluss. In erster Linie wird Krampfhusten mit Misteltee behandelt. Grosses Ansehen hat die Mistel in der Volksheilkunde auch bei der Behandlung von Arteriosklerose.
Die Früchte werden hin und wieder als Wurmmittel gebraucht.
Gebärmutterblutungen werden mit dem Tee aus Blättern und Stielen behandelt.

Homöopathische Anwendung:
Die Homöopathie bereitet aus der frischen Pflanze eine Essenz zu. Diese wird ausser bei den schon erwähnten Krankheiten, auch bei Epilepsie und Schwindelanfällen verschrieben.

## *Esoterische Anwendung der Mistel*

Allgemeine okkulte Bedeutung:
Mistelzweige gelten schon seit altersher als Glücksbringer und Schutzmittel. Aufgehängt im Haus sollen sie Glück und Gesundheit bewahren.
Im weiteren hat die Mistel in der Radiästhesie eine wichtige Bedeutung. Sie weist anscheinend neutralisierende Eigenschaften gegenüber den Ausstrahlungen von Wasseradern und Reizstreifen auf. Aufgehängt über entsprechenden Störfeldern, hebt die Mistel diese Strahlungen auf. Diese Eigenschaft wird vom Volk noch sehr oft eingesetzt. Die Mistel wird im Stall (s. Tierheilkundliche Anwendung) und im Haus aufgehängt. Im Haus bei verschiedenen Krankheiten, in erster Linie bei Rheuma, Muskelkrämpfen, Neuralgien, Krebskrankheiten.
Wichtig ist auch die Art des Wirtsbaumes. So gelten Eichenmisteln als die besten und wirksamsten. Sie sind aber eher selten zu finden. Die Art des Wirtsbaumes spielt insofern eine Rolle, als auch der Charakter und die Eigenschaft des Baumes in der Mistel zum Ausdruck kommt. Die Mistel lebt ja von dessen Saft und Substanz.

Pflanzenastrologische Anwendung:
Die Mistel steht in Beziehung zum Mond. Nach verschiedenen Angaben auch zu Sonne und Jupiter. Vorherrschend sind Mond und auch Saturn.

Stärkende Anwendung:
- bei Krämpfen
- bei Menstruationsstörungen

Schwächende Anwendung:
- bei Bluthochdruck
- bei Schwindelanfällen
- bei Tumoren

*Tierheilkundliche Anwendung der Mistel*

Wie schon angedeutet, spielt die Mistel in der Volksheilkunde eine grosse Rolle. Ebenso auch in der volksheilkundlichen Tierheilung.
Mistelzweige werden im Stall aufgehängt, und zwar an dem Ort, wo ein Tier immer wieder, aus unauffindbaren Gründen, erkrankt oder nicht trächtig wird.
Auf diese Art wird auch die sogenannte «Stallflechte», eine Hauterkrankung am Tier, die auf den Mensch übertragen werden kann, behandelt.

*Notizen:*

## Bittersüsser Nachtschatten

Botanischer Name:
Solanum dulcamara

Familie:
Solanaceae (Nachtschattengewächse)

Andere Namen:
Bittersüss, Mäuseholz, Rote Hundsbeere, Teufelsklatten, Waldnachtschatten, Wasserranke

Vorkommen:
Mitteleuropa, Asien, Nordamerika
An Waldrändern, feuchten Ödstellen, Ufern. Verbreitet.

Blütezeit:
Juni–August

Aussehen:
Der Bittersüsse Nachtschatten ist ein Halbstrauch und wird bis 3 m hoch. Er ist eine kletternde, rankende Pflanze. Der untere Stengelteil verholzt. Die Zweige sind kantig. Die Blätter sind gestielt, ganzrandig und länglich-eiförmig. Die Pflanze trägt violette Blüten, mit nach hinten gekrümmten Kelchblättern, so dass die Staubblätter als gelber Schnabel in Röhrenform sichtbar werden. Die Beeren sind anfänglich grün und werden mit der Reifung rot.

Anbau:
Der Anbau des Bittersüssen Nachtschattens lohnt sich nicht.

Geschichtliches:
Als Heilpflanze hat der Bittersüsse Nachtschatten eine eher junge Vergangenheit.
Im Mittelalter war er in Verwendung zur Herstellung von Hexensalben und Zaubertränken.
Als Heilmittel war er angesehen bei vielen Formen von Hautleiden.
Heute wird der Bittersüsse Nachtschatten nur noch selten verwendet. Wohl auch aus dem Grund, dass er als giftig bekannt ist, was in erster Linie für die Beeren zutrifft.

*Naturwissenschaftliche Heilpflanzenbeschreibung*

| | |
|---|---|
| Verwendete Teile: | Stengel – Stipites dulcamarae |
| Sammelzeit: | junge Zweige – Frühjahr/Herbst<br>Blätter – Frühjahr |
| Wirkstoffgruppe: | Alkaloiddroge |
| Hauptwirkstoffe: | Spirosolan – Alkaloide |
| Nebenwirkstoffe: | Saponine, Bitterstoff, Gerbstoff |
| Wirkung:<br>– Hauptwirkung: | – Schleimhautreizend (örtlich)<br>– Örtlich leicht schmerzstillend<br>– Abführend<br>– Stoffwechselumstimmend |
| – Nebenwirkung: | – Wassertreibend<br>– Schweisstreibend<br>– Milchsekretionshemmend |
| Anwendung:<br>– innerlich: | – bei Hautausschlägen aller Art<br>– bei chronischer Bronchitis<br>– bei Asthma<br>– zur Blutreinigung<br>– bei Herpes |
| – äusserlich: | – bei Hautausschlägen<br>– bei Akne<br>– zum Abstillen |
| Zubereitung:<br>– innerlich: | – Als Tee: 1 Teelöffel auf 1 Tasse kurz aufkochen, 10 Min. ziehen lassen – abseihen.<br>Täglich 3 Tassen vor den Mahlzeiten. |
| – äusserlich: | – Als Breiumschlag: Frische Stengel quetschen und mit lauwarmem Wasser zu Brei rühren – auflegen.<br>– Als Waschung: 100 g Stengel auf 1 l Wasser. Aufkochen und 10 Min. ziehen lassen – abseihen. |
| Lagerung: | Trocken, vor Licht, Staub und Insekten geschützt. |

Besonderes:
Keine Beeren verwenden. Diese sind sehr giftig!

*Volksheilkundliche Anwendung des Bittersüssen Nachtschattens*

Allgemeine Anwendung:
Hier bleiben die Anwendungen die gleichen, wie sie schon aufgeführt wurden.
Der Bittersüsse Nachtschatten wird im Volk als Blutreinigungsmittel sehr hoch geschätzt.

Homöopathische Anwendung:
Die Homöopathie kennt den Bittersüssen Nachtschatten ebenso bei den schon erwähnten Erkrankungsformen, aber auch

- bei Drüsenschwellungen
- bei Nervenlähmungen und
- bei Magen- und Darmentzündungen.

*Esoterische Anwendung des Bittersüssen Nachtschattens*

Allgemeine okkulte Bedeutung:
In einigen Rezepten zur Herstellung von «Hexensalben» trifft man den Bittersüssen Nachtschatten als Bestandteil an. Hier dürfte seine Wirkung als leichtes Narkotikum eine gewisse Rolle spielen.

Pflanzenastrologische Anwendung:
Der Bittersüsse Nachtschatten steht in Beziehung zu den Planeten Saturn und Neptun sowie auch zum Mond.

Stärkende Anwendung:
- bei Hautkrankheiten
- bei Stoffwechselstörungen

Schwächende Anwendung:
- bei Bronchitis
- bei Asthma

*Als Wildgemüse: Bittersüsser Nachtschatten*

In Mischsalaten und in Frühlingssuppen können einige junge Blätter des Bittersüssen Nachtschattens daruntergemsicht werden. Der Geschmack ist herb, süsslich-bitter.

*Bittersüsser Nachtschatten in der Kosmetik*

Als Reinigungswasser und zu Waschungen wird eine Abkochung von Stengeln und Blättern verwendet.
Diese Anwendung dient zur Reinigung der fetten und unreinen Haut.
Die Abkochung muss täglich frisch zubereitet werden.

*Notizen:*

**Schöllkraut**

Botanischer Name:
Chelidonium majus

Familie:
Papaveraceae (Mohngewächse)

Andere Namen:
Augenkraut, Blutkraut, Gelbkraut, Gilbkraut, Golde, Goldkraut, Schellkraut, Schwalbenwurz, Teufelsmilchkraut, Trudenmilch, Warzenkraut.

Herkunft des Namens:
Der lateinische Name stammt wahrscheinlich aus dem griechischen «chelidon» - «Schwalbe». So benannt, weil das Schöllkraut um jene Zeit zu blühen beginnt, wenn die Schwalben ankommen.

Vorkommen:
Das Schöllkraut ist in ganz Europa verbreitet. Es ist an Mauern, auf Schuttstellen und in Hecken anzutreffen.

Blütezeit:
April–September

Aussehen:
Das Kraut wird bis 1 m hoch. Die Stengel sind rund und weich. Sie zerbrechen leicht, dabei fliesst ein gelber Milchsaft aus. Die Blätter sind gefiedert. Zur Blütezeit trägt es goldgelbe Blüten mit kreuzförmig angeordneten Kelchblättern.

Anbau:
Aus dem Samen lässt sich das Schöllkraut an feucht-warmen Stellen recht gut ziehen. Lockerer Boden und keine Düngung sind wichtige Voraussetzungen.

Geschichtliches:
Die Geschichte des Schöllkrautes ist so vielseitig wie die ihm zugeschriebenen Heilkräfte.
Paracelsus und viele andere vor und nach ihm hielten den Auszug aus dem Schöllkraut für ein Allheilmittel. Es wurde bei Wassersucht wie bei Krebs eingesetzt. Aber auch Leber- und Gallenleiden waren für das Schöllkraut leicht zu heilen.
Das Schöllkraut hat auch als Hexen- und Teufelskraut eine Vergangenheit. So spielte es in vielen «Hexentinkturen» eine grosse Rolle als narkotisierendes Mittel.

*Naturwissenschaftliche Heilpflanzenbeschreibung*

| | |
|---|---|
| Verwendete Teile: | Kraut – Herba chelidonii<br>Wurzel – Rhizoma chelidonii |
| Sammelzeit: | April–Juni |
| Wirkstoffgruppe: | Alkaloiddroge |
| Hauptwirkstoffe: | Chelidonin, Chelerythin, Coptisin, Spartein |
| Nebenwirkstoffe: | ätherisches Öl, Enzyme, Farbstoffe (Carotinoide) |
| Wirkung:<br>– Hauptwirkung: | – Krampflösend (Leber – Gallenblase)<br>– Gallenabflussfördernd |
| – Nebenwirkung: | – Schmerzstillend<br>– Leicht beruhigend<br>– Blutdrucksenkend<br>– Wassertreibend |
| Anwendung:<br>– innerlich: | – bei Leber-Gallenleiden<br>– bei Gelbsucht<br>– bei Magen-Darmgrippe<br>– bei Gicht, Rheuma, Arthrose<br>– bei Menstruationsstörungen<br>– bei Ödemen |
| – äusserlich: | – bei Warzen<br>– bei Hühneraugen |
| Zubereitung:<br>– innerlich: | – Als Tee: 1 Teelöffel auf 1 Tasse Wasser – Aufguss. 10 Min. siehen lassen – abseihen. 3 x täglich 1 Tasse vor den Mahlzeiten. |
| – äusserlich: | – Der Milchsaft der frischen Pflanze wird aufgetragen. Häufig wiederholen bis die Warzen, Hühneraugen usw. verschwunden sind. |
| Lagerung: | Trocken, vor Licht, Staub und Insekten geschützt! |

Besonderes:
Die Pflanze soll möglichst frisch sein.
Neuere Untersuchungen in jüngster Zeit haben gezeigt, dass das Schöllkraut krebshemmende Wirkungen hat. Das zeigte sich in erster Linie bei Magenkrebs. Für diese Wirkung wird angenommen, dass die im Schöllkraut vorhandenen Enzyme verantwortlich sind. Auch die Wirkung bei Warzen und Hühneraugen dürfte auf die Enzyme zurückzuführen sein.

*Volksheilkundliche Anwendung des Schöllkrautes*

Allgemeine Anwendung:
Die Volksheilkunde kennt das Schöllkraut schon sehr lange. Man trifft alle schon besprochenen Anwendungsgebiete an.
Das Schöllkraut findet aber hauptsächlich äusserliche Anwendung bei Warzen und Hühneraugen. Hier wird es vom Volk besonders hoch geschätzt.

Homöopathische Anwendung:
Die Homöopathie verschreibt die aus der frischen Pflanze zubereitete Essenz praktisch bei den gleichen Erkrankungen wie die Schulmedizin.

*Esoterische Anwendung des Schöllkrautes*

Allgemeine okkulte Bedeutung:
In der Esoterik hat das Schöllkraut als Bestandteil von verschiedenen «Hexensalben» eine besondere Bedeutung. Zum andern dienen das getrocknete Kraut und die Wurzel auch zu Räucherungen in der zeremoniellen Magie.
Im Volk herrscht häufig eine unbekannte Angst vor dem Schöllkraut. Die Bezeichnung «Hexenblut» deutet auf den entsprechenden Zusammenhang hin.

Pflanzenastrologische Anwendung:
Das Schöllkraut steht in Beziehung zur Sonne und zum Planeten Jupiter.

Stärkende Anwendung: – bei Leber-Gallenkrankheiten

Schwächende Anwendung: – bei Warzen und Hühneraugen.

*Notizen:*

*Notizen:*

**Benediktenkraut**
(nicht zu verwechseln mit der Echten Nelkenwurz - Geum urbanum)

Botanischer Name:
Cnicus benedictus

Familie:
Compositae (Korbblütler)

Andere Namen:
Bitterdistel, Heildistel, Kaltes Benedikt, Kardobenediktenkraut, Magendistel

Herkunft des Namens:
Der hl. Benediktus und seine Mönche haben diese Pflanze angebaut. Daher kommt auch der Name «Benediktenkraut»

Vorkommen:
Mitteleuropa, Orient
Angebaut und verwildert

Ursprüngliche Herkunft:
Mittelmeergebiete und Orient

Blütezeit:
Juni–August

Aussehen:
Die Pflanze wird etwa 60 cm hoch. Der Stengel ist aufrecht und behaart. Die Blätter sind länglich, fiedrig und hellgrün. Die gelben Blüten sitzen in einer Art Kamm, von Laubblättern umhüllt. Die Blütenhülle läuft in Stacheln aus.

Anbau:
In trockenem, gut durchlässigem Boden lässt sich das Benediktenkraut recht gut aus dem Samen ziehen.

Geschichtliches:
Im Mittelalter wurde das Benediktenkraut vor allem gegen die Pest eingesetzt.
In alten Büchern wird sehr oft ein Benediktenkraut beschrieben. Es handelt sich dort aber nicht um das hier beschriebene, sondern um die Echte Nelkenwurz (Geum urbanum).

*Naturwissenschaftliche Heilpflanzenbeschreibung*

| | |
|---|---|
| Verwendete Teile: | Kraut – Herba cardui benedicti |
| Sammelzeit: | Juli–August |
| Wirkstoffgruppe: | Bitterstoffdroge |
| Hauptwirkstoff: | Bitterstoff Cnicin (Bitterwert 1:1800) |
| Nebenwirkstoffe: | Schleim, äth. Öl, Gerbstoff, Mineralsalze, Vitamin B1 |
| Wirkung:<br>– Hauptwirkung: | – Appetitanregend<br>– Verdauungsfördernd<br>– Gallenabflussfördernd<br>– Stoffwechselanregend<br>– Brechreizerregend |
| – Nebenwirkung: | – Antibiotisch<br>– Allgemein stärkend<br>– Fiebersenkend<br>– Auswurffördernd |
| Anwendung:<br>– innerlich: | – bei Appetitlosigkeit<br>– bei Gallenbeschwerden<br>– bei Gallenkoliken<br>– bei Blähungen<br>– bei Stoffwechselstörungen<br>– bei Magen-Darmentzündungen<br>– bei Fieber<br>– bei Husten |
| – äusserlich: | – bei schlecht heilenden Wunden |
| Zubereitung:<br>– innerlich: | – Als Tee: 1 Teelöffel auf 1 Tasse heisses Wasser – Aufguss. 10 Min. ziehen lassen – abseihen.<br>3 mal täglich 1 Tasse vor den Mahlzeiten. |
| – äusserlich: | – Als Waschung: 50 g auf ½ l Wasser – Aufguss.<br>– Als Umschlag: Mit dem Kraut und mit warmem Wasser einen Brei zubereiten und auflegen. |
| Lagerung: | Trocken, vor Licht, Staub und Insekten geschützt! |

Besonderes:
Die Dosierung soll nicht überschritten werden. Sollte sich ein Brechreiz oder auch Übelkeit einstellen, muss die Anwendung unterbrochen werden.

*Volksheilkundliche Anwendung des Benediktenkrautes*

Allgemeine Anwendung:
Die volksheilkundlichen Anwendungen unterscheiden sich kaum von den naturwissenschaftlichen Beschreibungen.
Das Benediktenkraut wird jedoch noch recht häufig auch bei verschiedenen Formen von rheumatischen Krankheiten eingesetzt. Hier wird es als wassertreibendes Mittel gebraucht. Auch bei Husten und Erkältungskrankheiten kommt das Benediktenkraut hin und wieder zur Anwendung.

Homöopathische Anwendung:
Aus dem frischen Kraut wird eine Essenz zubereitet. Als Heilmittel kommt diese in verschiedenen Potenzierungen zur Anwendung. In erster Linie bei:
- Leberleiden
- Gelbsucht
- Wassersucht.

*Esoterische Anwendung des Benediktenkrautes*

Allgemeine okkulte Bedeutung:
Das Benediktenkraut hat keine besondere esoterische Bedeutung.
Betrachtet man jedoch die Zusammenhänge Stoffwechsel – Psyche und deren gegenseitigen, engen Beziehungen, so ist eindeutig zu sagen, dass im Benediktenkraut eine Pflanze zu sehen ist, die gegenüber verschiedenen depressiven Verhaltensformen befreiende Eigenschaften hat. Hier liegen vor allem die inneren Werte des Benediktenkrautes.

Pflanzenastrologische Anwendung:
Das Benediktenkraut steht in Beziehung zum Planeten Mars.

Stärkende Anwendung:
- bei allgemeiner Müdigkeit
- Stoffwechselstörungen und -schwächen

Schwächende Anwendung:
- bei Fieber
- bei Entzündungen
- bei Hämorrhoiden

*Notizen:*

**Brennessel**

Botanischer Name:
Urtica dioica

Familie:
Urticaceae (Nesselgewächse)

Andere Namen:
Donnerkraut, Gänsewurzel, Haarnessel, Hanfnessel, Saunessel, Scharfnessel, Tausendnessel

Herkunft des Namens:
Der Name hat sich aus der Brenneigenschaft ergeben.

Vorkommen:
Ausser in den Tropen und in der Arktis ist die Brennessel auf der ganzen Welt verbreitet.

Blütezeit:
Juni–September

Aussehen:
Die Brennessel wird bis 1,50 m hoch. Ihr Stengel ist kantig und aufrecht. Die Blätter sind länglich-herzförmig und grob gesägt. Aus der Blattachse wachsen kleinere Nebenblätter. Die Blattunterseite wie auch der Stengel sind stark behaart.
Beim Abstreifen von der Blattspitze zum Stengel hin brechen die Brennhaarspitzen ab. Der Brenneffekt tritt ein.
Die Pflanze ist zweihäusig und trägt männliche und weibliche Blüten einzeln. Die weilblichen Blüten sind hängend und die männlichen aufrecht gewachsen.

Anbau:
Der Anbau der Brennessel lohnt sich nicht, da sie sehr verbreitet ist.

Geschichtliches:
Die Brennessel ist seit Jahrhunderten als Heilmittel bekannt.
Dioskurides beschreibt ein aus dem Samen hergestelltes Mittel, um das Liebesspiel anzuregen (s.a. Rezepte). Den Samen, eingenommen mit Honig, empfiehlt er bei Kurzatmigkeit (Asthma).
Bereits Plinius d.Ae. kennt die Brennessel als Gemüse und empfiehlt sie auch bei Geschwüren und schlecht heilenden Wunden.
Die Anwendung der Brennessel ist so vielseitig, und fast jeder Autor der früheren Zeiten kennt sie wieder für weitere Krankheitsformen.

*Naturwissenschaftliche Heilpflanzenbeschreibung*

| | |
|---|---|
| Verwendete Teile: | Blätter – Folium urticae<br>Wurzel – Radix urticae<br>Samen – Fructus urticae |
| Sammelzeit: | Je nach Pflanzenteil – ab März bis November |
| Wirkstoffgruppe: | Bitterstoffdroge |
| Hauptwirkstoffe: | Nesselgiftstoff, Histamin |
| Nebenwirkstoffe: | Ameisensäure, Chlorophyll, Xanthophyll, Gerbstoff, Vitamine A, B, C, Eisen, Carotin, Glykokinine, Fermente, Mineralsalze: Kieselsäure, Phosphor, Chlor, Kalzium, Kalium, Magnesium, Natrium, Schwefel |
| Wirkung:<br>– Hauptwirkung: | – Wassertreibend<br>– Blutreinigend<br>– Zusammenziehend |
| – Nebenwirkung: | – Milchtreibend und milchbildend<br>– Blutstillend<br>– Wundheilend |
| Anwendung:<br>– innerlich: | – bei Gicht und Rheuma<br>– bei Blutarmut<br>– bei Durchfall<br>– bei Hautausschlägen<br>– bei Milchbildung<br>– bei verschiedenen Blutungen: Nasenbluten, Unterleibsblutungen usw. |
| – äusserlich: | – bei Haarausfall<br>– bei Hautausschlägen<br>– bei Verschleimungen des Hals-Rachenraumes und der Bronchien<br>– bei Wunden |

Zubereitung:
- innerlich:
- Als Pressaft: 2–3 x täglich 1 Glas
- Als Tee: 1 Teelöffel auf 1 Tasse Wasser - Aufguss. 10 Min. ziehen lassen - abseihen. 3 x täglich 1 Tasse
- Als Gemüse und Gewürz

- äusserlich:
- Als Umschlag: die frischen Blätter gut quetschen und auflegen.
- Als Waschung: s. Tee - entsprechend damit baden oder waschen.

Lagerung: Trocken, vor Licht, Staub und Insekten geschützt!

Besonderes
Bei Langzeitkuren (3–6 Monate) kann die Brennessel unter Umständen zu Blutarmut führen. Ebenso sind allergische Reaktionen möglich, jedoch eher selten.

*Volksheilkundliche Anwendung der Brennessel*

Allgemeine Anwendung:
Die Brennessel ist eines der bekanntesten Heilmittel. Die Volksheilkunde kennt neben den schon erwähnten Anwendungen noch viele andere, So wird die Brennessel auch bei:
- Zuckerkrankheit
- Verbrennungen
- Menstruationsstörungen und -Krämpfen und
- Bettnässen

immer wieder mit Erfolg angewendet.
Auch der Wert als Gemüse ist nicht unbekannt, aber doch recht vernachlässigt.

Homöopathische Anwendung:
Die Homöopathie bereitet aus dem frischen Kraut eine Essenz. Diese wird in verschiedenen Potenzen bei allen schon erwähnten Krankheiten verabreicht. Dazu kommt noch die Anwendung bei Herpes.

*Esoterische Anwendung der Brennessel*

Allgemeine okkulte Bedeutung:
Die Brennessel hat eine sehr grosse esoterische Bedeutung in der Heilpraxis. Sie wird mit der menschlichen Psyche in sehr enge Verbindung gebracht. Ihre Eigenschaften liegen dabei vor allem im Wecken der «Lebensgeister» und im Reinigen der Seele. Nur schon das Aufhängen oder Beisichtragen von jungen Brennesseln soll diese Wirkung haben.

Pflanzenastrologische Anwendung:
Die Brennessel steht in Beziehung zum Planeten Mars.

Stärkende Anwendung:
- bei Wunden
- bei Entzündungen

Schwächende Anwendung:
- bei Blutkrankheiten
- bei Blutarmut
- bei Wassersucht
- bei Frauenkrankheiten

*Tierheilkundliche Anwendung der Brennessel*

Der gesammelte Samen der Brennessel fördert die Legetätigkeit der Hennen.
Bei verschiedenen Hautausschlägen des Viehs und der Kleintiere ist ein Aufguss von Brennesselblättern zu innerlichen Anwendungen angezeigt.
Um eine gute Milchbildung bei Rindern zu fördern und zu unterstützen, können Brennesselblätter gehackt ins Futter beigemischt werden.

*Als Wildgemüse: Brennessel*

Die Brennessel eignet sich vorzüglich als Wildgemüse und als Gewürzbeilage.
Sie kann in Suppen, Salaten und zu Kartoffeln mitverwendet werden. Auch als Spinat ist sie sehr gut geeignet.
Bei der Zubereitung sollten die Blätter gut gequetscht werden, damit sie nicht mehr brennen.
Getrocknete Blätter können fein zerrieben werden und als Gewürz zu verschiedenen Speisen dienen, so zum Beispiel in Quark, Joghurt und Omeletten.

*Brennessel in der Kosmetik*

Die Brennessel wird in der Kosmetik hauptsächlich zur Haarpflege verwendet. Sie findet dabei Anwendung als Shampoo, Spülung, Haarwasser und Festiger bei:
- Schuppen
- Haarausfall
- schlechter Durchblutung der Kopfhaut
- fettem, glanzlosem Haar.

*Brennessel im Gartenbau*

Die Brennessel dient im biologischen Gartenbau unter anderm auch zur Schädlingsbekämpfung, was wohl die meist angewendete Form ist. Dabei wird eine «Lauge» hergestellt.
Daneben wird die Brennessel auch zur Düngung und Kräftigung von Pflanzen gebraucht. Man zerkleinert die frischen Brennesseln und hackt sie entweder unter die Erde zwischen den Pflanzenreihen oder man streut sie ganz einfach wie Dünger.

*Notizen:*

*Notizen:*

## Enzian

Botanischer Name:
Gentiana lutea

Familie:
Gentianaceae (Enziangewächse)

Andere Namen:
Bergfieberwurzel, Bitterwurz, Enze, Gänzene, Gänze

Vorkommen:
Mittel- und Südeoropa. Auf Bergwiesen und Alpweiden.

Blütezeit:
Juni–August

Aussehen:
Der Enzian kann bis 1,5 m hoch werden. Die Blätter sind ganzrandig und gegenständig, im Unterschied zum giftigen Germer, dessen Blätter wechselständig sind. Die gelben Blüten des Enzians sitzen im Kreuz um den Stengel herum, aus den Blattachsen herauswachsend.
Die Wurzel ist pfahlförmig und tiefgründig. Der Enzian kann rund 60 Jahre alt werden, wobei er nur alle vier bis acht Jahre Blüten trägt.

Anbau:
Viele Enziangewächse lassen sich sehr gut anbauen, so auch der gelbe Enzian.
Der Enzian braucht kalkhaltige, durchlässige Böden und liebt eher Halbschatten als pralle Sonne.

Geschichtliches:
Nach einer von Dioscurides überlieferten Legende geht die Anwendung des Enzians als Heilmittel auf den König Gentius von Illyrien (Name) zurück.
Bereits Galen, Avicenna wie auch Albertus Magnus und viele andere Kräuterkundige beschreiben den Enzian als Mittel bei Magen- und Leberbeschwerden.
Von den gleichen Autoren wird der Enzian auch bei Fieberkrankeiten empfohlen.
Agricel meint, es gelte, einmal am Tag Enzian einzunehmen, dann bleibe man immer gesund und erreiche ein hohes Alter.

*Naturwissenschaftliche Heilpflanzenbeschreibung*

| | |
|---|---|
| Verwendete Teile: | Wurzel – Radix gentianae |
| Sammelzeit: | September–November |
| Wirkstoffgruppe: | Bitterstoffdroge |
| Hauptwirkstoffe: | Gentiopikrin, Amarogetin<br>(Bitterwert 1:20000–1:50000) |
| Nebenwirkstoffe: | Pektin, Schleim, Gerbstoff, verschiedene Zucker, Farbstoffe, Vitamin C |
| Wirkung:<br>– Hauptwirkung: | – Appetitanregend<br>– Verdauungsfördernd<br>– Magenstärkend |
| – Nebenwirkung: | – Allgemein stärkend (tonisch)<br>– Wurmtreibend<br>– Gallenbildend<br>– Gallenabflussfördernd<br>– Entzündungswidrig |
| Anwendung:<br>– innerlich: | – bei Appetitlosigkeit<br>– bei Blähungen<br>– bei schlechter Verdauung<br>– bei Leber-Gallenleiden<br>– bei Würmern |
| – äusserlich: | – bei Wunden |
| Zubereitung:<br>– innerlich: | – Als Tinktur: 1 Teil Enzianwurzel und 10 Teile Alkohol (Branntwein) – 3 Wochen ziehen lassen – abseihen.<br>– Als Tee: 1 Teelöffel auf 1 Tasse Wasser – aufkochen. 3 x täglich 1 Tasse ½ Std. vor den Mahlzeiten.<br>– Als gebrannter Schnaps |
| – äusserlich: | – Als Umschlag und Pinselung |
| Lagerung: | Trocken, vor Licht, Staub und Insekten geschützt! |

Besonderes:
Bei Magenübersäuerung darf die Enzianwurzel nicht verwendet werden, da sich die Übersäuerung noch steigern kann.

*Volksheilkundliche Anwendung des Enzians*

Allgemeine Anwendung:
Der Enzian ist auch in der Volksheilkunde hoch eingeschätzt.
Nebst den schon erwähnten Anwendungsbereichen wird der Enzian auch als nervenstärkendes Mittel herangezogen. Gicht- und Rheumakrankheiten werden behandelt, wie Blutarmut und Unterleibskrämpfe bei Frauen. Sehr beliebt ist der gebrannte Enzianschnaps. Er wird zu Einreibungen, Umschlägen und Pinselungen bei verschiedenen Hautkrankheiten, Rheuma und Wunden verwendet.

Homöopathische Anwendung:
Die Homöopathie stellt aus der frischen Wurzel eine Essenz her. Diese wird vorwiegend bei:
- Verdauungsschwächen und
- Blähungen verordnet.

*Esoterische Anwendung des Enzians*

Allgemeine okkulte Bedeutung:
Die Enzianwurzel als Glücksbringer- und -bewahrer der Gesundheit wird noch heute in einigen Gegenden als Amulett umgehängt oder auf sich getragen.
Die Wurzel soll auch vor Besessenheit und Eindringen von Wesen in die menschlichen Sphären schützen.

Pflanzenastrologische Anwendung:
Der Enzian steht in Beziehung zur Sonne und zum Planeten Jupiter. Nach Surya auch zum Mars.

Stärkende Anwendung:
- bei allgemeiner Schwäche
- bei Leber-Gallenleiden
- bei schlechter Verdauung

Schwächende Anwendung:
- bei Stauungen und Blähungen
- bei Stoffwechselstörungen

Anwendung nach Dr. E. Bach:
In der «Bach-Blütentherapie» wird der Herbstenzian (Gentiana amarella) als Essenz eingesetzt.
Die Symptome, bei denen der Herbstenzian empfohlen wird, sind:
- Skeptisch
- Zweifelnd
- Pessimistisch
- rasch entmutigt

***Notizen:***

**Hopfen**

Botanischer Name:
Humulus lupulus

Familie:
Moraceae (Maulbeergewächse)

Andere Namen:
Bierhopfen, Hopfenkegel, Hopfenzapfen, Hopper, Strauchhopfen, Waldhopfen, Zaunhopfen

Vorkommen:
Europa, Amerika
Hecken und Gebüsche - angebaut und verwildert.

Ursprüngliche Herkunft:
Osteuropa

Blütezeit:
Juli–August

Aussehen:
5–7 m hoch kann der Hopfen werden. Sein Stengel windet sich rechtsdrehend und ist kantig. Die Blätter sind handförmig, 3–5 lappig und grob gezähnt. Der männliche Blütenstand ist locker, rispenartig. Die weiblichen Blütenstände bilden Zapfen und sind dicht.

Anbau:
Der Hopfen wird aus Wurzelstückchen gezogen. Er liebt einen lockeren, leicht sandigen Boden. Es müssen Kletterhilfen geboten werden.

Geschichtliches:
Als Heilpflanze hat der Hopfen eine eher junge Vergangenheit. Es sind erst ab dem Mittelalter Angaben zur Verwendung des Hopfens als Heilmittel bekannt.
Der Anbau des Hopfens ist jedoch viel älter. In Deutschland wird er nachweislich seit dem 8. Jahrhundert n. Chr. angebaut, und zwar bereits schon als Bierwürzmittel.

*Naturwissenschaftliche Heilpflanzenbeschreibung*

| | |
|---|---|
| Verwendete Teile: | Weibliche Früchtestände – Strobbuli lupuli<br>Drüsenhaare – Glandulae lupuli |
| Sammelzeit: | August–Oktober |
| Wirkstoffgruppe: | Bitterstoffdroge |
| Hauptwirkstoffe: | Humulon, Lupulon |
| Nebenwirkstoffe: | Gerbstoffe, äth. Öl, Cholin, östrogene Substanzen (Pflanzensteroide), Asparigin |
| Wirkung:<br>– Hauptwirkung: | – Nervenberuhigend<br>– Magenberuhigend<br>– Schlaffördernd<br>– Entspannend |
| – Nebenwirkung: | – Verdauungsfördernd<br>– Entzündungswidrig<br>– Schmerzlindernd<br>– Hautreizend<br>– Anaphrodisiakisch (für Männer)<br>– Menstruationsfördernd |
| Anwendung:<br>– innerlich: | – bei allgemeiner Nervosität<br>– bei Schlaflosigkeit<br>– bei nervösen Magenstörungen<br>– bei sexuellen Neurosen bei Männern<br>– bei Akne<br>– bei Hautunreinheiten |
| – äusserlich: | – bei schlecht heilenden Wunden |
| Zubereitung:<br>– innerlich: | – Als Tee: 1 Teelöffel auf 1 Tasse Wasser – Aufguss. 10 Min. ziehen lassen – abseihen. ½ Std. vor dem Schlafengehen oder 3 x täglich ½ Std. vor dem Essen. |
| – äusserlich: | – Als zerriebenes Puder<br>– Als Waschung, s. Teeaufguss |
| Lagerung: | Trocken, vor Licht, Staub und Insekten geschützt! Hopfen ist sehr lichtempfindlich! |

Besonderes:
Lupulin hat auch eine schwache hypnotische Wirkung.
Östrogene Substanzen sind bis 30000 IE auf 100 g Hopfenzapfen enthalten. Hier dürfte auch die Erklärung liegen, weshalb starke Biertrinker meist auch Impotenzerscheinungen haben.

## *Volksheilkundliche Anwendung des Hopfens*

Allgemeine Anwendung:
In der Volksheilunde ist der Hopfen hauptsächlich als beruhigendes und schlafförderndes Mittel bekannt. Hier trifft man noch recht häufig die Anwendung als «Hopfenkissen» an. Dabei werden die frischen Hopfenzapfen in ein kleines Leinentuch eingenäht und unter das Kopfkissen gelegt.
Innerlich wird der Hopfen auch hin und wieder bei Skrofulose und Skorbut gebraucht.
Äusserlich findet der Hopfen auch Anwendung bei Hautausschlägen, wie Akne, Abszessen und Furunkeln.
Die Anwendung des Hopfens bei Mädchen in der Pubertät führt zu einer starken Blutung.

Homöopathische Anwendung:
Die frisch zubereitete Essenz aus den Drüsenhaaren wird in der Homöopathie als:
- leicht betäubendes Mittel
- wassertreibendes Mittel
- samenergussvermindertes Mittel

eingesetzt.

## *Esoterische Anwendung:*

Allgemeine okkulte Bedeutung:
Der Hopfen stellt eine sogenannte «solare» Pflanze dar. Seine Windungen, als wachsende Pflanze, sind rechtsdrehend. Im Gegensatz zur Bohne, die linksdrehend klettert und so starke Beziehungen zum Mond anzeigt.
Der eigentliche Charakter des Hopfens liegt darin, den Menschen frei zu machen von seinem stofflich orientierten Verhalten. Der Hopfen führt Licht und Helligkeit in den Körper und verfeinert so das ganze Wesen des Menschen.

Pflanzenastrologische Anwendung:
Vom astrologischen Standpunkt her wird der Hopfen mit dem Planeten Mars in Beziehung gebracht. Der Charakter des Hopfens stellt einen solaren, warmen Mars dar.

Stärkende Anwendung:
- bei Stoffwechselstörungen
- bei Rheuma und Arterienverkalkungen

Schwächende Anwendung:
- bei Entzündungen
- bei Nervosität und Überspanntheit
- bei sexuellen Neurosen

*Als Wildgemüse: Hopfen*

Die jungen Wurzeltriebe des Hopfens eignen sich vorzüglich als Wildgemüse.
Sie werden wie Spargeln zubereitet.
Die jungen, noch nicht ganz offenen Blätter ergeben sehr gute Beilagen zu Mischsalaten, Suppen und Spinat.

*Notizen:*

**Löwenzahn**

Botanischer Name:
Taraxacum officinale

Familie:
Compositae (Korbblütler)

Andere Namen:
Bettpisser, Chettenestock, Chrottepösche, Kuhblume, Kettenblume, Laternenblume, Milchbusch, Märzenbusch, Pfaffenröhrlein, Pusteblume, Ringelblume (nicht zu verwechseln mit Calendula officinale), Röhrlichrut, Söiblume, Schmalzblümlein, Sonnenwirbel, Weglattich, Weihfäcke, Wiesenlattich

Vorkommen:
Europa, Asien, Nordafrika, Nordamerika
überall auf Wiesen bis 2000 m ü. M.

Blütezeit:
März–Oktober

Aussehen:
Die Pflanze wird bis 30 cm lang. Die Blätter sind grundständig und schrottsägeförmig. Der Blütenstengel ist hohl und lässt beim Brechen einen weissen Milchsaft auslaufen. Die Blüten sind gelbe, endständige Einzelblüten, deren Früchte mit dem Reifen eine zarte, luftige Kugel bilden. Der Wind trägt die länglichen Früchte fort.

Anbau:
Da das Vorkommen des Löwenzahns weit verbreitet ist, dürfte sich ein Anbau erübrigen. Es gibt viele verschiedene Löwenzahnarten, die aber alle als Heilmittel verwendet werden dürfen.
Eine Wiese, die mit Löwenzahn übersät ist und eine einseitige Flora aufweist, deutet auf Überdüngung hin. Der Löwenzahn ist ein Anhaltspunkt für zu nährstoffreiche Erde.

Geschichtliches:
Die Anwendung des Löwenzahns als Heilmittel ist uralt. Ebenso auch die Verwendung als Wildgemüse.
Sehr viele Autoren bezeichnen den Löwenzahn als das Heilmittel bei Hautkrankheiten und Blasenschwäche (Name: Bettpisser). Auch die Eigenschaften als Leber-Gallemittel waren dem Apotheker Hieronymus Bock (1546) bereits bekannt.
Im übrigen ist der Löwenzahn so gut bekannt, dass es rund 500 verschiedene deutsche Namen gibt.

*Naturwissenschaftliche Heilpflanzenbeschreibung*

| | |
|---|---|
| Verwendete Teile: | Blätter - Folium taraxaci<br>Wurzel - Radix taraxaci<br>Blüte - Flos taraxaci |
| Sammelzeit: | Je nach Pflanzenteil: März–November |
| Wirkstoffgruppe: | Bitterstoffdroge |
| Hauptwirkstoffe: | Taraxacin, Lactucerol |
| Nebenwirkstoffe: | Gerbstoff, äther. Öl, Asparigin, Cholin, Zucker, Säure, Vitamin A, B, C, D, Kieselsäure, Magnesium, Kalium, Eisen, Calzium, Zinn, Kupfer, Phosphor, Schwefel, Natrium, Harz, Wachs, Lävulin, Karotinoide |
| Wirkung:<br>- Hauptwirkung: | - Gallenabflussfördernd<br>- Wassertreibend<br>- Appetitanregend<br>- Verdauungsfördernd<br>- Blutreinigend<br>- Stoffwechselanregend |
| - Nebenwirkung: | - Leicht abführend<br>- Cholestrinspiegelsenkend<br>- Allgemein stärkend |
| Anwendung:<br>- innerlich: | - bei schlechter Verdauung<br>- bei Gicht, Rheuma, Arthrose<br>- bei Wasser- und Fettsucht<br>- bei Gelbsucht<br>- bei Arteriosklerose<br>- bei Verstopfung<br>- bei Leberzirrhose<br>- bei Hautausschlägen<br>- bei Blutarmut |
| - äusserlich: | - bei Warzen |

| | |
|---|---|
| Zubereitung:<br>- innerlich: | - Als Tee: Wurzelabkochung - 1 Teelöffel auf eine Tasse. 3 x täglich 1 Tasse vor dem Essen.<br>- Als Pressaft.<br>- Als Kaffeeersatz (Wurzel): s. Rezepte.<br>- Als Wildgemüse: s. dort |
| - äusserlich: | - Als Pinselung: Milchsaft des Stengels frisch angewendet. |
| Lagerung: | Trocken, vor Licht, Staub uns Insekten geschützt! |

Besonderes:
Der Milchsaft des Stengels kann zu Vergiftungen führen. Daher Vorsicht bei der Anwendung als Heilmittel (s. Volksheilkunde).

*Volksheilkundliche Anwendung des Löwenzahns*

Allgemeine Anwendung:
Der Löwenzahn wird vom Volk sehr geschätzt. Seine blutreinigenden, stoffwechselanregenden Eigenschaften sind gut bekannt.
Ausser bei den schon erwähnten Anwendungen, werden auch die Stengel des Löwenzahns noch recht häufig als Tee verwendet. Sie gelten als blutzuckersenkend. Dabei sind täglich 3 Tassen aus je einem Stengel als Auszug zuzubereiten.
Auch der aus den frischen Blüten hergestellte Löwenzahnhonig ist bekannt. Dieser Honig hat ähnliche Eigenschaften wie die Blätter und die Wurzel, lediglich etwas weniger stark. Die Samen sind ebenfalls in bestimmten Teezubereitungen anzutreffen. Hier kommen die gesamten Eigenschaften des Löwenzahns zur Wirkung.

Homöopathische Anwendung:
Die frisch zubereitete Essenz wird in der Honöopathie auch bei:
- Kopfschmerzen
- neuralgischen Schmerzen und
- bei «Harndrang» verabreicht.

*Esoterische Anwendung des Löwenzahns*

Allgemeine okkulte Bedeutung:
Der Löwenzahn hat eine ähnliche Bedeutung wie die Enzianwurzel. Jedoch drückt sich im Löwenzahn die sonnige Vitalität noch stärker aus als im Enzian. Die Wurzel wird auch zu Räucherungen in der rituellen Magie gebraucht.

Pflanzenastrologische Anwendung:
Der Löwenzahn steht in Beziehung zum Planeten Jupiter. Er weist auch eine enge Anlehnung zur Sonne auf.

Stärkende Anwendung:
- bei Leber-Galleleiden
- bei Unterfunktionen des gesamten Stoffwechsels

Schwächende Anwendung:
- bei schlechtem Wasserhaushalt
- bei Rheuma und Arterienverkalkung
- bei Diabetes

*Tierheilkundliche Anwendung des Löwenzahns*

Koliken und Neigungen zu Blähungen bei Pferden sind mit Löwenzahnblättern sehr gut zu behandeln. Diese werden als Futterbeimischung vermehrt gegeben.

*Als Wildgemüse: Löwenzahn*

Als Wildgemüse sind die Löwenzahnblätter sehr wohl bekannt. Aber auch als Spinat und zu Suppen eignen sie sich vorzüglich. Für den Spinat können auch ältere Blätter gedämpft werden. Vermischt mit Kartoffelpüree werden sie zu einer schmackhaften Speise.
Die noch ganz geschlossenen Blütenköpfe sind wie Rosenkohl anzurichten. Sie werden mit etwas Milchwasser gedämpft und entsprechend gewürzt.
Die offenen Blüten können zur Honig- und Melasseherstellung verwendet werden.
Geröstete Wurzeln, gemischt mit verschiedenen anderen Wurzeln, Früchten und Blättern ergeben einen angenehmen Wurzelkaffee (s. «Rezepte»).

*Notizen:*

***Notizen:***

## Tausendgüldenkraut

Botanischer Name:
Centaurium umbellatum

Familie:
Gentianaceae (Enziangewächse)

Andere Namen:
Erdgalle, Fieberkraut, Gottesgnadenkraut, Laurinkraut, Magenkraut, Muttergotteskraut, Piferkraut, Sanktorikraut

Vorkommen:
Europa, Nordafrika, Nordamerika
Eher selten, buschige Hänge, Waldschläge

Blütezeit:
Juli–September

Aussehen:
Das Tausendgüldenkraut wird bis 40 cm hoch. Die anfänglich einfache, im Blütenstand verzweigte Pflanze hat schmale, ganzrandige, verkehrteiförmige Blätter. Die rosafarbenen Blüten bilden eine Trugdolde.

Anbau:
Der Anbau lohnt sich kaum, da das Tausendgüldenkraut nur sehr schwer aufzuziehen ist. Das Aussäen von Samen bringt nur geringen Erfolg.

Geschichtliches:
Bereits in der griechischen Sagenwelt trifft man das Tausendgüldenkraut als Heilpflanze an. So hat es der Kentaur Chiron als Wundheilmittel benutzt, als er von Herkules im Kampf der Lapithen und Centauren verletzt wurde. Daher auch der Name «Centaurium». Die Gallier kannten das Tausendgüldenkraut als Mittel gegen Vergiftungen. Diese Anwendung hat es sich bis heute bewahrt.

*Naturwissenschaftliche Heilpflanzenbeschreibung*

| | |
|---|---|
| Verwendte Teile: | Ganze Pflanze ohne Wurzel – Herba centaurii |
| Sammelzeit: | Juni–August |
| Wirkstoffgruppe: | Bitterstoffdroge |
| Hauptwirkstoff: | Erythrocentaurin (Bitterwert 1:2000–1:3500) |
| Nebenwirkstoffe: | Nicotinsäureverbindungen, äth. Öl, Erytauron, Harz, Säuren |
| Wirkung:<br>– Hauptwirkung: | – Appetitanregend<br>– Verdauungsfördernd<br>– Allgemein stärkend |
| – Nebenwirkung: | – Fiebersenkend<br>– Leicht stopfend<br>– Entzündungshemmend |
| Anwendung:<br>– innerlich: | – bei Appetitlosigkeit<br>– bei Verdauungsstörungen<br>– bei Durchfall<br>– bei allgemeiner Müdigkeit<br>– bei Leber-Galleleiden |
| – äusserlich: | – bei Wunden |
| Zubereitung:<br>– innerlich: | – Als Tee: 1 Teelöffel auf 1 Tasse, als Aufguss. 3 x täglich ½ Std. vor dem Essen. |
| – äusserlich: | – Als Umschlag<br>– Als Pinselung |
| Lagerung: | Trocken, vor Licht, Staub und Insekten geschützt! |

*Volksheilkundliche Anwendung des Tausendgüldenkrautes*

Allgemeine Anwendung:
Das Tausendgüldenkraut wird, wie es der Name auch sagt, im Volk als Allheilmittel eingesetzt.
So findet es nebst den genannten Anwendungen auch bei
- Blutarmut
- Nervenleiden
- Skrofulose
- Gelbsucht
- Würmern
- Milzschwellung

Verwendung.

Homöopathische Anwendung:
Die Homöopathie braucht das Tausendgüldenkraut in erster Linie
bei Leber-Gallenleiden und
bei Magen-Darmkrankheiten.
Es wird in Potenzen von D1 – D2 verabreicht.

*Esoterische Anwendung des Tausendgüldenkrautes*

Allgemeine okkulte Bedeutung:
«Trage Güldekraut bei Dir, so bleibst Du verschont von Unbill und Hexenzauber!»
Ein alter Volksspruch. Aber auch hier trifft man eine Art von Talismannanwendung wieder an. In der Kraft des Tausendgüldenkrautes liegt es, den schwachen Menschen zu stärken und zwar in jeder Form von Schwächezuständen. Ihn auch vor seiner Offenheit zu schützen (s. a. «Bach-Anwendung»).

Pflanzenastrologische Anwendung:
Das Tausendgüldenkraut steht in Beziehung zum Planeten Jupiter.

| | |
|---|---|
| Stärkende Anwendung: | – bei allgemeiner Schwäche infolge schlechter Verdauung und Stoffwechselstörungen. |
| Schwächende Anwendung: | – bei Gallenverstopfung<br>– Milzstauungen |

Anwendung nach Dr. E. Bach:
Nach Dr. E. Bach wird das Tausendgüldenkraut verabreicht bei:
- Willensschwäche (Kein Durchsetzungsvermögen)
- starke Reaktionen auf Wünsche anderer
- Nicht «Nein» sagen können.

*Notizen:*

**Wurmfarn**

Botanischer Name:
Dryopteris Filix-mas

Familie:
Polypodiaceae (Tüpfelfarne)

Andere Namen:
Bandwurmkraut, Farnkraut, Farnmännchen, Federfarn, Geissleitere (nicht zu verwechseln mit dem Wiesengeissbart - Filipendula ulmaria), Johanniswurzel, Otterkraut, Rainfarn (nicht zu verwechseln mit dem Rainfarn - Tanacetum vulgare), Waldfarn, Warzenkraut.

Herkunft des Namens:
«Wurmfarn» kommt einmal daher, weil die Blätter im Frühling wurmartig eingerollt sind. Zum andern tragen auch die Anwendung gegen Würmer zu seinem Namen bei.

Vorkommen:
Praktisch auf der ganzen Welt verbreitet. Sogenannte Urpflanze.

Blütezeit:
Besser Fruchtszeit, da der Wurmfarn eine Sporenpflanze ist:
Juni–September

Aussehen:
Das Wurmfarn wird bis 1,20 m hoch. Im Frühjahr sind seine typisch, wurmartig eingerollten Blätter auffallend. Ausgerollt sind sie fiederlanzettlich. Die Wedel wachsen im Kreis angeordnet. Im Herbst findet man auf der Blattunterseite braune Tupfen, die mit Sporen gefüllten Sporangien. Jedes Fiederblättchen hat 2 Reihen Sporangien.

Anbau:
Wurmfarn lässt sich sehr gut an einem schattigfeuchten Ort aus der Wurzel ziehen. Die Erde muss locker und durchlässig sein.

Geschichtliches:
Der Wurmfarn wird seit alten Zeiten als Wurmtreibmittel verwendet. Aber auch seine heilende, schmerzlindernde Kraft bei rheumatischen Erkrankungen waren bekannt.
Als Mittel gegen Würmer erwähnte ihn Plinius d. Ältere schon.
In neuerer Zeit ist die Anwendung als Wurmmittel nur noch sehr selten anzutreffen. Hingegen wird die Heilkraft bei rheumatischen Erkrankungen wieder vermehrt ausgenutzt.

Interessant ist auch, dass der Farn, wie einige andere «Urpflanzen», eine natürliche Radioaktivität aufweist. Zudem ist über grösseren Farnfeldern an schwülen, heissen Sommerabenden ein bläulicher Lichtschimmer zu beobachten, der sich über das ganze Feld hin ausweitet.

*Notizen:*

*Naturwissenschaftliche Heilpflanzenbeschreibung*

| | |
|---|---|
| Verwendete Teile: | Wurzel - Rhizoma filicis<br>Blätter - Folium Filicis |
| Sammelzeit: | Wurzel: September–November<br>Blätter: Juni–September |
| Wirkstoffgruppe: | Bitterstoffdroge |
| Hauptwirkstoffe: | Filicin, Flavonsäure, Filixsäure |
| Nebenwirkstoffe: | Gerbstoff, Farbstoff, äth. Öl, Wachs, Zucker, Stärke, Harz, Radium. |
| Wirkung: | |
| - Hauptwirkung: | - Wurmtötend (Bandwürmer) |
| - Nebenwirkung: | - Entzündungswidrig<br>- Antirheumatisch<br>- Schmerzlindernd<br>- Abortiv |
| Anwendung:<br>- innerlich: | - bei Bandwürmern.<br>Vorsicht! Darf nur unter ärztlicher Kontrolle angewendet werden! |
| - äusserlich: | - bei neuralgischen Schmerzen<br>- bei Rheuma, Ischias |
| Zubereitung:<br>- äusserlich: | - Als Auflage der frischen Blätter<br>- Als Kissen<br>- Als Salbe und Einreibung (Tinktur) |
| Lagerung: | Trocken, vor Licht und Staub geschützt! |

Besonderes:
Der Wurmfarn vertreibt Insekten: Läuse, Flöhe, Ameisen, Wanzen!

*Volksheilkundliche Anwendung des Wurmfarns*

Allgemeine Anwendung:
Der Wurmfarn hat sehr grosse Bedeutung als Rheumaheilmittel. Dabei werden sogenannte «Farnkissen» gemacht und unter das Bett oder die Matratze gelegt. Auch direkte Auflagen auf schmerzende Stellen sind üblich. Einreibungen und Salben sind ebenfalls gebräuchlich. Als sehr gut erweist sich der Wurmfarn auch bei verschiedenen Formen von Neuralgien.
Ebenso als Auflage wie als Einreibung braucht man den Wurmfarn bei Eiterungen, Krampfadern und Hämorhoiden.

Homöopathische Anwendung:
Die Homöopathie kennt den Wurmfarn hauptsächlich als Wumrmittel, in Potenzen von D 3–D 4 verordnet.

*Esoterische Anwendung des Wurmfarns*

Allgemeine okkulte Bedeutung:
Die Signatur des jungen Triebes hat den Wurmfarn zur Anwendung als Wurmmittel geführt.
Das Farnkraut soll auch einen tiefen Schlaf und ruhige Träume bringen. Auch reinigt es Luft von Hexen und Geistern. Es bringt Wärme ins Zimmer und in den Körper!

Pflanzenastrologische Anwendung:
Das Wurmfarn steht in Beziehung zu den Planeten Saturn und Merkur.

Stärkende Anwendung: – bei Rheuma und Neuralgien

Schwächende Anwendung: – bei Verspannungen und Verkrampfungen

*Tierheilkundliche Anwendung des Wurmfarns*

Läuse und Flohbefall an Kleintieren wie Hunden, Hasen, Katzen, Schafen, Ziegen, Hühnern und Gänsen usw. lassen sich sehr gut mit Wurmfarn behandeln. Dazu legt man frische Farnwedel in die Hütte oder in den Stall.

## Blutwurz

Botanischer Name:
Potentilla erecta

Familie:
Rosaceae (Rosengewächse)

Andere Namen:
Aebbiss, Blutkraut, Retterwurzel, Rotheilwurz, Ruhrwurzel, Tormetill, Tüpfelabbiss, Turbatill

Herkunft des Namens:
Der Name «Blutwurz» kommt von ihrer blutstillenden Eigenschaft.
«Ruhrwurz» heisst sie auch, weil sie bei Ruhr und ruhrartigen Durchfällen Hilfe bringt.
«Pontenilla kommt vom Lateinischen «potens» und heisst «mächtig, kräftig».

Vorkommen:
Mitteleuropa – selten im Mittelmeergebiet
An Feuchten Orten wie Bachrändern, Sümpfe usw.

Blütezeit:
Juni–Juli

Aussehen:
Die Blutwurz ist niederliegend bis leicht aufsteigend. Sie kann bis 60 cm gross werden. Die Blätter sind dreiteilig mit länglichen, keilförmigen Teilblättern. Diese sind drei- bis fünfteilig tiefgeschnitten.
Die Blüten sind gelb und nach innen laufend in rot übergehend. Sie tragen vier Kronblätter.

Anbau:
Die Blutwurz kann nur schlecht angebaut werden, es sei denn, ein Sumpf stehe ihr zur Verfügung. Sie braucht viel Feuchtigkeit. Pralle Sonne verträgt sie nicht.

Geschichtliches:
Es gibt mehrere Fingerkrautarten, die als Heilmittel Verwendung finden. Dazu gehört auch seit alters her die Blutwurz. Anscheinend war sie jedoch den Griechen und Römern noch nicht bekannt. Obschon Hippokrates und auch Dioskurides von einer Fingerkrautart berichten, die als Heilmittel bei Ruhr in Verwendung war. Dabei dürfte es sich aber eher um das Gänsefingerkraut (Potentilla anserina), als um die Blutwurz handeln.

Im Mittelalter tritt dann aber die Blutwurz als Heilmittel auf. Sie wurde damals bei Darminfektionen und zur allgemeinen Stärkung nach Krankheiten eingesetzt.
Albert Magnus (14. Jahrh.) beschreibt sie als Hautreinigungsmittel.
Die Blutwurz stellt auch einen klassischen Bestandteil alter Elixiere dar. So enthielt das «Justianische Elixier» Blutwurz, und der heute wieder sehr bekannte «Theriak» enthält ebenfalls Blutwurz.
In der heutigen Pflanzenheilkunde hat die Blutwurz einen sicheren Platz in der Behandlung von Darminfektionen eingenommen.

*Notizen:*

*Naturwissenschaftliche Heilpflanzenbeschreibung*

| | |
|---|---|
| Verwendete Teile: | Wurzel – Rhizoma tormentillae |
| Sammelzeit: | März–April |
| Wirkstoffgruppe: | Gerbstoffdroge |
| Hauptwirkstoff: | Tormetillgerbsäure |
| Nebenwirkstoffe: | Tormetillrot, Tormetol, äth. Öl, Harz, Gummi |
| Wirkung:<br>– Hauptwirkung: | – Zusammenziehend<br>– Durchfallhemmend<br>– Entzündungswidrig |
| – Nebenwirkung: | – Blutstillend<br>– Narbenbildend<br>– Magenstärkend<br>– Krampflösend |
| Anwendung:<br>– innerlich: | – bei Durchfall<br>– bei Magen-Darmgrippe<br>– bei schwacher Verdauung<br>– bei Magen-Darmkrämpfen |
| – äusserlich: | – bei Wunden verschiedener Art<br>– bei Hautausschlägen<br>– bei Hämorrhoiden<br>– bei Zahnfleischentzündungen<br>– bei Weissfluss |
| Zubereitung:<br>– innerlich: | – Als Tinktur: 10 g Wurzel auf 1 dl Alkohol (auch Branntwein) – 2–3 Wochen stehen lassen und abseihen.<br>– Als Tee: 1 Teelöffel auf 1 Tasse Wasser – Abkochung.<br>– Als Wein |
| – äusserlich: | – Als Waschung: s. Tee<br>– Als Puder: Getrocknete Wurzel pulverisieren<br>– Als Pinselung<br>– Als Einlauf |
| Lagerung: | Trocken, vor Licht, Staub und Insekten geschützt! |

Besonderes:
Kuren mit Blutwurz dürfen nicht länger als 3 Wochen dauern. Danach muss eine Pause von 3 Wochen eingeschaltet werden, um wieder mit einer neuen Kur zu beginnen. Bei länger dauernden Kuren würde der Gerbstoffgehalt die Magenschleimhaut zu stark reizen.

*Volksheilkundliche Anwendung der Blutwurz*

Allgemeine Anwendung:
Die Blutwurz ist in der Volksheilkunde sehr beliebt. All die genannten Anwendungen sind auch dem Volk bekannt.
Die Blutwurz kommt aber auch bei ruhrartigen Durchfällen in Verwendung.
Die wichtigsten Anwendungen in der Volksheilkunde sind:
- bei Blutarmut (roter Farbstoff)
- bei Herzschwächen (als Einreibung)
- bei Lungenbluten
- bei Gelenkrheuma
- bei Menstruationsstörungen
- bei verschiedenen Krämpfen: Magen, Darm, Unterleib, Waden
- bei Verbrennungen.

Die gesamten Eigenschaften sind hier besser eingesetzt, als dies innerhalb der Schulwissenschaft der Fall ist.

Homöopathische Anwendung:
Die Homöopathie verwendet vorwiegend das Gold-Fünffingerkraut (Potentilla aurea). Dabei wird aus dem frischen, blühenden Kraut eine Essenz zubereitet und ähnlich verordnet wie die Blutwurz.

*Esoterische Anwendung der Blutwurz*

Allgemeines:
Einmal findet die Blutwurz in Räuchermischungen Anwendung. Zudem wurde die Blutwurz auch in Hexensalben mitverarbeitet, wie viele andere Fünffingerkrautarten.

Pflanzenastrologische Anwendung:
Die Blutwurz steht in Beziehung mit Sonne und Mars.

Stärkende Anwendung:
- bei Blutkreislaufstörungen
- bei Herzschwäche
- bei Durchfall

Schwächende Anwendung:
- bei Entzündungen
- bei Blutungen

*Tierheilkundliche Anwendung der Blutwurz*

Blutwurzabkochungen sind auch in der Tierheilkunde sehr gute Mittel bei akutem Durchfall. Ebenso auch bei Hautentzündungen in Form von Umschlägen und Waschungen.

*Als Wildgemüse: Blutwurzblätter*

Die Blätter und Blüten eignen sich zu Mischsalaten, in Suppen und Spinatmischungen.
Sie sollten jedoch nicht einzeln verwendet werden, da sie in diesem Fall zu Verstopfungen führen.

*Blutwurz zum Färben*

Verwendet wird die Wurzel. Je nach Beize ergibt sie einen goldbraunen bis gelbbraunen Farbton.

***Notizen:***

**Brombeere**

Botanischer Name:
Rubus fruticosus

Familie:
Rosaceae (Rosengewächse)

Andere Namen:
Bromedorn, Frombeere, Hirschboller, Rahnbeere, Schwarze Heubeere

Herkunft des Namens:
Aus dem mittelhochdeutschen Wort «Bramber», was «Dornstrauchbeere» heisst, hat sich der Name Brombeere abgeleitet.

Vorkommen:
Ganz Mitteleuropa - verbreitet

Blütezeit:
Mai–September

Aussehen:
Der Brombeerstrauch kann bis 3 m hoch werden. Die ganze Pflanze, auch die Blätter sind mit Stacheln bewachsen.
Die Blätter sind gezahnt und auf der Unterseite häufig silberweiss glänzend. Die Blüten gehen von weissen Farbtönen bis ins rosa hinein. Die Brombeere bildet blaue Scheinfrüchte.
Anbau:
Die Brombeere liebt trockenen, tiefgründigen Boden. Sie braucht dennoch regelmässige Feuchtigkeit. Erst die zweijährigen Stauden tragen Früchte. Die Vermehrung geschieht durch die zahlreichen Ausläufer.

Geschichtliches:
Die Brombeere gehört zu jenen Pflanzen, die der Mensch schon als Sammler und Jäger in frühster Geschichte aufgesucht hat. Die Früchte dienten ihm als Nahrungsquelle.
Auch als Heilmittel war sie bereits im Altertum geschätzt. So finden wir Angaben bei Palladius (4./5. Jahrh. n. Chr.) und Plinius zur Herstellung des Brombeersaftes. Dieser wurde bei Magenkrankheiten, Wunden, Ohr- und Kopfschmerzen als Heilmittel eingenommen oder eingerieben.
Nicht nur die Frucht, sondern auch die Blätter dienten schon damals zur Heilung von Darmerkrankungen wie Durchfall und Ruhr im besonderen.

*Natuwissenschaftliche Heilpflanzenbeschreibung*

| | | |
|---|---|---|
| Verwendete Teile: | Blätter | - Folium rubi fruticosi |
| | Früchte | |
| Sammelzeit: | Blätter: | Mai–Juni |
| | Früchte: | August–Oktober |
| Wirkstoffgruppe: | Blätter: | Gerbstoffdroge |
| | Früchte: | Organische Säuren und Vitamine |
| Hauptwirkstoffe: | Blätter: | Gerbstoffe |
| | Früchte: | Anthocyan, org. Säuren |
| Nebenwirkstoffe: | Blätter: | Vitamin C, äth. Öl |
| | Früchte: | Schleim, Pectin, Zucker, Fett |
| Wirkung: | Blätter: | - Zusammenziehend |
| - Hauptwirkung: | | - Leicht stopfend |
| | | - Entzündungswidrig |
| | Früchte: | - allgemein stärkend |
| | | - Abwehrkräfte aufbauend |
| | | - Vorbeugend gegen Erkältungskrankheiten |
| Nebenwirkung: | Blätter: | - Blutreinigend |
| | | - Zahnfleischfestigend |
| | | - Wassertreibend |
| | Früchte: | - Leicht abführend |
| | | - Krampflösend |
| Anwendung: | Blätter: | - bei Durchfall (Kindern und Kleinkindern) |
| - innerlich: | | - bei Hautausschlägen |
| | | - bei Nierenentzündungen |
| | Früchte: | - bei allgemein schwacher Konstitution |
| | | - bei Anfälligkeit auf Grippe und Erkältungskrankheiten |
| | | - bei leichteren Formen von Krämpfen im Verdauungstrakt |
| - äusserlich: | Blätter: | - bei Zahnfleischentzündungen |
| | | - bei Akne |
| | | - bei Hautausschlägen |

| | | |
|---|---|---|
| Zubereitung: | Blätter: | - Als Tee: Aufguss |
| - innerlich: | Früchte: | - Frisch als Kompott, Mus, Sirup, Pressaft |
| - äusserlich: | Blätter: | - Als Umschlag und Waschung: s. Tee |
| Lagerung: | Blätter: | Trocken, vor Licht, Staub und Insekten geschützt! |

*Volksheilkundliche Anwendung der Brombeere*

Allgemeine Anwendung:
Die Blätter der Brombeere und die Wurzeln sind in der Volksheilkunde sehr gut bekannt.
Die Blätter trifft man als Heilmittel an:
- bei Diabetes (Hier zeigt sich eine sehr gute, unterstützende Eigenschaft zur Ergänzung der ärztlichen Therapie)
- bei Harngriess und Nebennierenentzündungen
- bei Menstruationsstörungen.

Die Wurzel:
- bei Wassersucht und Nierenstein

Homöopathische Anwendung:
Die Homöopathie verwendet die aus dem frischen Kraut hergestellte Essenz bei verschiedenen Nieren- und Blasenentzündungen.

*Esoterische Anwendung der Brombeere*

Allgemeines:
Nichts besonderes.

Pflanzenastrologische Anwendung:
Die Brombeere steht in Beziehung mit dem Planeten Venus.

Stärkende Anwendung:
- bei Entzündungen (Blatt)
- bei Blinddarm
- bei Hautausschlägen

Schwächende Anwendung:
- bei Zuckerkrankheit

*Als Wildgemüse und Wildfrucht: Brombeere*

Die ganz jungen Blätter können in Mischsalaten verwendet werden. Sie dienen auch mit Erdbeer- und Himbeerblättern gemischt, als Schwarztee-ersatz. Die Beeren als Kompott, Sirup, Pressaft und Konfitüre sind sehr gut bekannt.

*Brombeere zum Färben*

Je nach Beize ergeben die Blätter ein helles grün oder gelb.

*Notizen:*

**Eiche** - Stiel, Trauben

Botanischer Name:
Quercus robur / petraea

Familie:
Fagaceae (Buchengewächse)

Andere Namen:
Flammeiche, Loheiche, Sommereiche, Wintereiche, Traubeneiche

Vorkommen:
Mitteleuropa

Blütezeit:
April–Mai

Aussehen:
Die Eiche ist ein 30–40 m hoher Baum, der unter guten Bedingungen bis 1000 Jahre alt werden kann. Sein Baumstamm ist umkleidet mit viereckigen Borckenschuppen.
Die Blätter sind verkehrt-eiförmig und gebuchtet. Die männlichen Blüten bilden Kätzchen, und die weiblichen Blüten sind gelblich in der Farbe und hängend.
Die Früchte sind oval-eiförmig.
Die Blüten der Stieleiche sind gestielt, worin auch der Unterschied zur Trauben-Eiche besteht, deren Blüten praktisch ohne Stiel wachsen.

Anbau:
Die Eiche ist sehr gut zu ziehen. Sie liebt tiefgründigen, humusreichen Boden. Der Boden muss gut durchlässig sein.

Geschichtliches:
Die Eiche hat eine lange geschichtliche und mythologische Vergangenheit. Kelten, Goten, Germanen und die Römer verehrten die Eiche als einen den Göttern geweihten Baum. Ein Baum des Mannes und der Stärke. So wurden auch unter Eichen Gerichte abgehalten und Urteile vollstreckt. Aus dem Rascheln der Blätter zog man Orakel.
Als Heilmittel kennt sie eine vielseitige Anwendung. Schon Plinius erwähnt die Früchte, mit denen Brotmehl herzustellen sei.

*Naturwissenschaftliche Heilpflanzenbeschreibung*

| | | |
|---|---|---|
| Verwendete Teile: | Rinde | – Cortex quercus |
| | Blätter | – Folium quercus |
| | Früchte | – Glandes quercus |
| Sammelzeit: | Rinde | – März–Mai |
| | Blätter | – Mai–Juni |
| | Früchte | – September–November |

Wirkstoffgruppe: Gerbstoffdroge

Hauptwirkstoffe: Gerbstoffe in allen Teilen: Catechingerbstoffe, Gallensäure

| | | |
|---|---|---|
| Nebenwirkstoffe: | Bitterstoff: | Quercin |
| | Rinde: | Quercitin, Zucker, Pektin, Stärke |
| | Früchte: | Quercin, Quercit, fettes Öl, Zucker, Stärke, Eiweiss, Säuren |

Wirkung:
- Hauptwirkung:
  - Zusammenziehend
  - Entzündungshemmend
  - Blutstillend
  - Stopfend
  - Keimtötend
- Nebenwirkung:
  - Allgemein stärkend
  - Narbenbildend
  - Gewebefestigend
  - Schweisshemmend

Anwendung:
- innerlich:
  - bei Durchfall
  - bei Magen-Darmkatarrh
  - bei starker Menstruation
  - bei Leber-Blasenleiden
  - bei Blutungen
- äusserlich:
  - Fussschweiss
  - bei Zahnfleisch- und Mundschleimhautentzündungen
  - bei Hautunreinheiten
  - bei Wunden
  - bei Verbrennungen
  - bei Hautausschlägen (nässenden Ekzemen)

| | |
|---|---|
| Zubereitung:<br>- innerlich: | - Als Tee: Blätter - Aufguss 1 Teelöffel pro Tasse Wasser.<br>- Als Kaffeersatz: Früchte geröstet und gemahlen. |
| - äusserlich: | - Als Bad (Sitzbad, Fussbad): Rindeabkochung<br>- Als Umschlag<br>- Als Spülung, Waschung, Pinselung: Rindenabkochungen |
| Lagerung: | Trocken, vor Licht, Staub und Insekten geschützt! |

Besonderes:
Die Rinde darf nicht für innerliche Zwecke zubereitet werden. Sie kann die Magenschleimhaut zu stark reizen und entsprechende Entzündungen auslösen.

*Volksheilkundliche Anwendung der Eiche*

Allgemeine Anwendung:
Eichenrinde und Blätter als Heilmittel sind in der Volksheilkunde etwas verdrängt worden.
Das Anwendungsgebiet war sehr breit. So wurden Rinde und Früchte auch bei Milz- und Leberschwellung infolge Alkoholmissbrauchs eingesetzt.
Auch bei Rachitis und Skrofulose bei Kindern kamen Rinde und Früchte der Eiche in Anwendung.
Bei Weissfluss wird noch heute ein Sitzbad verordnet, mit recht gutem Erfolg.
Wechselfieberartige Zustände sind ebenfalls Bereiche, in denen Eichenrinde und Früchte gebraucht sind.
Weitere Krankheiten, die in den Behandlungsbereich der Eiche fallen, sind:
- Gebärmuttersenkung
- Hämorrhoiden

Homöopathische Anwendung:
Die Homöopathie bereitet aus der frischen Rinde junger Zweige und aus den Eicheln eine Essenz zu. Diese Essenz wird in erster Linie bei Milz- und Leberschwellung infolge Alkoholmissbrauchs verordnet. Zudem lösen die Anwendungen dieser Heilmittel einen Widerwillen gegenüber Alkohol aus.

*Esoterische Anwendung der Eiche*

Allgemeines:
Die esoterische Bedeutung der Eiche hat eine uralte Vergangenheit.Nebst der mythologischen Bedeutung gilt die Eiche noch heute als ein sehr gutes Heil- und Schutzmittel. In der Volksheilkunde wird gesagt: «Damit ein Kind gute Zähne bekomme, soll der erste ausgefallene Zahn in einen Eichenstamm eingebohrt werden. Das Loch wieder gut vermachen.» Diese Anwendung gilt als sympatische Volksmedizin.
In der rituellen Magie werden aus Eichenholz Räucherungen hergestellt. Auch zur Verarbeitung von Zauberstäben dient die Eiche (Eiche = Macht, Kraft, Ausdauer, Stärke).

Pflanzenastrologische Anwendung:
Die Eiche steht in Beziehung mit dem Planeten Jupiter. Sie hat aber auch einige starke Marseigenschaften.

Stärkende Anwendung:
- zur Wundheilung
- bei Hämorrhoiden
- bei eiternden Wunden
- zum Knochenaufbau

Schwächende Anwendung:
- bei Fusschweiss
- bei Gallenüberproduktion

Anwendung nach Dr. E. Bach:
In der Bach Blütentherapie wird die Eiche all jenen empfohlen, die zäh, ausdauernd, beinahe verbissen in ihre Arbeit vertieft sind, oft mit chronischen Müdigkeitserscheinungen.

Anwendung in der Baumheilkunde:
Ähnlich wird die Eiche in der Baumheilkunde angegangen, Zum «Auftanken» und sich stärken. Die Eiche zeigt hier sehr gute Eigenschaften nach langen, kräfteraubenden Krankheiten. Sie fördert die Regeneration.

*Als Wildgemüse: Eicheln*

Die Eicheln dienen als Kaffeersatz. Sie müssen erst gut gekocht werden (entbittern) und danach rösten und mahlen. Gemischt mit verschiedenen Wurzeln und Blättern ergeben sie einen sehr schmackhaften Kaffee. Die Eicheln können auch als Brotmehlzusatz verwendet werden.

*Eiche in der Kosmetik*

Als Bad und Waschung eignen sich Eichenblätter und Rinde zur Reinigung unreiner, fetter Haut. Nicht zu häufig, da sie stark austrocknend wirkt. Die Anwendung darf in der Woche höchstens dreimal wiederholt werden.

*Notizen:*

***Notizen:***

**Erdbeere**

Botanischer Name:
Fragaria vesca

Familie:
Rosaceae (Rosengewächse)

Andere Namen:
Baschierbeere, Darmkraut, Flohbeere, Rotbeere, Rote Beesinge

Vorkommen:
Europa, Nordamerika
Waldränder, Holzschläge, Lichtungen

Blütezeit:
April–Juni

Aussehen:
Die ausdauernde, bis 25 cm hoch wachsende Erdbeerpflanze vermehrt sich durch Ausläufer. Die Stengel sind leicht behaart. Die hellgrünen Blätter sind dreiteilig. Die Blüten sind weiss. Die roten Früchte stellen Scheinfrüchte dar. Den eigentlichen Samen bilden die schwarzen Punkte (Akenen), die auf der Scheinfrucht wachsen.

Anbau:
Es gibt viele verschiedene Erdbeersorten.
Zu Heilzwecken empfiehlt es sich, die Walderdbeere zu verwenden und auch anzubauen. Der Anbau der Walderdbeere erfordert die gleichen Bedingungen, wie der der Zuchtformen.
Tip: Zu Erdbeerpflanzungen eignen sich sehr gut Zwiebel oder Knoblauch als Zwischenkulturen anzubauen. Zwiebeln und Knoblauch fördern zugleich die Frucht- und Aromabildung der Erdbeere.

Geschichtliches:
Angebaut wird die Erdbeere seit dem 14. Jahrh. Als Heilmittel werden die Blätter der Walderdbeere schon von Plinius d. Älterem erwähnt. Er empfiehlt sie zur Wundbehandlung. Auch den Früchten schenkt er grosse Aufmerksamkeit als Nahrungsmittel und Heilmittel bei Gicht und Rheumakrankheiten.

*Naturwissenschaftliche Heilpflanzenbeschreibung*

| | |
|---|---|
| Verwendete Teile: | Blätter – Folium fragaria |
| Sammelzeit: | März–Mai |
| Wirkstoffgruppe: | Gerbstoffdroge |
| Hauptwirkstoffe: | Blätter: Gerbstoff, Säuren<br>Früchte: Zucker, Säure |
| Nebenwirkstoffe: | Blätter: Schleim, Vitamin C, Mineralsalze und Spurenelemente: Calzium, Eisen<br>Eiweiss<br>Früchte: fettes Öl, Vitamin C, Mineralsalze und Spurenelemente: Natrium, Phosphor, Calzium, Kalium, Eisen, Farbstoffe (Flavone) |
| Wirkung:<br>– Hauptwirkung: | – Zusammenziehend<br>– Wassertreibend<br>– Entzündungswidrig |
| – Nebenwirkung: | – Beruhigend<br>– Entspannend<br>– Blutreinigend<br>– Allgemein stärkend<br>– Hautreinigend<br>– Erfrischend |
| Anwendung:<br>– innerlich: | – bei leichtem Durchfall (Kleinkinder und Kinder)<br>– bei Magen-Darmgrippe<br>– bei Erkältungen<br>– bei Nierenentzündungen<br>– bei Hautunreinheiten |
| – äusserlich: | – bei Hautunreinheiten<br>– bei Couprose<br>– bei Wunden<br>– bei Zahnfleischentzündungen |
| Zubereitung:<br>– innerlich: | – Als Tee: 1 Teelöffel auf 1 Tasse Wasser – Aufguss.<br>– Früchte als Pressaft, Mus und Kompott |
| – äusserlich: | – Als Waschung und Umschlag |
| Lagerung: | Trocken, vor Licht, Staub und Insekten geschützt! |

*Volksheilkundliche Anwendung der Erdbeere*

Allgemeine Anwendung:
Die Verwendungen der Erdbeere als Heilmittel sind zum grössten Teil verloren gegangen.
Die Blätter zeigen eine sehr gute Heilwirkung
- bei Gelbsucht
- bei Gicht und Steinerkrankungen

die Früchte:
- bei Nieren-Blasenentzündungen
- schlechtem Blutkreislauf
- bei Blutarmut
- und bei Fieber.

Die Erdbeerblätter sind hauptsächlich als Erfrischungstee und Ersatz für Schwarztee bekannt (s. a. Wildgemüse und Rezepte).

Homöopathische Anwendung:
Die Homöopathie verordnet die aus den frischen Früchten zubereitete Essenz
- bei Frostbeulen
- bei geschwollener Zunge («Erdbeerzunge»).

*Esoterische Anwendung der Erdbeere*

Allgemeines:
Die Erdbeere hat viele Legenden zu erzählen. In der grieschischen Zeit brachte man sie in Verbindung mit der Göttin Frigga, wie später auch im Frühchristentum. Im späteren Christentum war die Erdbeere ein Symbol der Jungfrau Maria und damit auch für Redlichkeit und gute Früchte der Arbeit.
In der zeremoniellen Magie werden noch heute Erdbeeren für den Gast der Erdspähre (Kobolde, Gnomen, Heinzelmännchen, Zwerge) bereitgestellt. Aber auch Feen und Elfen bietet man die süssen Früchte als Mahl und zur Erquickung an.

Pflanzenastrologische Anwendung:
Die Erdbeere steht in erster Linie in Beziehung mit dem Planeten Venus. Sie trägt jedoch noch viele Sonnen- und Jupitereigenschaften in sich.

Stärkende Anwendung: – bei allgemeiner Verdauungsschwäche

Schwächende Anwendung:
- bei Durchfall
- bei Entzündungen des Magen-Darmtraktes und des Mund-Rachenraumes
- bei Fieber
- bei allgemeiner «Überhitzung» des Körpers

*Als Wildgemüse: Erdbeere*

Junge Erdbeerblätter eignen sich in Mischsalaten und in Suppen.
Ebenso dienen sie zur Herstellung von Schwarzteersatz.
Die Anwendung der Früchte zu Sirup, Saft, Kompott und Konfitüre sind bekannt.

*Erdbeere in der Kosmetik*

Erdbeerblätter zu Waschungen reinigen und straffen die Haut. Der Tee oder ein alkoholischer Auszug kann auch zur Herstellung von Cremen und Milchen verwendet werden.

*Notizen:*

**Hauswurz**

Botanischer Name:
Sempervivum tectorum

Familie:
Cranulaceae (Dickblattgewächse)

Andere Namen:
Dachwurz, Hauslauch, Steinrose

Vorkommen:
Süd- und Mitteleuropa
Jura, felsige Orte, Mauern und auf Dächern

Blütezeit:
Juli–August

Aussehen:
Die Pflanze erreicht eine Höhe von 20–60 cm. Die fleischigen, in Spitzen auslaufenden Blätter bilden eine auffallende Blattrosette. Die Farben der Blätter reichen von grün bis rostrot. Die sternartig angeordneten Blüten sind rosa bis purpurrot.

Anbau:
An sonnigen Orten mit felsigem Untergrund lässt sich die Hauswurz durch Aussaat und Ausleger sehr gut ziehen.
Zuviel Nässe schadet ihr. Sie liebt eher Trockenheit.

Geschichtliches:
Eine andere Art aus der Familie der Dickblattgewächse, die Fetthenne (Sedum) kannten die Römer schon als Heilmittel. Auch pflanzten sie diese auf Dächern an um so das Haus vor Blitzschlag zu schützen. Karl der Grosse übernahm dann diese Anwendung in seiner «Landgüterverordnung», jedoch mit der Hauswurz. Damit fand sie auch den eigentlichen Zugang als Heilmittel in die Volksheilkunde. Bei Verbrennungen und Wunden aller Art galt die Hauswurz als ausgesprochen gutes Mittel.
Heute ist die Hauswurz als Heilmittel stark verdrängt worden, obschon sie ausgezeichnete Dienste in krampflösenden Teemischungen erweist.
Im Übrigen hat die Hauswurz tatsächlich die Eigenschaft, mit ihren Blattspitzen elektrische Spannungen zwischen der Luft und der Erde auszugleichen. Ein Blitz schlägt nie nahe bei einer Hauswurz ein, obschon sie auf Steinen und anderen exponierten Orten wächst!

*Natuwissenschaftliche Heilpflanzenbeschreibung*

| | |
|---|---|
| Verwendete Teile: | Blätter – Folium sedi magni |
| Sammelzeit: | April–September |
| Wirkstoffgruppe: | Gerbstoffdroge |
| Hauptwirkstoff: | Gerbstoff |
| Nebenwirkstoffe: | Apfelsäure, Ameisensäure, Schleim, Harz |
| Wirkung:<br>– Hauptwirkung: | – Zusammenziehend<br>– Wundheilend |
| – Nebenwirkung: | – Krampflösend<br>– Erweichend<br>– Kühlend |
| Anwendung:<br>– innerlich: | – bei Durchfall<br>– bei Magen-Darmentzündungen<br>– bei Koliken |
| – äusserlich: | – bei Hautausschlägen<br>– bei Wunden (Schürfungen)<br>– bei Verbrennungen |
| Zubereitung:<br>– innerlich: | – Als Pressaft<br>– Als Tee: 1 Teelöffel auf 1 Tasse lauwarmes Wasser – kalt ansetzen. |
| – äusserlich: | – Als Frischpflanzenumschlag<br>– Als Waschung |
| Lagerung: | Nur kurze Zeit lagerfähig. Ganz trocken und vor Licht geschützt! |

Besonderes: Die besten Wirkungen zeigen Frischpflanzenzubereitungen.

*Volksheilkundliche Anwendung der Hauswurz*

Allgemeine Anwendung:
Die Anwendungen der Hauswurz sind fast ganz vergessen. Dennoch sollten sie wieder aufgegriffen werden, denn die Erfahrung zeigt doch, dass die Hauswurz sehr gute Eigenschaften hat.
So empfiehlt es sich, die Hauswurz bei folgenden Erkrankungen wieder vermehrt einzusetzen:
- bei Augenentzündungen
- bei Hämorrhoiden
- bei Menstruationskrämpfen
- bei Verbrennungen
- bei Wurmmittel
- bei Wassersucht (Signatur)

Homöopathische Anwendung:
Die Homöopathie kennt die Anwendung der aus den frischen Blättern zubereiteten Essenz noch.
Sie verordnet die Essenz bei:
- Zungenbrennen
- Menstruationsstörungen.

***Notizen:***

*Esoterische Anwendung der Hauswurz*

Allgemeines:
Obschon die Hauswurz vor Jahren ein angesehenes Mittel in der Volksmedizin, vorab im Volksglauben, war, gibt es nur sehr wenige Unterlagen von ihr.
Gesichert ist ihre Anwendung als Schutzmittel vor Blitzschlag (s. «Geschichtliches»). Die Hauswurz verbessert das biologische Wohnklima im Haus.
Als Heilmittel hatte sie besonderes Ansehen in der sympathischen Volksmedizin. So wurde die Hauswurz verwendet:
- bei Kropf
- bösartigen Geschwüren (Krebs)
- bei «brandigen» Wunden

Pflanzenastrologische Anwendung:
Die Hauswurz steht in Beziehung mit dem Mond.

Stärkende Anwendung:
- bei Menstruationsstörungen
- beim Ausbleiben der Menstruation

Schwächende Anwendung:
- bei Schürfungen
- bei Unterleibskrämpfen
- bei verschiedenen Verletzungen

*Notizen:*

**Heidelbeere**

Botanischer Name:
Vaccinium myrtillus

Familie:
Ericaceae (Heidekrautgewächse)

Andere Namen:
Blau, - Bide, - Krack, - Most, - Schwarz, - Tau, - Waldbeere, Heubeeri, Haselbeere, Schnuderbeeri (Nicht zu verwechseln mit der Moorbeere, Rauschbeere - Vaccinium uliginosum)

Vorkommen:
Europa bis 2500 m ü. M.

Blütezeit:
April–Juni

Aussehen:
Heidelbeersträucher sind niederliegende bis 50 cm hoch wachsende, rundliche Zwergsträucher. Die Blätter sind eiförmig und spitz, leicht gezähnt. Ihre Farbe ist hellgrün (im Gegensatz zur Rauschbeere, deren Blätter blaugrün bis rostrot sind!).
Die Blüten sind kugelförmig, erst ganz weiss, dann in rosa überlaufend. Die Beeren sind blau-violett und ganz durchgefärbt, zum Unterschied der Rauschbeere, bei der lediglich die Schale gefärbt ist.

Anbau:
Die Heidelbeere lässt sich recht gut anbauen. Sie liebt einen lockeren und leicht feuchten Boden. Pralle Sonnenbestrahlung schätzt sie nicht besonders. Halbschattige Stellen nimmt sie mit Dankbarkeit an.

Geschichtliches:
Schon Dioskurides erwähnte die zusammenziehenden Eigenschaften der Heidelbeere. Ihre damaligen Anwendungen bei Durchfall, Ruhr und Cholera! verallgemeinerten sich im Laufe der Zeit. Heute wird die Heidelbeere bei Darmerkrankungen allgemeiner Natur verabreicht.

*Naturwissenschaftliche Heilpflanzenbeschreibung*

| | | |
|---|---|---|
| Verwendete Teile: | Beeren | – Fructus myrtilli |
| | Blätter | – Folium myrtilli |
| Sammelzeit: | Blätter | – Juni–Juli |
| | Beeren | – Juli–September |
| Wirkstoffgruppe: | Gerbstoffdroge | |
| Hauptwirkstoff: | Blätter: | Gerbstoff |
| | Beeren: | Gerbstoff |
| Nebenwirkstoffe: | Blätter: | Flavone, Glukokinine, Arbutin, Bitterstoff, Gummi, Myrtillin, Ericolin |
| | Beeren: | Zucker, Anthocyan, Myrtillin, Vitamin B, C, Pectin |
| Wirkung: | Blatt: | – Stopfend |
| – Hauptwirkung: | | – Blutzuckersenkend |
| | Beere: | – Stopfend |
| – Nebenwirkung: | Blatt: | – Wasserteibend |
| | Beere: | – Keimwidrig |
| Anwendung: | Blatt: | – bei Durchfall |
| – innerlich: | | – bei Blutzuckerkrankheit |
| | Beere: | – bei Durchfall |
| | | – bei Magen-Darmgrippe |
| | | – bei Blähungen |
| – äusserlich: | Frucht: | – bei Mundschleimhautentzündungen |
| Zubereitung: | Blatt: | Als Tee: 1 Teelöffel auf 1 Tasse – Aufguss |
| – innerlich: | Beere: | – Getrocknet roh oder als Tee |
| – äusserlich: | Beere: | – frische Frucht als Pressaft |
| Lagerung: | Trocken, vor Licht, Staub und Insekten geschützt! | |

Besonderes:
Heidelbeerblätter dürfen nicht als Langzeitkuren verordnet werden, da sie zu Blutanämie führen. Es sind Kuren von 3 Wochen zu machen. Danach 3 Wochen aussetzen, um eine erneute 3-Wochenkur zu beginnen!

*Volksheilkundliche Anwendung der Heidelbeere*

Allgemeine Anwendung:
In der Volksheilkunde werden die Blätter noch recht häufig zur Behandlung von Diabetes herangezogen. Wenn die Kuren mit Unterbrüchen gestaltet werden, so scheint es, dass eine entsprechende Therapie sehr gute Erfolge zeigt.
Die Blätter finden auch Anwendung:
- bei Schuppenflechte
- bei hohem Blutdruck
- bei Husten
- bei Hautausschlägen (Ekzemen)
- bei Couprose.

Die frischen Beeren werden gepresst und der Frischpressaft zur Behandlung von Mund-, Hals- und Rachenkrankheiten verwendet.

Homöopathische Anwendung:
Auch die Homöopathie verordnet hin und wieder die Essenz aus den frischen Beeren. Hauptsächlich chronische Erkrankungen der Mund-Halsbereiche sind das Behandlungsfeld.

*Esoterische Anwendung der Heidelbeere*

Allgemeines:
Über die Heidelbeere gibt es nur ganz wenige Angaben.
Wie viele andere Wildfrüchte, dienen auch die Heidelbeere und deren Saft als Gastmahl für Waldgeister. Das Mahl wird vor einem magischen Ritual zubereitet.

Pflanzenastrologische Anwendung:
Die Heidelbeere steht in Beziehung mit dem Planeten Jupiter aber auch mit der Venus.

Stärkende Anwendung: – bei Durchfall infolge Verdauungsstörungen

Schwächende Anwendung: – bei Entzündungen und Infektionskrankheiten

*Als Wildgemüse: Heidelbeere*

Die Verwendung der Frucht ist bekannt. Hier sei ganz besonders auch auf den Wert des Frischpressaftes hingewiesen.

*Heidelbeere zum Färben*

Zum Färben werden die Stauden verwendet. Je nach Beize ergeben sie ein moosgrün bis goldgelb.

*Notizen:*

## Himbeere

Botanischer Name:
Rubus idaeus

Familie:
Rosaceae (Rosengewächse)

Andere Namen:
Ampe, Heidelbeere, Hohlbeere, Katzenbeere, Madenbeere, Mutterbeere, Runtzelbeere, Waldbeere

Vorkommen:
Europa, Nordasien – verbreitet auf der ganzen Welt.
Waldlichtungen, Hecken, kultiviert

Blütezeit:
Mai–Juli

Aussehen:
Der Himbeerstrauch wird 1–2 m hoch.
Die Blätter sind auf der Oberseite hellgrün und an der Unterseite weisslich. Sie sind grob gezähnt. Die rote Frucht ist eine Scheinfrucht.

Anbau:
Die Himbeere liebt humusreichen, lockeren Boden und gute Wasserzufuhr. Die Pflanze ist mehrjährig. Nur die zweijährigen Stauden tragen Früchte.

Geschichtliches:
Anscheinend kannten die Pfahlbauer die Himbeere bereits. Funde aus Deutschland und der Schweiz lassen jedenfalls darauf schliessen. Der Anbau der Himbeere begann jedoch erst im 15. Jahrhundert, und zwar als Kulturpflanze in Klostergärten. In dieser Zeit kamen auch die ersten Himbeersirupe auf den Markt, die auch als Heilmittel gegen allerlei Leiden empfohlen wurden. Die Blätter wurden damals wie auch heute noch während der Schwangerschaft empfohlen. Sie haben einen sehr guten Einfluss auf die Entbindung.

*Naturwissenschaftliche Heilpflanzenbeschreibung*

| | | |
|---|---|---|
| Verwendete Teile: | Blätter | - Folium rubi idaei |
| | Früchte | |
| Sammelzeit: | Blätter | - Mai–Juni |
| | Früchte | - Juli–August |
| Wirkstoffgruppe: | Gerbstoffdroge | |
| Hauptwirkstoffe: | Blätter: | Gerbstoffe |
| | Früchte: | Fruchtsäuren (Citronenesäure, Apfelsäure, Weinsäure, Ameisensäure) |
| Nebenwirkstoffe: | Blätter: | Vitamin A, C, organische Säuren |
| | Früchte: | Vitamin A, C, Schleim, Gummi, Pectin, Farbstoff (Anthocyan), fettes Öl, Mineralsalze |
| Wirkung: | Blätter: | - Zusammenziehend |
| - Hauptwirkung: | | - Entzündungswidrig |
| | Früchte: | - Abführend |
| | | - Wassertreibend |
| | | - Schweisstreibend |
| - Nebenwirkung: | Blätter: | - Einfluss auf die Entbindung und Wehen |
| | | - Blutreinigend |
| | | - Menstruationsregulierend |
| | | - Erfrischend |
| | Früchte: | - Allgemein stärkend |
| Anwendung: | Blätter: | - bei Bronchitis |
| - innerlich: | | - bei Heiserkeit |
| | | - bei Hautausschlägen |
| | | - bei Durchfall |
| | | - zur Erleichterung der Entbindung |
| | Früchte: | - bei Fieber |
| | | - bei Nierenkrankheiten |
| | | - bei allgemeiner Schwäche |
| - äusserlich: | Blätter: | - zur Haut- und Wundreinigung |
| | | - bei Halsentzündungen |

| | | |
|---|---|---|
| Zubereitung:<br>- innerlich: | Blätter: | - Als Tee: 1 Teelöffel auf 1 Tasse Wasser - Aufguss |
| | Früchte: | - Als Mus, Kompott, Pressaft |
| - äusserlich: | Blätter | - Als Waschung und Umschlag<br>- Als Gurgelmittel, s. Tee |
| Lagerung: | Trocken, vor Licht, Staub und Insekten geschützt! | |

Besonderes:
Die Himbeerblätter haben die Eigenschaft, als Wehenmittel zu wirken. Dabei sind sie entkrampfend und entspannend im elastischen Gewebe des Gebärmutterbereiches. Sie üben immer einen sehr günstigen Einfluss auf die Entbindung auf (s. «Rezepte»).

*Volksheilkundliche Anwendung der Himbeere*

Allgemeine Anwendung:
Die günstige Wirkung auf die Entbindung ist in der Volksheilkunde schon seit jahrhunderten bekannt. Erst in den letzten zwei bis drei Jahren wird diese Anwendung der Himbeerblätter wieder vermehrt aufgegriffen und auch von Hebammen empfohlen.
Im weiteren sind die Blätter und die Früchte auch als Stoffwechselanregendes Mittel bekannt. Beides braucht man bei Gelenkrheuma. Hier zeigt sich sehr oft eine gute, cholestrinspiegelsenkende Wirkung.

Homöopathische Anwendung:
Es scheint so, dass die Himbeere in der Homöopathie kaum verwendet wird.
Empfehlenswert wäre sicherlich eine Essenz aus den frischen Blättern und Blüten bei Menstruationsstörungen und Schwangerschaftsbeschwerden.

*Esoterische Anwendung der Himbeere*

Allgemeines:
Über die Himbeere gibt es praktisch keine näheren Angaben. Wohl auch aus dem Grund, dass sie als Heilmittel noch eher jung ist.
In der rituellen Magie dient sie auch als Speise für den Magier und als Gastmahl für Feen und Elfen.

Pflanzenastrologische Anwendung:
Die Himbeere steht zum einen in Beziehung mit der Venus (Frucht) und zum andern auch zum Jupiter und Mars (Blatt).

Stärkende Anwendung: - in der Schwangerschaft und zur Entbindung

Schwächende Anwendung:
- bei Entzündungen
- bei Durchfall

*Tierheilkundliche Anwendung der Himbeere*

Die Blätter sind als Tee zur Förderung der Wehen und als Geburtshilfe zu verwenden. Ebenso zur Förderung des Nachgeburtsabganges.

*Als Wildgemüse: Himbeere*

Die jungen Blätter eignen sich sehr gut in Mischsalate und in Suppen. Die Anwendung der Früchte als Saft ist sehr zu empfehlen.

*Himbeere zum Färben*

Himbeerblätter werden auch zum Färben von Wolle und Stoffen verwendet. Sie ergeben ein Gelb.

*Notizen:*

**Odermennig, Kleiner**

Botanischer Name:
Agrimonia eupatoria

Familie:
Rosaceae (Rosengewächse)

Andere Namen:
Ackermännchen, Argemönli, Brustchrut, Leberklette, Natternzunge (nicht zu verwechseln mit dem Schlangenknöterich - Polygonum bistorta), Odermandli, Odermännchen, Wundermennig, Wund-Odermennig

Herkunft des Namens:
Die italienische Artbezeichnung «Eupatoria» wird auf den Namen des Königs von Pontus, Mithridates Eupator, zurückgeführt.

Vorkommen:
Europa, Nordasien
Hecken und Wegrändern bis 1500 m ü. M.

Blütezeit:
Juni–September

Aussehen:
Die Pflanze wird bis 70 cm hoch und ist ausdauernd.
Die Blattunterseiten sind grau und dicht behaart. Sie sind gefiedert mit grösseren und dazwischen kleineren Teilblättern.
Die gelben Blüten sind rispenartig.
Auffalend sind auch die Früchte. Diese wachsen als kleine, hängende Glöckchen mit Borsten. Beim Vorbeistreifen bleiben sie an den Kleidern hängen, gleich den Früchten der Klette.

Anbau:
Der Odermennig lässt sich recht gut anbauen. Er braucht einen lockeren, leicht sandigen Boden.

Geschichtliches:
Der Odermennig als Heilpflanze führt uns bis in die Zeit der Ägypter zurück. Im Papyrus Ebers (6. Jahrh. v. Chr.) wird er bereits als Augenheilmittel aufgeführt.
Der König Mithridates Eupator soll als erster den Odermennig zu Heilzwecken bei Leberkrankheiten herangezogen haben.
Spätere Naturheilärzte finden im Odermennig immer wieder ein ausgezeichnetes Heilmittel bei Milz- und Leberkrankheiten. Auch die äusserlichen Anwendungen bei Wunden und Geschwüren waren sehr gut bekannt.
Im 15. und 16. Jahrhundert fand der Odermennig seinen Höhepunkt als Heilmittel. Danach geriet er allmählich in Vergessenheit.
Heute kommt man wieder vermehrt auf ihn zurück und setzt ihn recht häufig als Heilmittel ein. Oft auch nur als Zusatz in Teemischungen.

*Notizen:*

*Naturwissenschaftliche Heilpflanzenbeschreibung*

| | |
|---|---|
| Verwendete Teile: | Kraut - Herba agrimoniae |
| Sammelzeit: | Mai–August |
| Wirkstoffgruppe: | Gerbstoffdroge |
| Hauptwirkstoff: | Gerbstoff |
| Nebenwirkstoffe: | äth. Öl, Bitterstoff, Nicotinsäureamid, Kieselsäure, Schwefel, Eisen, Vitamin B, K, Phytosterine |
| Wirkung:<br>- Hauptwirkung: | - Entzündungshemmend<br>- Zusammenziehend<br>- Wundheilend<br>- Stopfend |
| - Nebenwirkung: | - Leber-Gallenblasestärkend<br>- Wassertreibend<br>- Narbenbildend<br>- Krampflösend |
| Anwendung:<br>- innerlich: | - bei Durchfall<br>- bei zu wenig Magen- und Gallensäure<br>- bei Hals-, Rachen- und Bronchienentzündungen<br>- bei Nieren-Blasenkrankheiten<br>- bei Krämpfen verschiedener Art (Magen - Darm - Unterleib) |
| - äusserlich: | - bei Wunden und Geschwüren<br>- bei Verbrennungen<br>- bei Hautausschlägen<br>- bei Venen- und Arterienentzündungen<br>- bei Blutungen |
| Zubereitung:<br>- innerlich: | - Als Tee: 1 Teelöffel auf 1 Tasse Wasser - Aufguss<br>- Als Essenz und Tinktur |
| - äusserlich: | - Als Waschung, Umschlag, Pinselung |
| Lagerung: | Trocken, vor Licht, Staub und Insekten geschützt! |

*Volksheilkundliche Anwendung des Odermennig*

Allgemeine Anwendung:
In der alten Volksheilkunde war der Odermennig in erster Linie ein Leber-Gallenmittel.
Bei Lungentuberkulose stellte der Odermennig eines der wichtigsten Heilmittel dar.
Heute kommt er noch sehr häufig bei Lungenentzündungen zur Anwendung, und hier mit sehr guten Eigenschaften.
Im weiteren gilt der Odermennig auch als blutzuckersenkendes Mittel.
Auch bei Fettleibigkeit wird der Odermennig recht oft eingesetzt. Hier zeigt sich wiederum eine ausgesprochen gute Wirkung (Phytosterine).
Daneben ist er auch bei Heiserkeit und rauher Stimme als Heilmittel geeignet.

Homöopathische Anwendung:
Die Homöopathie kennt den Odermennig nicht.

*Esoterische Anwendung des Odermennig*

Allgemeines:
Der Odermennig ist ein altbekanntes Heilmittel.
In okkulter Art und Weise dient er als Talisman und Amulette zum Schutz vor Krankheiten und zur Verleihung von Stärke, Kraft und Mut.
Hin und wieder findet er auch in Räuchermischungen Verwendung.

Pflanzenastrologische Anwendung:
Der Odermennig steht in Beziehung zum Jupiter.

Stärkende Anwendung:
- bei Unterfunktionen der Leber und Galle
- bei nervösjuckenden Hautreizungen

Schwächende Anwendung:
- bei allgemeinen Entzündungen innerlich und äusserlich

Anwendung nach Dr. E. Bach:
In der Bachtherapie wird der Odermennig für Menschen empfohlen, die nach aussen hin fröhlich und ruhig scheinen, innerlich aber angespannt und nervös sind.

**Schlangen-Knöterich**

Botanischer Name:
Polygonum bistorta

Familie:
Polygonaceae (Knöterichgewächse)

Andere Namen:
Drachenzunge, Lämmerzunge, Natter-Knöterich, Natternwurz, Schafzunge, Schlangenwurz, Wiesen-Knöterich, Zahnputzer

Herkunft des Namens:
Der Name «Schlangenwurz» kommt von der Wurzel, die sich schlangenartig windet. Lämmer- oder Schafzung weist auf die Blattform hin.

Vorkommen:
südliches Mitteleuropa
Feuchte Wiesen bis 1900 m ü. M.

Blütezeit:
Mai–Juli

Aussehen:
Der Schlangen-Knöterich wird bis 1 m hoch. Die Grundblätter sind an der Blattoberseite dunkelgrün und an der Unterseite blau-grün. Die Blüten bilden eine Scheinähre mit einzelnen kleinen, rosaroten Blüten.

Anbau:
Als Wildgemüse wird der Schlangenknöterich hin und wieder angebaut. Er verlangt einen feuchten, nährstoffreichen Boden.

Geschichtliches:
Über den Schlangenknöterich lässt sich nur sehr wenig auffinden.
Hingegen der verwandte Sauerampfer war bei den Griechen und den Römern als Heilmittel bereits bekannt.
Der Schlangenknöterich war wahrscheinlich als Heilmittel durch die anderen Ampferarten übergangen worden.
Erst gegen Ende des 16. Jahrhunderts wird der Schlangenknöterich als Schutzmittel gegen Schlangenbisse (Name) in Form eines Talisman empfohlen.

*Naturwissenschaftliche Heilpflanzenbeschreibung*

| | |
|---|---|
| Verwendete Teile: | Wurzel - Radix bistortae |
| Sammelzeit: | September–November |
| Wirkstoffgruppe: | Gerbstoffdroge |
| Hauptwirkstoff: | Gerbstoff (Catechin, Tannin) |
| Nebenwirkstoffe: | Phlobaphen (Bistorbinrot), Stärke, Eiweiss, Emodin, Vitamin C, Oxalsäure |
| Wirkung: | - Zusammenziehend |
| - Hauptwirkung: | - Stopfend |
| | - Wundheilend |
| - Nebenwirkung: | - Gewebsfestigend |
| | - Kühlend |
| | - Entspannend |
| Anwendung: | - bei starken ruhrartigen Durchfällen |
| - innerlich: | - bei Blutungen |
| | - bei Magen-Darmentzündungen |
| | - bei Koliken |
| - äusserlich: | - zur Wundheilung |
| | - bei Hämorrhoiden |
| | - bei Blutungen |
| | - bei Zahnfleischentzündungen |
| | - bei Mundfäule |
| Zubereitung: | |
| - innerlich: | - Als Tee: 1 Teelöffel auf 1 Tasse Wasser - Abkochung |
| - äusserlich: | - Als Waschung, Umschlag |
| Lagerung: | Trocken, vor Licht, Staub und Insekten geschützt! |

*Volksheilkundliche Anwendung des Schlangen-Knöterich*

Allgmeine Anwendung:
Der Schlangen-Knöterich ist in der Volksheilkunde ein altbekanntes Heilmittel.
Ausser bei den schon erwähnten Krankheiten wird der Schlangen-Knöterich auch angewendet:
- bei Weissfluss
- bei Bettnässen und
- bei nächtlichen Samenergüssen.

Homöopathische Anwendung:
Die Homöopathie kennt den Schlangen-Knöterich nicht.

*Esoterische Anwendung des Schlangen-Knöterichs*

Allgemeines:
Die Wurzel dient, angehängt um den Hals, als Schutzmittel gegen Bisse giftiger Tiere!

Pflanzenastrologische Anwendung:
Der Schlangen-Knöterich steht in Beziehung mit dem Mond und dem Mars.

Stärkende Anwendung:
- bei Durchfall
- bei Weissfluss
- bei Bettnässen

Schwächende Anwendung:
- bei Blutungen
- bei Entzündungen

*Als Wildgemüse: Schlangen-Knöterich*

Als Wildgemüse ergeben die Blätter mit den Stengeln sehr gute und schmackhafte Mischsalate, Suppen und Spinat.
Auch als Omelettenfüllung eignen sie sich vorzüglich.

*Notizen:*

**Schwarz-Erle**

Botanischer Name:
Alnus glutinosa

Familie:
Betulaceae (Birkengewächse)

Andere Namen:
Roterle

Vorkommen:
Europa, Asien
Feuchte Wälder, Ufer

Blütezeit:
Februar–April

Aussehen:
Die Erle wird bis 25 m hoch.
Im Jungstadium ist die Rinde glänzend-grau, später wird sie rissig und braun.
Die Blätter sind rundlich und vorne stumpf. Jungblätter sind klebrig. Die Erle trägt einhäusige, gestielte Kätzchen. Die männlichen Blüten sind hängend und die weiblichen Blüten sind eiförmig, aufrecht wachsend. Die rundlichen, dunkelbraunen Zapfen sind gestielt.

Anbau:
Die Erle bevorzugt viel Sonne und feuchten Boden. Sonst beansprucht sie keine besondere Pflege. Die Vermehrung geschieht durch die Aussat der Erlennüsschen.

Geschichtliches:
Als Heilmittel ist die Erle eher unbekannt.
Früher wurden junge Erlenzweige im Stall und im Hauseingang zum Schutze vor Hexen aufgehängt. Die Rinde galt als gutes Gerbmittel um Leder zu gerben. Stoffe und Wolle wurden mit der Erlenrinde sehr häufig gefärbt.
In einigen Gegenden bestehen die Holzschuhe noch heute aus Erlenholz. Sägespäne von Erlenholz dienen zum Räuchern von Fleisch.

*Naturwissenschaftliche Heilpflanzenbeschreibung*

| | |
|---|---|
| Verwendete Teile: | Rinde – Cortex alni |
| Sammelzeit: | März–April |
| Wirkstoffgruppe: | Gerbstoffdroge |
| Hauptwirkstoff: | Gerbstoff |
| Nebenwirkstoffe: | Fett, Öl, Harzsäuren, Emodin, Alnulin |
| Wirkung: | – Zusammenziehend |
| – Hauptwirkung: | – Entzündungswidrig |
| – Nebenwirkung: | – Narbenbildend<br>– Fiebersenkend<br>– Leicht abführend |
| Anwendung: | |
| – innerlich: | – bei Darmblutungen |
| – äusserlich: | – bei Mund-, Hals-, Rachenentzündungen<br>– bei Angina<br>– bei Hautausschlägen<br>– bei eiternden Wunden |
| Zubereitung: | |
| – innerlich: | – Als Klistier |
| – äusserlich: | – Als Umschlag und zu Waschungen |
| Lagerung: | Trocken, vor Licht, Staub und Insekten geschützt! |

*Volksheilkundliche Anwendung der Schwarz-Erle*

Allgemeine Anwendung:
In der Volksheilkunde wird die Schwarz-Erle zusätzlich auch zum Abstillen angewendet. Dazu bereitet man einen Breiumschlag aus den frischen oder getrockneten Blätter.
Die Blätter und die Rinde gelten auch als fiebersenkend.

Homöopathische Anwendung:
Die Homöopathie verwendet die Haselerle (Alnus serrulata). Die Essenz kommt bei Fieber, Entzündungen der Mundhöhle und bei Angina zur Anwendung.

*Esoterische Anwendung der Schwarz-Erle*

Allgemeines:
Erlenzweige sollen Haus und Hof vor Krankheiten und Behexungen schützen.
Noch heute dienen Erlenzweige zu Räuchermischungen, um die Luft zu «reinigen». Zudem sollen sie auch Glück mit Nachkommen bescheren.
Das Laub in die Schuhe gelegt, hilft bei müden Füssen und Beinen.

Pflanzenastrologische Anwendung:
Die Erle steht in Beziehung mit Jupiter und Venus.

Stärkende Anwendung: – bei Fieber
– bei allgemeiner Schwäche

Schwächende Anwendung: – bei Hautentzündungen

Anwendung in der Baumheilkunde:
In der Baumheilkunde empfiehlt es sich, eine Schwarz-Erle bei Müdigkeit und Niedergeschlagenheit aufzusuchen. Auch bei Gichterkrankungen zeigt die Erle sehr gute Heileigenschaften.

*Tierheilkundliche Anwendung der Schwarz-Erle*

Erlenknospen mit frischem Brot der Kuh eingegeben und dann bespringen lassen, soll sie sicher tragend machen.
Das Fell mit Erlentee waschen, schützt die Tiere vor Fliegen und Bremen.

*Scharz-Erle zum Färben*

Blätter und Rinde werden zum Färben verwendet. Die Blätter ergeben ein starkes Braun, die Rinde, je nach Beize, Mittel- bis Schwarzbraun.

*Notizen:*

**Walnussbaum**

Botanischer Name:
Juglans regia

Familie:
Juglandaceae (Walnussgewächse)

Andere Namen:
Nussbaum, Welschnuss, Welsche Nuss

Herkunft des Namens:
«Jovis glans», = Jupiters Eichel, war der ursprüngliche Name. Juglands ist eine Zusammenziehung dieses alten Namens.

Vorkommen:
Asien, Mitteleuropa

Ursprüngliche Herkunft:
Es scheint, dass persische Könige den Walnussbaum nach Griechenland brachten. Von dort aus verbreitete er sich über Mittel- und Nordeuropa aus.

Blütezeit:
April–Mai

Aussehen:
Der Baum kann bis 25 m hoch und 150 Jahre alt werden.
Die Blätter sind unpaarig gefiedert. Die Teilblätter sind länglich-eiförmig, fast ganzrandig. Die männlichen Blüten erscheinen als hängende Kätzchen. Die weiblichen Blüten sind 1–5 zählig, endständig und befinden sich an den vorjährigen Trieben.
Die grünen, fleischigen Schalen umhüllen die Nuss. Die Nüsse sind in zwei Hälften geteilt und durch ein holziges «Nusskreuzchen» aufgegliedert.

Anbau:
Der Walnussbaum braucht sehr viel Platz. Er verlangt einen tiefgründigen, nährstoffreichen Boden. Auf Frost, während der Blütezeit, reagiert der Walnussbaum sehr empfindlich.
Die Vermehrung geschieht durch Samen und durch Veredlung.
Mit der ersten Nussernte kann zwischen dem dritten und fünften Standjahr begonnen werden. Alle zwei Jahre wechselt die Ertragsmenge.

Geschichtliches:
Der Walnussbaum hat eine lange Vergangenheit.
Nicht nur als Heilmittel, sondern auch als religiöse Kultpflanze war der Walnussbaum einer jener Bäume, denen ganz besondere Bedeutungen zuteil wurden.

Die Griechen weihten den Walnussbaum dem Zeus und die Römer dem Jupiter (s. a. Name).
Viele volkstümliche Bräuche um den Nussbaum, die die alten Bedeutungen dieses Baumes noch ahnen lassen, sind uns überliefert.
In der spätlateinischen Zeit warfen Kinder Walnüsse neuvermählten Eheleuten in den Weg. Die Nuss galt als Symbol für die Unsicherheit des Ehelebens: «Niemand weiss was sie bringt, niemand weiss was in der Nuss zu finden ist, ob bitter oder süss!»
Später wurde dann bei der Geburt eines Knaben oder eines Stammhalters ein Nussbaum (in einigen Gegenden auch eine Linde) gepflanzt. In die Wurzelgrube legte man die Placenta und darauf pflanzte man den jungen Baum.
Dass die Nuss schwer verdaulich ist und Kopfschmerzen verursachen kann, war schon Dioskurides bekannt. Plinius ergänzte noch mit der Erfahrung, dass der Geruch des Baumes einen «schweren Kopf» bringt. Interessant ist dazu auch der Volksmund aus der Türkei und einigen Gegenden der Schweiz (Luzernergebiet), der sagt, dass man sich nicht längere Zeit unter einem Nussbaum aufhalten soll, es könne zum Einschlafen – Sterben – führen. Ob hier das flüchtige Öl und andere Stoffe verantwortlich sind, wäre zu untersuchen.
Als Schutzmittel vor Vergiftungen war die Walnuss ebenso bekannt, wie auch als Heilmittel. Der König Pontus Mithridates bewahrte in seinem Geheimarchiv ein Rezept auf, das ein Universalgegengift darstellen soll.

*Notizen:*

*Naturwissenschaftliche Heilpflanzenbeschreibung*

| | | |
|---|---|---|
| Verwendete Teile: | Blätter<br>Nusschalen | - Folium juglands |
| Sammelzeit: | Blätter<br>Nusschalen | - Mai–Juni<br>- August–Oktober |
| Wirkstoffgruppe: | Gerbstoffdroge | |
| Hauptwirkstoffe: | Blätter:<br>Schalen:<br>Frucht: | Gerbstoff, äth. Öl<br>Gerbstoff<br>fettes Öl, ungesättigte Fettsäuren |
| Nebenwirkstoffe: | Blätter:<br>Schalen:<br>Frucht: | Bitterstoff Juglon, Flavone<br>Bitterstoff Juglon, Flavone, Inosit<br>Vitamine B 1, B 2, B 5, PP, Eiweiss |
| Wirkung:<br>- Hauptwirkung: | Blätter: | - zusammenziehend<br>- entzündungswidrig |
| - Nebenwirkung: | Blätter: | - blutreinigend |
| Anwendung:<br>- innerlich: | Schalen und Blätter<br>- bei Hautunreinheiten (Akne, Herpes, Ekzem)<br>- bei chronischen Katarrhen<br>- bei Lymphdrüsenschwellungen<br>- bei offenen Beinen und Krampfadern<br>- bei Magen-Darmkatarrhen | |
| - äusserlich: | - bei offenen Beinen und Krampfadern<br>- bei Augenentzündungen<br>- bei Hautentzündungen | |
| Zubereitung:<br>- innerlich: | Blätter:<br><br>Schalen: | - Als Tee: 1 Teelöffel auf 1 Tasse Wasser - Aufguss<br>- Als Sirup |
| - äusserlich: | - Als Bad: 200 g Blätter auf 1 l Wasser, Abkochung | |
| Lagerung: | Trocken, vor Licht, Staub und Insekten geschützt! | |
| Besonderes: | Walnussblätter vertreiben Wanzen und Läuse. | |

*Volksheilkundliche Anwendung der Walnuss*

Allgemeines:
Im Gegensatz zur offiziellen Anwendung wird die Walnuss in der Volksheilkunde viel breiter angewendet.
Die Blätter und Schalen werden so auch:
- bei Diabetes
- Rachitis
- Gicht
- Würmern, Blutarmut und allgemeiner Schwäche
- zur Stärkung nach Krankheiten

mit sehr guten Erfolgen immer wieder gebraucht.
Die Nusschalen dienen zur Entschlackung und Herzstärkung, aber auch zur Behandlung der Zuckerkrankheit.
Der Nusslikör dient zur allgemeinen Stärkung.
Bei Impotenz des Mannes wird Nusstinktur empfohlen, in einer täglichen Anwendung von 4–6 Tropfen, jeweils Abends.

Homöopathische Anwendung:
Aus den frischen Blättern und den Fruchtschalen wird zu gleichen Teilen eine Essenz zubereitet. Diese verordnet man allgemein in den Potenzen D1–D2 bei:
- Skrofulose und Magenübersäuerung.

*Esoterische Anwendung der Walnuss*

Allgemeines:
In der sympatischen Volksmedizin sind die Baumnuss ein gedächtnisstärkendes und das Nusskreuzchen ein herzstärkendes Mittel.
In der allgemeinen esoterischen Heilkunde sind die Baumnüsse ein Heilmittel bei «gespaltener Persönlichkeit», beim Gefühl zwischen Himmel und Erde zu schweben.

Pflanzenastrologische Anwendung:
Der Nussbaum steht in Beziehung mit dem Merkur und der Sonne.

Stärkende Anwendung:
- bei Gedächtnisschwäche
- bei Hautunreinheiten

Schwächende Anwendung:
- bei Gicht und Rheuma
- bei Lymphdrüsenschwellung

Anwendung nach Dr. E. Bach:
In der Bachtherapie wird die Baumnussblüte überall dort empfohlen, wo Entscheidungen getroffen werden müssen. Bei Unentschlossenheit und Ziellosigkeit.

Anwendung in der Baumheilkunde:
Einiges habe ich schon gesagt.
Der Nussbaum gilt als Vermittler klarer Haltung und Willensstärke. Er gilt auch als Baum, der die Weisheit der Götter in sich trägt und diese dem Menschen weitergibt.

*Tierheilkundliche Anwendung des Nussbaumes*

Zur Vertreibung von Flöhen, Wanzen und Läusen empfiehlt es sich, nebst dem Farnkraut, auch Walnussblätter unter das Stroh zu streuen.

*Als Wildgemüse: Walnuss*

Die Baumnüsse als Nussgerichte für viele Zwecke sind sehr gut bekannt. Empfehlenswert ist es, nicht allzuviele Baumnüsse auf die Nacht hin zu essen, da sie eher schwer verdaulich sind.

*Walnuss in der Kosmetik*

Mit Walnussblätterextrakt können Haarausfall und Schuppen gut behandelt werden.
Für braune Haare ist das Extrakt auch ein Tönungsmittel.

*Walnuss zum Färben*

Walnussblätter und Rinden dienen zum Färben von Wolle und Stoffen. Je nach Beize ergeben sie grün-gelbe oder braunfarbene Töne.

*Notizen:*

**Weidenröschen, Schmalblättriges**

Botanischer Name:
Epilobium angustifolium

Familie:
Onagraceae (Nachtkerzengewächse)

Andere Namen:
Feuerbrand, Feuerkraut, St. Antoniuskraut, Waldweidenröschen, Wilder Oleander

Vorkommen:
Europa
Offene Waldlichtungen, Kahlschläge, Felsschutt, Ufer

Blütezeit:
Juni–August

Aussehen:
Das Kraut wird bis 1,50 m hoch.
Der Stengel wirkt steif und ist oft rötlich in der Farbe. Die Blätter sind lang, schmal und ganzrandig. Die rosa-purpurroten Blüten sitzen in einer endständigen, lockeren Traube. Die langen braunen Kapseln öffnen sich nach der Reife zu vier Streifen von der Spitze zum Stengel hin. Jeder Streifen enthält hunderte von schönen, weissbehaarten Samen.

Anbau:
Eine Art von Weidenröschen, das Kleinblütige Weidenröschen (Epilobium parviflorum) trifft man häufig im Garten als Beikraut an.
Das Schmalblättrige Weidenröschen lässt sich recht gut anbauen, sofern es einen lockeren, etwas sandigen Boden zur Verfügung hat.

Geschichtliches:
Über das Weidenröschen lässt sich nicht sehr viel auffinden.
Sicher dürfte auch diese Pflanze schon früher verwendet worden sein.
Heute findet das Weidenröschen eine grössere Beachtung als auch schon.
Seine Blätter werden als Tee bei Prostataleiden eingesetzt.

*Naturwissenschaftliche Heilpflanzenbeschreibung*

Verwendete Teile: Wurzel
Blätter
Blüten – Herba epilobiae

Sammelzeit: Kraut: Mai–August
Wurzel: September–Oktober

Wirkstoffgruppe: Gerbstoffdroge

Hauptwirkstoff: Gerbstoff

Nebenwirkstoffe: Pektin, Schleim, Gallussäure

Wirkung: – zusammenziehend
– Hauptwirkung: – blutstillend

– Nebenwirkung: – erweichend
– wundheilend

Anwendung: – bei Nieren-Blasenleiden
– innerlich: – bei Blasenkatarrh
– bei Prostata

– äusserlich: – bei Verletzungen
– zur Blutstillung

Zubereitung: – Als Tee: 1 Teelöffel Kraut oder Wurzel auf 1 Tasse –
– innerlich: Aufguss, 3 x täglich 1 Tasse vor dem Essen
– Als Pressaft
– Als Wildgemüse: junge Triebe und Wurzeln

– äusserlich: – als Waschung
– als Umschlag

Lagerung: Trocken, vor Licht, Staub und Insekten geschützt!

Besonderes:
Weidenröschenzubereitungen erweisen sich als sehr erfolgreich bei der Behandlung von Prostataleiden.

*Volksheilkundliche Anwendung des Weidenröschen*

Allgemeine Anwendung:
In der Volksheilkunde erfreut sich das Weidenröschen einer grossen Beliebtheit. Es wird hauptsächlich zur Behandlung von Prostatakrankheiten angewendet. Hier zeigen sich besonders gute Erfolge. Selbst dort, wo das Leiden bis zur operativen Behandlung forgeschritten ist, zeigen sich immer wieder, ohne operativen Eingriffe, Heilerfolge.
Leider wird jedoch allgemein vergessen, dass das Weidenröschen ein ebenso gutes Mittel bei Nieren-Blasenleiden ist. Es sollte wieder vermehrt in diese Richtung verwendet werden.

Homöopathische Anwendung:
Die Homöopathie verwendet das Weidenröschen nur noch ganz selten. Aus der frischen Wurzel wird eine Essenz zubereitet.

*Esoterische Anwendung des Weidenröschen*

Allgemeine okkulte Bedeutung:
Es lässt sich über das Weidenröschen praktisch nichts auffinden.
Die Signatur (Aussehen und Form) der Pflanze weist jedoch sehr schön auf die Beziehungen zur Blase und zur Harnröhre hin (Blütenstand und Fruchtstand).

Pflanzenastrologische Anwendung:
Das Weidenröschen steht in Beziehung zur Venus und zum Jupiter.

Stärkende Anwendung:
- bei Nierenunterfunktion
- bei Blutungen

Schwächende Anwendung:
- bei Prostata
- bei Blasenentzündungen

*Als Wildgemüse: Weidenröschen*

Mit den Stengeln und den weichen, jungen Blättern lassen sich sehr gute und schmackhafte Salate, Suppen und Spinatzubereitungen herstellen. Die Wurzeln und jungen Stengel können wie Spargel zubereitet werden.

*Weidenröschen in der Kosmetik*

Waschungen mit Weidenröschen eignen sich sehr gut zur Behandlung von leicht entzündeter und fetter Haut.

*Notizen:*

**Ackersenf**

Botanischer Name:
Sinapis arvensis

Familie:
Cruciferae (Kreuzblütler)

Andere Namen:
Brauner Senf, Mostardkorn, Mostrich, Wilder Senf

Vorkommen:
Europa, Nordafrika, Vorderasien
Auf Schuttstellen, an Flussufern

Ursprünliche Herkunft:
Mittelmeergebeite

Blütezeit:
Mai–September

Aussehen:
Der Ackersenf kann bis 1,20 m hoch werden. Alle Blätter sind gestielt. Die unteren sind spatelförmig und die oberen Blätter eher lanzettlich. Die gelben Blüten bilden achsel- und endständige Trauben. Die einzelnen Blüten sind mit dunkeln Äderchen durchzogen.

Anbau:
Angebaut wird in erster Linie der weisse Senf (Sinapis alba). Dieser ist wichtig in der Nahrungsmittelindustrie.
Der Ackersenf braucht einen lockeren, gut durchlässigen Boden mit viel Sonne.
Die Vermehrung geschieht durch Aussaat.

Geschichtliches:
Der Senf hat als Gewürz und als Heilmittel eine lange Vergangenheit.
Bereits im 4. Jahrhundert wird der Senf als Gewürz und Fleischkonservierungsmittel eingesetzt.
Plinius räumt dem Senf einen breiten Raum ein. Als Gegengift bei Schlangenbissen und nach dem Genuss von giftigen Pilzen kennt er ihn. Innerliche und äusserliche Anwendungen erwähnt er bei vielen Krankheiten.
Auch Paracelsus kennt den Senf sehr gut. Er setzt ihn bei allen Krankheiten ein, die aus dem Körper herausgezogen werden müssen.
Der Gebrauch des Senfs in Pastenform beginnt um das 13.Jahrhundert herum.

*Naturwissenschaftliche Heilpflanzenbeschreibung*

| | |
|---|---|
| Verwendete Teile: | Samen - Semen erucae<br>Blätter - Folium erucae |
| Sammelzeit: | Blatt: Mai–Juni<br>Samen: Juni–August |
| Wirkstoffgruppe: | Glycosiddroge - Senfölglycoside |
| Hauptwirkstoff: | Allylsenföl |
| Nebenwirkstoffe: | fettes Öl, Sinapsin, Rhodanwasserstoffsäure |
| Wirkung:<br>- Hauptwirkung: | - Hautreizend<br>- Blutkreislaufanregend<br>- Antibiotisch |
| - Nebenwirkung: | - Verdauungsfördernd<br>- Blähungswidrig<br>- Uterusanregend<br>- Brechreizerregend |
| Anwendung:<br>- innerlich: | - bei Appetitlosigkeit<br>- bei Blähungen |
| - äusserlich: | - bei Lungenkrankheiten<br>- Rheuma, Gicht<br>- bei Nervenentzündungen<br>- bei schlechter Durchblutung der Gliedmassen<br>- bei Bronchialasthma<br>- bei Erkältungskrankheiten |
| Zubereitung:<br>- innerlich: | <br>- als Gewürz |
| - äusserlich: | - als Pflaster<br>- als Umschlag: Samen oder Blätter werden zerstossen und mit lauwarmem Wasser zu einem Brei gerührt. Mit dem Brei wird der Umschlag zubereitet.<br>- als Bad |
| Lagerung: | Trocken, vor Licht, Staub und Insekten geschützt! |

Besonderes:
Senf darf während der Schwangerschaft nur in kleinen Mengen verwendet werden. Er hat recht starke, abortive Eigenschaften. Bei Pflastern und Umschlägen ist darauf zu achten, dass sie nur bis zur Hautrötung dauern und erst nach dem Abklingen der Rötung wieder erneuert werden.

*Volksheilkundliche Anwendung des Ackersenfs*

Allgemeines:
Der Ackersenf und seine verwandten Arten haben eine breite Verwendung in der Volksheilkunde.
Nebst den schon genannten Anwendungen wird er auch als Sitzbad bei verhaltener Menstruation und zu Abortivzwecken herangezogen. Als schwangerschaftsabbruchfördendes Mittel führt er zu starken Reizungen und Krämpfen, schliesslich auch zu Vergiftungen.
Als Armbad werden Senfbäder zur Herzstärkung gebraucht.

Homöopathische Anwendung:
Die Homöopathie bereitet aus dem reifen Samen des schwarzen Senfs eine Tinktur zu.
Diese wird bei Schnupfen, Herzfieber und bei Pocken als Heilmittel angewendet.

*Esoterische Anwendung des Ackersenfs*

Allgemeine okkulte Bedeutung:
Der Ackersenf, wie auch die anderen Senfarten, dienen zu Räucherungen in der zeremoniellen Magie. Dabei wirkt er stark anregend, insbesondere auf den ganzen Genitalienbereich.

Pflanzenastrologische Anwendung:
Der Ackersenf steht in enger Beziehung zum Mars.

Stärkende Anwendung:
- als Hautreizmittel
- bei Rheuma, Lungen- und Bronchienkrankheiten

Schwächende Anwendung:
- bei Blutandrang und Wallungen

Anwendung nach Dr. E. Bach:
In der Bach-Blütentherapie wird der Ackersenf bei immer wiederkehrenden, schubweise auftretenden Depressionszuständen empfohlen.

*Tierheilkundliche Anwendung des Ackersenfs*

Gleich wie in der Humanmedizin leistet der Senf auch in der Tierheilkunde sehr hilfreiche Dienste.
Bei Nieren-Beckenentzündungen empfiehlt es sich, äusserlich mit Pflasteranwendungen in der Nierengegend die Krankheit anzugehen. Die Anwendung beschränkt sich auf kurzhaarige Tiere.

*Als Wildgemüse: Ackersenf*

Aus der Frucht des Ackersenfs lässt sich ebenfalls die Senfpaste herstellen, indem der Samen gut zerstossen und mit etwas Distelöl gemischt wird. Die Pflanze (Blüten, Blätter und junge Wurzel) kann in kleinen Mengen auch in Mischsalaten, Suppen und Spinatzubereitungen mitverwendet werden. Auch sehr schmackhafte Quarkzubereitungen lassen sich herstellen.

***Notizen:***

**Bingelkraut**

Botanischer Name:
Mercurialis perennis

Familie:
Euphorbiaceae (Wolfsmilchgewächse)

Vorkommen:
Europa
Überall in Wäldern, sehr verbreitet

Blütezeit:
März–Juni

Aussehen:
Das Bingelkraut ist ein grünes, etwa 35 cm hoches Pflänzchen.
Die Stengel sind krautig, kantig und verzweigt. Die Blätter gestielt, länglich-eiförmig.
Die grünlichen Blüten bilden Knäuel. Die weiblichen Blüten sind gestielt.

Anbau:
Lohnt sich nicht.

Geschichtliches:
Das Bingelkraut war in der griechischen Heilkunde sehr gut bekannt. Hippokrates und Dioscurides empfehlen es als stark abführendes Mittel. Dioscurides sagt auch noch, dass das Einnehmen der männlichen Pflanze die Geburt von Knaben begünstige und umgekehrt die weiblichen Pflanzen die Geburt von Mädchen. Dabei verwechselte er jedoch die beiden Pflanzen miteinander!

*Naturwissenschaftliche Heilpflanzenbeschreibung*

| | |
|---|---|
| Verwendete Teile: | Kraut – Herba mercurialis |
| Sammelzeit: | Februar–März |
| Wirkstoffgruppe: | Glycosiddroge – Saponinglycosid |
| Hauptwirkstoff: | Saponin |
| Nebenwirkstoffe: | äth. Öl, Methylamin, Trimethylamin, Gerbstoff |
| Wirkung: | |
| – Hauptwirkung: | – stark abführend |
| – Nebenwirkung: | – wassertreibend<br>– milchsekretionshemmend |
| Anwendung:<br>– innerlich: | – bei akuter Verstopfung<br>– zum Abstillen |
| – äusserlich: | – bei rheumatischen Erkrankungen<br>– zum Abstillen |
| Zubereitung:<br>– innerlich: | – Als Tee: 30 g frische Blätter auf 1 l Wasser – Aufguss, 5 Min. ziehen lassen – abseihen. |
| – äusserlich: | – als Breiumschlag: frische Blätter |
| Lagerung: | Nur ganz kurze Zeit lagerfähig! |

Besonderes:
Die Dosierung darf nicht überschritten werden. Sammeln vor der Blütezeit, da das Bingelkraut seine Wirksamkeit während der Blütezeit verliert.

*Volksheilkundliche Anwendung des Bingelkrautes*

Allgemeines:
Das Bingelkraut war früher eher bekannt als heute. Heute wird es nur noch ganz selten angewendet.
Dabei dient es in erster Linie als Abführmittel, Gallenmittel und bei «veralteter Lues».
Da das Bingelkraut in seiner Anwendung eher schwierig ist, sollte es auch wirklich nur in ganz besonderen Fällen angewendet werden. Dabei darf auf keinen Fall die Dosierung übrschritten werden.

Homöopathische Anwendung:
Die Homöopathie kennt das Bingelkraur noch sehr gut. Aus dem frischen, blühenden Kraut wird eine Essenz zubereitet und bei
- Rheuma
- Magen-, Darm- und Blasenschmerzen verwendet.

*Esoterische Anwendung des Bingelkrautes*

Allgemeine okkulte Bedeutung:
Die Bingelkräuter werden lateinisch mit «Mercurialis» bezeichnet. Sie stehen in enger Beziehung mit dem Planeten Merkur (s. a. «Pflanzenastrologische Anwendung»).
Eine esoterische Anwendung leitet sich davon ab. Die Anwendung von Armbädern vor Massagen. Hierzu werden 200 g vom frischen Kraut auf einen Liter Wasser gekocht und während 2–3 Stunden ausgezogen. Danach wird abgeseiht. Derjenige, der massiert, badet während 10 Minuten seine Arme in dieser Abkochung.
Das Bad führt zu einem besseren, gegenseitigen «Energieaustausch».

Pflanzenastrologische Anwendung:
Das Bingelkraut steht in Beziehung mit dem Planeten Markur (Mond).

Stärkende Anwendung: – Als Armbad vor Massagen

Schwächende Anwendung: – bei akuter Verstopfung
– bei Fettleibigkeit

*Notizen:*

**Birke**

Botanischer Name:
Betula pendula

Familie:
Betulaceae (Birkengewächse)

Andere Namen:
Hängebirke, Harzbirke, Maibirke, Moorbirke, Rauchbirke, Warzenbirke, Weissbirke

Vorkommen:
Europa, Asien
In Wäldern, an Ufern und in Torfmooren

Blütezeit:
April–Mai

Aussehen:
Als Baum wird die Birke bis zu 30 m hoch. Ihre Rinde ist schneeweiss solange der Baum noch jung ist. Im Alter überzieht sich der Stamm mit schwarzen Rissen. Er erscheint borstig. Die Zweige sind elastisch und meist hängend. Die Blätter sind gezähnt, dreieckig und länglich zugespitzt. Jung sind sie leicht behaart, ausgewachsen sind sie kahl. Ihr Geschmack ist bitter und aromatisch.
Die weiblichen Kätzchen sind grün und aufrecht. Die männlichen Kätzchen sind braun und hängend. Die Frucht ist eine Flügelfrucht, wobei die Flügel doppelt so breit sind, wie das Nüsschen.

Anbau:
Durch Aussäen und Veredlung, praktisch an jedem Ort möglich. Wichtig ist, dass die Birke einen ungeheuren Wasserbedarf hat und dass dem auch Beachtung geschenkt wird, z.B. durch Anhügelung zum Birkenstamm hin.

Geschichtliches:
Scheinbar war die Birke bei den Griechen und bei den Römern als Heilpflanze unbekannt. Hingegen waren verschiedene Birkenarten im alten China schon seit Jahrhunderten als Heilmittel bekannt. Bei den Slaven und Germanen spielte die Birke eine grosse Rolle im Volksglauben.
Als Heilpflanze taucht sie in Europa erst im späten Mittelalter auf. Matthiole nannte sie denn auch «Nierenbaum». Er erkannte erstmals deutlich ihre harntreibenden Eigenschaften.

*Naturwissenschaftliche Heilpflanzenbeschreibung*

Verwendete Teile: Blätter - Folium betulae
Rinde - Cortex betulae
Teer - Pix betulae
Knospen
Saft

Sammelzeit: Blätter: - Juni–September
Knospen, Rinde, Saft: - März–Mai

Wirkstoffgruppe: Glycosiddroge

Hauptwirkstoff: Saponinglycosid

Nebenwirkstoffe: äth. Öl, Gerbstoff, Harz, Flavonoide, Bitterstoff

Wirkung:
- Hauptwirkung: - Wassertreibend

- Nebenwirkung: - Schweisstreibend
- Gallenbildend

Anwendung:
- innerlich:
- bei schlechter Harnausscheidung
- bei Gicht und Rheuma
- bei Wassersucht
- bei Entzündungen der Harnwege
- bei Gallenentzündungen und Leberbeschwerden

- äusserlich: - bei Hautkrankheiten

Zubereitung:
- innerlich:
- Als Tee: 1–2 Teelöffel auf 1 Tasse Wasser - Aufguss
- Als Wildgemüse

- äusserlich:
- Als Bad: 100 g Blätter auf 2 l Wasser abkochen und zum Badewasser giessen.
- Als Waschung und Umschlag.

Lagerung: Trocken, vor Licht, Staub und Insekten geschützt!

Besonderes:
Die Birkenblätter reizen die Nieren praktisch nicht. Sie sind daher allgemein dem Wachholder vorzuziehen.

*Volksheilkundliche Anwendung der Birke*

Allgemeine Anwendung:
In der Volksheilkunde ist die Birke ein sehr beliebtes und verbreitetes Heilmittel.
Vorwiegend dienen die Blätter und die Knospen zur Behandlung von Wassersucht und rheumatischen Schmerzen und Erkrankungen.
Im weiteren wird die Birke auch angewendet bei:
- Steinerkrankungen
- unterdrückten Schweissabsonderungen
- Fettleibigkeit und
- hohem Cholestrinspiegel.

Hinzu kommt auch die Anwendung des Birkensaftes, der durch anzapfen der Birken, im Frühjahr gewonnen wird. Der Saft ist allgemein stärkend und wirkt bei Depressionen. Er ist im Aroma und Geschmack süsslich (Xylit). Er enthält sehr viel Zucker.
Die Birkenrinde dient als fiebersenkendes Mittel bei allen fiebrigen Erkrankungen.

Homöopathische Anwendung:
Die Homöopathie verwendet die Essenz aus den frischen Blättern bei Gicht, Rheuma und Fettleibigkeit.

*Notizen:*

*Esoterische Anwendung der Birke*

Allgemeine okkulte Bedeutung:
In verschiedenen Ländern gilt die Birke als Schutzmittel vor Dämonen und Hexen.
Zweige, aufgehängt in Haus und Stall, sollen diese vor Blitzschlag schützen (Thor). Zudem gilt die Birke auch in verschiedenen Kulturen als Baum der Gerechtigkeit. Aus der Birke wird endlich die Holzkohle hergestellt, die dann zu Räucherzwecken in der rituellen Magie dient. Als esoterisches Heilmittel sind der Birkensaft und die Birkenrinde bei Schuppenflechte, und Heuschnupfen als Heilmittel einzusetzen. (Signatur).

Pflanzenastrologische Anwendung:
Die Birke steht in Beziehung mit dem Planeten Venus (Mond).

Stärkende Anwendung: – bei Wassersucht

Schwächende Anwendung: – bei Rheuma
– bei Hautausschlägen

Anwendung in der Baumheilkunde:
Die Birke bringt Licht und Fröhlichkeit in die Seele. Sie kann aber auch zu Melancholie führen. Sie entspannt und beruhigt die Nerven.
Bei Gicht, Rheuma, Wassersucht und chronischen Hautausschlägen empfiehlt es sich, häufig eine Birke aufzusuchen, und zwar jeweils morgens und abends.

*Als Wildgemüse: Birke*

Die jungen Blätter eignen sich sehr gut zu Quarkspeisen und in Suppen. Sie müssen kleingeschnitten werden.

*Birke in der Kosmetik*

Die Birkenblätter sind in erster Linie als Haarpflegemittel zu verwenden. Hier können Tinkturen, Haarspülungen, Haarwasser und Shampoos zubereitet werden.

*Birke zum Färben*

Birkenblätter und Birkenrinde finden auch zum Färben von Stoffen und Wolle Verwendung. Je nach Beize ergeben die Blätter gelb, grün, grau und die Rinde ein rotbraun.

*Notizen:*

***Notizen:***

**Brunnenkresse**

Botanischer Name:
Nasturtium officinale

Familie:
Cruciferae (Kreuzblütler)

Andere Namen:
Bachkresse, Bachsalat, Quellenrausch, Wassersenf, Weisse Kresse

Vorkommen:
Europa, Nordasien
In Bächen und Gräben

Blütezeit:
Mai–September

Aussehen:
Die Brunnenkresse wird bis 90 cm hoch. Die Blätter sind fiederschneidig mit eiförmigen Endabschnitten. Die Blüten sind weiss. Die Brunenkresse wächst liegend, polsterbildend in langsam fliessenden Bächen und in Gräben.
Die Blätter bleiben im Herbst und Winter grün.

Anbau:
Überall dort, wo sich langsam fliessende Bäche auffinden lassen, ist die Brunnenkresse sehr gut anzubauen. Die Vermehrung geschieht durch Aussaat oder Teilung.

Geschichtliches:
Wie der Senf, war auch die Kresse schon im Altertum als Nahrungs- und Heilmittel bekannt.
Plinius der Ältere nennt drei Arten von Kresse. Er weisst hauptsächlich auf ihre Anwendung als Heilpflanze hin und gibt dazu verschiedene Rezepte an. Er lobt die Kresse als Mittel bei Husten und Brustschmerzen ganz besonders. Auch erwähnt er, dass die Kresse den Geschlechtstrieb hemmen soll.
Auch gegen Krebserkrankungen gibt er ein Rezept an. In späteren Zeiten stellte die Kresse immer schon ein zusätzliches Nahrungsmittel für «arme» Leute dar.

*Naturwissenschaftliche Heilpflanzenbeschreibung*

| | |
|---|---|
| Verwendete Teile: | Ganze Pflanze – Herba nasturtii |
| Sammelzeit: | Das ganze Jahr |
| Wirkstoffgruppe: | Glycosiddroge |
| Hauptwirkstoff: | Senfölglycosid |
| Nebenwirkstoffe: | äth. Öl, Gerbstoff, Bitterstoff, Vitamin A, C, D, E, Eisen, Kalium, Arsen, Jod |
| Wirkung:<br>- Hauptwirkung: | - Magenstärkend<br>- Verdauungsfördernd<br>- Blutreinigend |
| - Nebenwirkung: | - Allgemein stärkend<br>- Wassertreibend<br>- Fiebersenkend |
| Anwendung:<br>- innerlich: | - bei allgemeinen Verdaungsstörungen<br>- bei Hautunreinheiten (Akne usw.) |
| - äusserlich: | - bei schlechtheilenden Wunden<br>- bei Rheuma<br>- bei Erkrankungen der Atemwege |
| Zubereitung:<br>- innerlich: | - Als Tee: 1 Teelöffel auf 1 Tasse Wasser – Aufguss. 2 Tassen pro Tag.<br>- als Pressaft<br>- als Wildgemüse: Salat, Suppengewürz |
| - äusserlich: | - als Breiumschlag |
| Lagerung: | Trocken, vor Licht, Staub und Insekten geschützt! |

Besonderes:
Brunnenkresse darf nicht in grossen Mengen genossen werden, da sie andernfalls zu Magen-Darmentzündungen führt.
Sie wirkt auch antibiotisch!
Schwangere Frauen sollten alle Kressearten als Tee meiden und als Gemüse nur reduziert einnehmen. Sie wirken Uterusanregend.

*Volksheilkundliche Anwendung der Brunnenkresse*

Allgemeine Anwendung:
Im Volk ist die Brunnenkresse vor allem als Wildgemüse bekannt.
Die blutreinigende und verdauungsfördernde Eigenschaften der Kressearten stehen dabei im Vordergrund.
Es wird auch eine Tinktur mit Obstbranntwein zubereitet, die als Einreibemittel bei rheumatischen Erkrankungen herangezogen wird.
Das frische, zerquetschte Kraut dient als Umschlag bei schlecht heilenden Wunden und bei Erkältungskrankheiten der Atemwege.

Homöopathische Anwendung:
Die Homöopathie verwendet die Essenz aus dem frischen Kraut ähnlich wie die Volksheilkunde;
- zur Blutreinigung, vor allem bei Akne.

Auch bei verhaltener Menstruation wird zur Anregung der Blutung Brunnenkresse verwendet.

*Esoterische Anwendung der Brunnenkresse*

Allgemeine okkulte Bedeutung:
Als aphrodisiakisches Mittel (Liebeskraftsteigernd) ist die Brunnenkresse schon seit längerer Zeit bekannt.
In der esoterischen Heilkunde wird empfohlen, die Brunnenkresse auch bei Gicht, Wassersucht und Arterienverkalkung einzusetzen. Die Brunnekresse hat eine enge Beziehung zum Element Wasser.
Ihre Wärme, die sie zum Ausgleich des kühlen Wassers enthält und vermittelt, fördert die Lebensgeister ganz allgemein.

Pflanzenastrologische Anwendung:
Die Brunnenkresse steht in enger Beziehung zum Mars, ebenso zum Mond.

Stärkende Anwendung:
- bei schlechter Blutzirkulation
- bei Verdauungsstörungen

Schwächende Anwendung:
- bei Erkrankungen der Atemwege
- bei Rheumatismus

*Tierheilkundliche Anwendung der Brunnenkresse*

Damit in erster Linie Schafe leichter gebären können, empfiehlt es sich, ihnen vermehrt Brunnenkresse zum Fressen anzubieten.

*Als Wildgemüse: Brunnenkresse*

Bekannt als Wildsalat, kann sie aber auch sehr gut als Gewürz in Suppen und Quarkspeisen mitverwendet werden.

*Notizen:*

**Hafer**

Botanischer Name:
Avena sativa

Familie:
Gramineae (Gräser)

Andere Namen:
Haber, Rispen-Hafer

Vorkommen:
Europa, Nordasien

Blütezeit:
Juli–August

Aussehen:
Der Hafer wird bis 1,50 m hoch. Die Rispe ist pyramidenförmig. Die einzelnen Äste sind abstehend. Die Blätter sind bläulich–grün. Die Grannen sind zwei bis mehrblütig und mit einer langen, überhängenden Schuppe geschützt.

Anbau:
Der Hafer liebt feuchte, tiefgründige Böden. Seine Wurzeln wachsen bis 2 m tief in die Erde, um an Feuchtigkeit zu kommen. Er trocknet allmählich den Boden aus. Der Hafer braucht auch viel Sonne um auszureifen.

Geschichtliches:
Der Hafer ist schon über 4 500 Jahre als Nahrungsmittel bekannt. Er stellte die wichtigste Lebensmittelquelle der Germanen dar.
In Griechenland galt der Hafer als eine der sieben Gaben Demeters.
Die Römer hingegen bezeichneten den Hafer als «Barbarenfrass», da er den wilden und rauhbeinigen Germanen als Lebensmittel diente.

*Naturwissenschaftliche Heilpflanzenbeschreibung*

| | | |
|---|---|---|
| Verwendete Teile: | Stroh: | – Stramentum avenae |
| | Frucht: | – Fructus avenae |
| Sammelzeit: | Stroh: | – Nach der Fruchternte – Juli–August |
| | Frucht: | – Juli–August |
| Wirkstoffgruppe: | Glycosiddroge | |
| Hauptwirkstoffe: | Stroh: | – Kieselsäure |
| | Frucht: | – Saponin |
| Nebenwirkstoffe: | Stroh: | – Vitamin A, Pectin, Calcium |
| | Frucht: | – Stärke, Eiweiss, Trigonellin, Flavone, |
| | | – Fett, Vitamin B1, E, Calcium, Vanillin |
| Wirkung: | Stroh: | – Anregend auf den Stoffwechsel der Haut |
| – Hauptwirkung: | | – Bindegewebefestigend |
| | Frucht: | – Reizmildernd |
| | | – Allgemein stärkend |
| | | – Durchfallhemmend |
| Nebenwirkung: | Stroh: | – Erweichend |
| | Frucht: | – Beruhigend |
| | | – Lebensstärkend |
| | | – Blutkreislaufstärkend |
| Anwendung: | Frucht: | – bei Magen-Darmerkrankungen |
| – innerlich: | | – in der Erholung zur allgemeinen Stärkung |
| | | – bei Durchfall |
| | | – bei Zuckerkrankheit |
| | | – nach Gelbsucht |
| | | – bei Brust- und Halsleiden |
| – äusserlich: | Stroh: | – bei Gicht, Rheuma |
| | | – bei Hauterkrankungen |
| | Frucht: | – bei Wunden und Geschwüren |
| Zubereitung: | | |
| – innerlich: | Frucht: | – als Sirup und Grütze |
| – äusserlich: | Stroh: | – Als Bad: 250 g auf 1 l Wasser – Abkochung, dem Badewasser beifügen. |
| | Frucht: | – als Schleim- und Breiumschlag |
| Lagerung: | Trocken, vor Licht, Staub und Insekten geschützt! | |

*Volksheilkundliche Anwendung des Hafers*

Allgemeine Anwendung:
Wie in der offiziellen Heilkunde ist der Hafer auch in der Volksheilkunde ein beliebtes und oft verwendetes Heilmittel.
Die Anwendungen decken sich praktisch ganz.
Zu den Haferstrohbäder ist ergänzend noch zu sagen, dass sie sehr gute, nervenstärkende Eigenschaften aufweisen. Die Bäder werden auch bei verschiedenen Lähmungserscheinungen angewendet.

Homöopathische Anwendung:
Die Homöopathie verwendet die Essenz, hergestellt aus dem frischen, blühenden Kraut. Diese Essenz kommt vor allem zur Anwendung:
- bei Nervenschmerzen
- Pollutionen (Samenergüsse in der Nacht) und Onanie
- bei Morphinismus!

*Esoterische Anwendung des Hafers*

Allgemeine okkulte Bedeutung:
Der Hafer ist eines jener Getreide, das viel altes Volkswissen in sich trägt. Seine anregende, ja oft sogar aufpeitschende Wirkung kommt sehr schön zum Ausdruck im Spruch: «Er ist vom Hafer gestochen!». Dass der Hafer tatsächlich diese Eigenschaften hat, kann jeder sehr gut selber feststellen. Unlust und Müdigkeit werden vertrieben. Sogar Unfruchtbarkeit soll behoben werden können! Langzeitige Anwendungen führen zu Unruhe und Rastlosigkeit.

Pflanzenastrologische Anwendung:
Früher wurde der Mittwoch (Merkur) in vielen Gegenden als Hafertag eingeschaltet, wobei es zum Frühstück Hafer in irgendeiner Zubereitungsform gab. Dazu ist zu sagen, dass der Hafer ganz verschieden eingeteilt wird. Man trifft ihn unter Venusbeziehungen wie auch unter Jupiter- und Merkurbeziehungen an.
Den Erfahrungen nach ist der Hafer in erster Linie zum Merkur zu stellen. Er trägt jedoch auch sehr wohl einige ausgeprägte Jupitereigenschaften in sich.

Stärkende Anwendung:
- Impotenz, Frigidität
- Nervenschwäche

Schwächende Anwendung:
- Hautkrankheiten
- Magen-Darmkrankheiten
- Gicht und Rheuma

*Tierheilkundliche Anwendung des Hafers*

Bei rheumatischen Erkrankungen von Pferden, Eseln, Maultieren und Ponys, empfiehlt es sich, Hafer und Kleie mit Sellerie, Kresse und Beinwell gemischt unter das Futter zu mischen.
Bekanntlich darf den Pferden nicht allzuviel Hafer als Futter gegeben werden, da sie mitunter davon sehr wild werden können.

*Als Wildgemüse: Hafer*

Hier handelt es sich nicht um den Saathafer, sondern um den wilden Flughafer. Der Flughafer, als verwandte Art zum Saathafer, kann genauso zubereitet werden, in all den Variationen.

*Hafer in der Kosmetik*

In der Kosmetik empfiehlt es sich, bei trockener, spröder und angespannter Haut, Haferwaschungen und Gesichtsmasken anzuwenden. Gesichtsmasken sind 2 x pro Woche aufzutragen. Zugleich nähren sie auch die Haut.

*Notizen:*

**Kirschlorbeer** (Vorsicht: sehr giftig)

Botanischer Name:
Prunus laurocerasus

Familie:
Rosaceae (Rosengewächse)

Andere Namen:
Lorbeerkirsche

Herkunft des Namens:
Die kirschenähnlichen Früchte und die lorbeerartigen Blätter gaben ihm den Namen.

Vorkommen:
Asien, Südeuropa
Als Zierpflanze angebaut und verwildert

Ursprüngliche Herkunft:
Kleinasien

Blütezeit:
April-Mai

Aussehen:
Der Strauch kann bis 3 m hoch werden.
Die Blätter sind fest, lederartig und verkehrteiförmig. Die elfenbeinfarbenen Blüten stehen in Kerzen aufrecht.
Die rote bis schwarze Frucht ähnelt einer Kirsche.

Anbau:
Als Heckenpflanze lässt sich der Kirschlorbeer recht gut anbauen. Er zieht halbschattige Standorte der prallen Sonne vor.

Geschichtliches:
Über den Kirschlorbeer ist fast gar nichts bekannt, was ihn als Heilpflanze anbelangt.
Als Heilmittel ist er in unserer Gegend erst seit etwa 150 Jahren in Verwendung, und zwar vorwiegend in der homöopathischen Therapie.

*Notizen:*

*Naturwissenschaftliche Heilpflanzenbeschreibung*

Verwendete Teile: Blätter - Folium laurocerasi
Wasser - Aqua laurocerasi

Sammelzeit: März-April

Wirkstoffgruppe: Glycosiddroge

Hauptwirkstoff: Blausäureglycosid: Prulaurasin, Prunasin

Wirkung:
- Hauptwirkung: - Hustenreizmildernd
- Herzkreislaufanregend

- Nebenwirkung: - Krampflösend

Anwendung:
- innerlich:
- bei Reizhusten
- bei Krampfhusten
- bei Asthma
- bei Bronchitis
- bei Koliken
- bei Brechreiz

Zubereitung:
- innerlich:
- Als Tee:
- Wasser: 20-30 Tropfen für Erwachsene, soviele Tropfen wie Lebensjahre für Kinder!

Lagerung: Trocken, vor Licht, Staub und Insekten geschützt!

Besonderes:
Kirschlorbeer ist stark giftig. Hier ist angebracht, dass der Laie von einer Anwendung in irgendeiner Form absieht!
Das Fleisch der Frucht ist geniessbar, muss aber unbedingt entkernt werden!

*Volksheilkundliche Anwendung des Kirschlorbeers*

Allgemeine Anwendung:
Das Volk kennt den Kirschlorbeer als sehr giftig, daher wird er auch nicht als Heilmittel eingesetzt, was auch absolut richtig ist.

Homöopathische Anwendung:
Die Homöopathie verwendet die Essenz, gewonnen aus den frischen Blättern:
- bei Heiserkeit
- bei Kitzelhusten
- bei Herzschwächen
- bei Menstruationsstörungen

*Esoterische Anwendung des Kirschlorbeers*

Allgemeine okkulte Bedeutung:
Es scheint, dass der Kirschlorbeer im allgemeinen keine besondere Bedeutung hat.
Er ist auch nicht zu verwechseln mit dem Gewürzlorbeer, dessen Zweige bekannt sind als Siegestrophäe, gebunden zum «Lorbeerkranz». Der Gewürzlorbeer drückt damit die Grösse, Stärke und Herrlichkeit aus.

Pflanzenastrologische Anwendung:
Der Kirschlorbeer steht in Beziehung mit dem Saturn und der Sonne.

Stärkende Anwendung: – Herzkreislaufstörungen

Schwächende Anwendung: – Bronchitis
– Koliken
– Reizhusten

Anwendung in der Baumheilkunde:
Das Berühren von Kirschlorbeerzweigen bringt Erleichterung bei Asthma, Husten und Bronchitis. Zugleich fördert es die Herztätigkeit.
Es empfiehlt sich auch, den Kirschlorbeer bei mangelndem Selbstvertrauen aufzusuchen.

*Notizen:*

## Kreuzdorn

Botanischer Name:
Rhamnus cathartica

Familie:
Rhamnaceae (Kreuzdorngewächse)

Andere Namen:
Amselbeeren, Chelgerli, Färberbeere, Feldbeerbaum, Hexendorn, Hirschdorn, Kreuzbeere, Purgierdorn, Sersch.

Herkunft des Namens:
Die Dornen an den Zweigen wachsen in Kreuzform und gaben dem Strauch den Namen.

Vorkommen:
Mitteleuropa, Asien, Nordafrika
Steinige, bewaldete Orte

Blütezeit:
Mai

Aussehen:
Der Kreuzdorn ist ein 2–4 hoher Strauch mit schwarzbrauner Rinde. Die Äste enden mit einem Dorn. Die Blätter sind eiförmig mit abgerundetem Grund. Sie sind fein gesägt.
Die Blüten sind gelbgrün und bilden Dolden in den Achseln von Blättern oder an den Enden von jungen Zweigen.
Die Frucht ist schwarz. Ihr Geschmack ist zuerst süsslich, dann bitter.

Anbau:
Der Kreuzdorn lässt sich nur schwer anbauen. Und wenn, dann lediglich in Hecken.

Geschichtliches:
Plinius erwähnt zwar eine Kreuzdornart, die in Indien zur Herstellung von Heilmitteln verwendet wird. Es scheint jedoch, dass es sich hier um eine andere Art handelt, und nicht um den einheimischen Kreuzdorn.
Die abführende Eigenschaft des Kreuzdorns wird erstmals im 16. Jahrhundert erwähnt, unter anderem auch von Paracelsus.
Aus den Früchten wurde schon damals ein Sirup hergestellt, der noch heute verwendet wird, zwar vorwiegend in der Tierheilkunde.

*Naturwissenschaftiche Heilpflanzenbeschreibung*

| | | |
|---|---|---|
| Verwendete Teile: | Beeren | – Fructus rhamni catharticae |
| | Rinde | – Cortex rhamni catharticae |
| | Sirup | – Sirupus rhamni catharticae |

Sammelzeit: August–Oktober

Wirkstoffgruppe: Glycosiddroge

Hauptwirkstoffe: Frangulaglycoside, Emodinglycoside

Nebenwirkstoffe: Rhamnocitrin, Quercitin, Flavonglycoside, Vitamin C

Wirkung:

- Hauptwirkung: – Stark abführend
- Nebenwirkung: – Wassertreibend
  – Blutreinigend

Anwendung:

- innerlich: – bei akuter Verstopfung
  – bei Hautausschlägen
- äusserlich: – bei Hautausschlägen, insbesondere Flechtenerkrankungen

Zubereitung:

- innerlich: – als Tee: 10–20 Früchte als Aufguss. Wirkung tritt nach 6–8 Stunden ein.
  – als Sirup: Erwachsene: 1 Esslöffel
  Kinder: 1 Teelöffel

Lagerung: Trocken, vor Licht, Staub und Insekten geschützt!

Besonderes:
Schwangere Frauen müssen von einer Anwendung des Kreuzdornes als Abführmittel absehen, da er auch absortiv wirksam ist.
Bei längerem Gebrauch kann der Kreuzdorn als abführendes Mittel zur Gewöhnung führen, da die Wirkstoffe reflektorisch auf die Schleimhaut und die Nerven des Dick- und Enddarmes wirksam sind. Die Wirkstoffe regen die Darmentleerung an und führen nicht zu einer Volumenvergrösserung des Darmes, wie dies bei Schleimstoffhaltigen Pflanzen (Leinsamen) der Fall ist.

*Volksheilkundliche Anwendung des Kreuzdorns*

Allgemeine Anwendung:
In der Volksheilkunde gilt der Kreuzdorn als gutes Blut- und Hautreinigungsmittel.
Die Früchte werden zur Herstellung des Sirups verwendet. Mit diesem Sirup lassen sich auch Wassersucht, Gicht und Hautausschläge behandeln.

Homöopathische Anwendung:
Aus den frischen, reifen Früchten wird eine Essenz zubereitet, die in den Potenzen von D 2–D 3 ähnlich in Anwendung kommt, wie schon in den naturwissenschaftlichen und volksheilkundlichen Anwendungen beschrieben wurde.

*Esoterische Anwendung des Kreuzdorns*

Allgemeine okkulte Bedeutung:
Der Kreuzdorn wird noch heute in Haus und Stall als Schutz- und Heilmittel aufgehängt, und dabei mit sehr gutem Erfolg. Vor allem wenn es sich um Hautkrankheiten handelt (Flechten, übertragen vom Tier auf den Menschen), werden die Zweige aufgehängt.
Um eine stark abführende Wirkung zu erhalten, soll die Rinde von innen weg nach aussen abgeschält werden. Umgekehrt, um eine milder abführende Wirkung zu erhalten, soll die Rinde von aussen nach innen geschält werden.

Pflanzenastrologische Anwendung:
Der Kreuzdorn steht in Beziehung mit dem Mars.

Stärkende Anwendung: – bei Verletzungen
– zur Wasserausscheidung

Schwächende Anwendung: – bei Hautkrankheiten

Anwendung in der Baumheilkunde:
Das wiederholte Berühren von Kreuzdornzweigen regt den Stoffwechsel an. Er hat auch eine sanfte, entspannende Eigenschaft.

*Tierheilkundliche Anwendung des Kreuzdorns*

Wenn das Vieh Flechtenerkrankungen hat, so lohnt es sich, Kreuzdornzweige im Stall aufzuhängen.
Auch Verstopfungen von Haustieren lassen sich mit Kreuzdornbeeren sehr gut behandeln. Dazu verwendet man 30 g Beeren auf 1 l Wasser und bereitet einen Aufguss.

*Notizen:*

**Maiglöckchen** (Vorsicht: Ganze Pflanze sehr giftig!)

Botanischer Name:
Convallaria majalis

Familie:
Liliaceae (Liliengewächse)

Andere Namen:
Convojerl, Faltrian, Haselöhrchen, Maiblueme, Maierisli, Maililie, Maischellchen

Vorkommen:
Europa, Nordasien, Nordamerika
Bergwiesen, Geröllhalden, Wälder

Blütezeit:
Mai

Aussehen:
Die etwas 20 cm hohe Pflanze ist sehr gut erkennbar an ihren zwei grundständigen, elliptischen-lanzettlichen Blättern. Die glockenförmigen, weissen Blüten sind nickend. Der Blütenstand ist eine einseitige Traube.
Die Früchte sind rot.
Der wohlriechende Duft kündigt das Maiglöckchen schon von einigen Metern Entfernung an.

Anbau:
An leicht schattigen Orten, mit sandig-lehmigem Boden, gedeiht das Maiglöckchen am besten.
Die Vermehrung geschieht durch Wurzelteilung oder durch Aussaat.

Geschichtliches:
Das Maiglöckchen hat als Heilpflanze eine lange Vergangenheit.
Viele alte Sagen und Legenden erzählen von ihm. So war es bei den Germanen der Göttin Ostara, der Schwester von Donnar, geweiht. Ostara ist die Göttin des Frühlings und des Morgenrotes. Zu ihrer Ehre wurden Maiglöckchen ins Osterfeuer geworfen.
Eine andere Legende erzählt, dass das Maiglöckchen aus den Tränen Maria Magdalenas entstanden sein soll, als sie am Grabe von Christus bei seiner Auferstehung geweint habe.

Als Heilmittel beschreibt uns Paracelsus, wie viele andere vor und nach ihm, das Maiglöckchen bei Fallsucht, Herzklopfen, Lähmungen usw. Später wurden die getrockneten, zu Pulver verriebenen Blüten in Niesspulvermischungen mitverwendet.
Den Brauch, Freunden und Geliebten am 1. Mai ein Strauss Maiglöckchen zu schenken, zum Zeichen der Liebe und den Wünschen des Glücks, trifft man noch heute in manchen Gegenden an.

*Notizen:*

*Naturwissenschaftliche Heilpflanzenbeschreibung*

Verwendete Teile: Blätter: - Folium convallariae
Blüten: - Flos convallariae

Sammelzeit: Blätter: - Mai-Juni
Blüten: - Mai-Juni

Wirkstoffgruppe: Glycosiddroge

Hauptwirkstoffe: Convalltoxin, Convallamanin

Nebenwirkstoffe: Saponine, äth. Öl, Asparagin, Chelidonsäure, Carotin

Wirkung:

- Hauptwirkung: - Herzmuskeltätigkeitanregend

- Nebenwirkung:
  - Wassertreibend
  - Magen-Darmreizend
  - Krampflösend
  - Abführend
  - Brechreizend

Anwendung:

- innerlich:
  - bei Herzschwächen
  - bei Wasseransammlungen im Herzmuskel
  - bei Arterienverkalkungen
  - bei nervösem Herzklopfen

- äusserlich:
  - bei Stirnhöhlen- und Nebenhöhlenentzündungen

Zubereitung:

- innerlich:
  - als Tee: 10 g Blüten auf 1 l siedendes Wasser - 10 Min. ziehen lassen. 1-2 Tassen pro Tag langsam und schluckweise trinken.
  - als Schnupftabak: Getrocknete Blüten fein zerreiben. 3-4 mal täglich 1 Prise.

Lagerung: Trocken, vor Licht, Staub und Insekten geschützt!

Besonderes:
Die Früchte dürfen nicht verwendet werden, da sie sehr stark wirksam sind. Auch für Blätter und Blüten gilt es, nur mit grösster Vorsicht umzugehen. Nie die Dosierung überschreiten!

*Volksheilkundliche Anwendung des Maiglöckchens*

Allgemeine Anwendung:
Das Maiglöckchen wird in der Volksheilkunde auch bei verschiedenen Krampfzuständen empfohlen. Unter anderem auch bei epileptischen Krämpfen! Dabei wird in erster Linie der Schnupftabak als Heilmittel herangezogen.

Homöopathische Anwendung:
In der Homöopathie wird aus dem frischen, blühenden Kraut eine Essenz zubereitet.
Diese wird ähnlich verordnet, wie es die offizielle Heilpflanzenkunde kennt:
- bei Herzstörungen verschiedener Art
- bei nervösem Herzklopfen

*Esoterische Anwendung des Maiglöckchens*

Allgemeine okkulte Bedeutung:
Seit je her gilt das Maiglöckchen als Glücksbringer in der Liebe. Es soll liebevolle und freudige Herzen schaffen. So wird es auch in Form eines Strausses angedeutet.
Im Frühling, eingestellt in eine Vase, behebt das Maiglöckchen Melancholie und «Trübsinn». Hier zeigt sich auch die Eigenschaft des feinen, intensiven Duftes, der die Herzen «leichter» und «höher» schlagen lässt.

Pflanzenastrologische Anwendung:
In der Pflanzenastrologie steht das Maiglöckchen in enger Beziehung mit dem Merkur und dem Mond.
Je nach Stellung im Geburtshoroskop verwirklichen sich mehr die Merkureigenschaften oder die des Mondes.

Stärkende Anwendung:
- bei Melancholie
- bei Herzstörungen

Schwächende Anwendung:
- bei Wassersucht (Herz)
- bei Neben- und Stirnhöhlenentzündungen

*Maiglöckchen zum Färben*

Die Blätter ergeben mit einer Vorbeize aus Alaun und Weinstein ein feines orangegelb.

*Notizen:*

***Notizen:***

## Rosskastanie

Botanischer Name:
Aesculus hippocastanum

Familie:
Hippocastanaceae (Rosskastaniengewächse)

Andere Namen:
Bitterkastanie, Chestene, Rosschestene, Sauchestene

Herkunft des Namens:
Da die Frucht nur von Tieren gefressen wird, kam sie zu ihrem Namen.

Vorkommen
Süd- und Mitteleuropa
Alleen, Gärten, zum Teil verwildert

Ursprünliche Herkunft:
östliche Balkanländer

Blütezeit:
April–Mai

Aussehen:
Der Baum wird bis 30 m hoch. Er trägt eine dicht belaubte Krone.
Die Blätter sind gefingert und gegenständig an langen Stielen. Die Blüten sind weiss, rot bis gelb gefärbt. Sie wachsen an langen Rispen.
Die Fruchthülle ist hellgrün mit weichen Stacheln. Die Frucht ist glänzend braun.

Anbau:
Einen tiefgründigen, nahrhaften Boden ist das einzige, was die Rosskastanie wünscht. Wenn es noch etwas feucht ist, umso besser.
Die Vermehrung geschieht durch Aussaat.

Geschichtliches:
Die Rosskastanie wurde erstmals 1576 in Wien aus Samen gezogen. Vom 17. Jahrhundert an verbreitete sie sich langsam über ganz Mitteleuropa.
Bald wurde sie zu einem beliebten Schattenspender.
Als Heilmittel wurde sie bei uns entsprechend spät angewendet. Schon damals war sie als Haut- und Blutgefässheilmittel bekannt.
Als Stärkemehl fand die entbitterte Frucht Anwendung.

*Naturwissenschaftliche Heilpflanzenbeschreibung*

| | |
|---|---|
| Verwendete Teile: | Samen: - Fructus hippocastaniae<br>Rinde: - Cortex hippocastaniae |
| Sammelzeit: | Samen: - September–Oktober<br>Rinde: - März–April / Oktober–November |
| Wirkstoffgruppe: | Glycosiddroge - Saponinglycosid |
| Hauptwirkstoffe: | Aesculussaponin, Aesculin (Cumaringlycosid), Aescin |
| Nebenwirkstoffe: | Fraxin, Gerbstoffe, Zucker, fettes Öl, Flavonoide, Eiweiss, Phytosterin |
| Wirkung:<br>- Hauptwirkung: | - Zusammenziehend<br>- Gefässdichtend<br>- Venendruckerhöhend |
| - Nebenwirkung: | - Blutstillend |
| Anwendung:<br>- innerlich: | - bei Krampfadern<br>- bei Fettleibigkeit<br>- bei Durchfall |
| - äusserlich: | - bei Krampfadern<br>- bei Hämorrhoiden<br>- bei Warzen |
| Zubereitung:<br>- innerlich: | - als Tee: 1 Teelöffel Rinde auf 1 Tasse Wasser - Abkochung, 10 Min. ziehen lassen. 2 x täglich 1 Tasse. |
| - äusserlich: | - als Bad: 250 g auf 1 l Wasser - Abkochung.<br>- als Umschlag |
| Lagerung: | Trocken, vor Licht, Staub und Insekten geschützt! |

*Volksheilkundliche Anwendung der Rosskastanie*

Allgemeine Anwendung:
Die Rosskastanie erfreut sich im Volk nach wie vor grosser Beliebtheit.
Äusserlich werden Warzen, Geschwüre, Frostbeulen, Flechten und Rheuma behandelt.
Gebärmutterblutungen, Bronchitis und Darmkatarrh werden innerlich behandelt.
Interessant ist vor allem die Behandlung von Gicht und Rheuma. Dabei werden die Früchte der Rosskastanie auf sich getragen, und zwar mit sehr gutem Erfolg. Die Anwendung kommt auch als vorbeugendes Mittel in Betracht.
Ebenfalls vorbeugend werden Rosskastanien in den Sack genommen, um sich beim Reiten, Velofahren und Wandern vor dem «Wolf» zu schützen.
Die Blüten sind, äusserlich angewendet, ein gutes Sonnenschutzmittel.

Homöopathische Anwendung:
Aus den frischen, geschälten Früchten wird eine Essenz hergestellt, die
- bei Leberschwellung
- bei chronischer Magenschleimhautentzündung und
- bei Prostata in Verwendung kommt.

*Esoterische Anwendung der Rosskastanie*

Allgemeine okkulte Bedeutung:
Alte, esoterische Anwendungen sind das auf sich tragen von reifen Rosskastanienfrüchten, als Schutzmittel vor rheumatischen Erkrankungen. Diese Anwendung soll auch zugleich bei krampfhaften Zwangsvorstellungen befreiend wirken.
In der zeremoniellen Magie werden Blüten und Blätter zu Räucherungen verwendet, insbesondere zu Jupiterräucherungen.

Pflanzenastrologische Anwendung:
Die Rosskastanie steht in enger Beziehung zum Jupiter und auch zum Mars.

Stärkende Anwnedung:
- bei Krampfadern
- bei Fettleibigkeit
- bei Blutkreislaufstörungen

Schwächende Anwendung:
- in den Wechseljahren: bei Blutungen

Anwendung nach Dr. E. Bach:
Hier werden die Knospen und die Blüten der roten Rosskastanie verwendet.
Die Knospen kommen in Anwendung bei Unbelehrbarkeit durch Erfahrungen. Es werden immer wieder dieselben Fehler gemacht.
Die Blüten sind für Menschen, die sich allzusehr um andere ängstigen.

Anwendung in der Baumheilkunde:
Das wiederholte Aufsuchen von Rosskastanienbäumen führt zur Auseinandersetzung mit sich selbst. Kastanienbäume vermitteln eine stille und angenehme Ruhe.
Zugleich haben sie heildene Eigenschaften bei Krampfadern, befreien von Beckenschmerzen und wirken nervenstärkend.

*Tierheilkundliche Anwendung der Rosskastanie*

Zur allgemeinen Stärkung von Kleintieren empfiehlt es sich, hin und wieder zerhackte Rosskastanienfrüchte unter das Futter zu mischen.

*Als Wildfrucht: Rosskastanie*

Entbitterte, getrocknete Rosskastanien können gemahlen und als Stärkemehl für Suppen und Gebäck verwendet werden. Das Mehl ist nach der Entbitterung sehr schmackhaft und gut.

*Rosskastanie in der Kosmetik*

Das Mehl der getrockneten Kastanienfrüchte als Breiumschlag und Maske verwendet, entspannt und reinigt fette, nervöse Haut. 2–3 mal in der Woche anzuwenden und während jeweils 10 Minuten einwirken lassen.

*Rosskastanien zum Färben*

Je nach Beize ergeben die Blätter verschiedene Grün- und Grautöne.

*Notizen:*

***Notizen:***

**Sanddorn**

Botanischer Name:
Hippophae rhammnoides

Familie:
Elaeagnaceae (Ölweidengewächse)

Andere Namen:
Fasenbeere, Feuerdorn (nicht zu verwechseln mit dem Feuerdorn - Pyracantha), Haftdorn, Korallenbaum, Meerdorn, Seedorn, Stechdorn, Stranddorn, Weidendorn

Vorkommen:
Mitteleuropa, Nordeuropa

Ursprüngliche Herkunft:
Asien

Blütezeit:
April–Mai

Aussehen:
Der Sanddorn ist ein zweihäusiger Strauch, der bis 6 m hoch werden kann. Die Rinde des dornigen, sperrigen Strauches ist dunkelbraun. Die Blätter sind sitzend und wechselständig. Sie sind lineal-lanzettlich in der Form. Die untere Seite glänzt silbrig-weiss. Die Blüten sind gelb bis bräunlich. Die Scheinfrucht ist orange.

Anbau:
Der Sanddorn lässt sich sehr gut anbauen. Er liebt einen sonnigen Platz mit lockerem, sandigem Boden.
Die Vermehrung geschieht durch Wurzelausläufer oder durch Stecklinge. Wichtig ist, dass ein männlicher und ein weiblicher Strauch gepflanzt werden.

Geschichtliches:
Obwohl der Sanddorn schon lange Zeit in Mitteleuropa beheimatet ist, ist seine Heilkraft erst um das Mittelalter herum bekannt geworden.
Dank seines Vitamingehaltes ist heute der Sanddorn eine der wichtigsten, allgemein aufbauenden Heilmittel geworden.

*Naturwissenschaftliche Heilpflanzenbeschreibung*

Verwendete Teile: Früchte – Fructus rhamnoideae

Sammelzeit: September–November (vor dem ersten Frost)

Wirkstoffgruppe: Glycosiddroge – Flavonglycoside

Hauptwirkstoffe: Quercetinglycosid, Xanthophyll, Physilien

Nebenwirkstoffe: Vitamin C, B1, B2, B6, E, P, Provit. A, Kalzium, Mannit, verschiedene organische Säuren, fettes Öl

Wirkung:
- Hauptwirkung:
  - Allgemein stärkend
  - Entzündungswidrig
- Nebenwirkung:
  - Appetitanregend
  - Wundheilend
  - Wurmtreibend

Anwendung:
- innerlich:
  - nach Krankheiten zur allgemeinen Stärkung
  - zur Vorbeugung gegen Krankheiten
  - bei inneren Blutungen
  - Appetitlosigkeit
  - bei Magen-Darmentzündungen
  - bei Nieren-Blasenentzündungen

Zubereitung:
- innerlich:
  - als Tee: 2 Teelöffel Beeren auf 1 Tasse Wasser – Aufguss. 3 x täglich 1 Tasse.
  - als Pressaft
  - als Marmelade

Lagerung: Trocken, vor Staub, Licht und Insekten geschützt!

Besonderes:
An und für sich kann der Sanddorn auch zu den vitaminhaltigen oder organisch-säurehaltigen Drogen gezählt werden. Da jedoch der hohe Gehalt an Flavonglycosiden in der gesamten Wirkung des Sanddorns eine sehr grosse Rolle spielen, ist er hier beschrieben.

*Volksheilkundliche Anwendung des Sanddorns*

Allgemeine Anwendung:
Der Sanddorn wird in der Volksheilkunde in der gleichen Art und Weise verwendet wie in der offiziellen Heilpflanzenkunde.

*Esoterische Anwendung des Sanddorns*

Allgemeine okkulte Anwendung:
Vom Sanddorn gibt es nur sehr wenig Altes. Neuere Erfahrungen zeigen, dass er seine gespeicherte Wärme und Kraft, aber auch seine Genügsamkeit, was den Boden betrifft, sehr gerne an den Menschen weitergibt. So hilft der Sanddorn, sich bei Überforderungen wieder zurecht zu finden. Die Anforderungen an sich selbst werden den Kräften des Einzelnen angepasst. Damit verwandelt er die übertriebenen Erwartungen eines Menschen zur Zufriedenheit und Ausgeglichenheit. Der Mensch spürt sich im Gleichgewicht und voll Lebensfreude.

Pflanzenastrologische Anwendung:
Der Sanddorn in seiner Erscheinungsform und Eigenart, entspricht stark den Saturnbildern. Dabei kommen auch offensichtlich Marszüge zum Ausdruck.

Stärkende Anwendung:
- Nach Krankheiten
- zur allgemeinen Stärkung

Schwächende Anwendung:
- bei Blutungen
- zur Wundheilung
- bei verschiedenen Entzündungen

Anwendung in der Baumheilkunde:
Regelmässiges Aufsuchen von Sanddornsträuchern führt «Leib und Seele» zu einer harmonischen Einheit zusammen. Lebensmut, Ausdauer und Durchhaltevermögen werden mitgegeben.

*Als Wildfrucht: Sanddornbeere*

Aus den Früchten lassen sich wunderbar, schmackhafte Frischpressäfte, Marmelade und Sirupe herstellen.
Wichtig ist, dass die Früchte, im Gegensatz zu vielen anderen Wildfrüchten, vor dem ersten Frost gesammelt werden!

*Notizen:*

***Notizen:***

**Silberweide**

Botanischer Name:
Salix alba

Familie:
Salicaceae (Weidengewächse)

Vorkommen:
Europa, Nordasien, Nordamerika
Ufer und Wälder, verbreitet

Blütezeit:
April–Mai

Aussehen:
Die Silberweide ist ein Strauch oder Baum der bis 30 m hoch werden kann. Die Rinde ist längsrissig. Die Blätter sind lanzettlich, zugespitzt und gesägt. Oben und unten sind sie seidenhaarig. Die Blüten sind gelb bis grünlich und bilden Kätzchen.

Anbau:
Die Silberweide benötigt einen feuchten Boden. Ansonsten ist sie sehr anspruchslos.
Die Vermehrung geschieht durch Stecken von kräftigen, im Winter geschnittenen Trieben. Im Frühling werden diese in humusreiche Erde gepflanzt. Schon recht bald treiben sie Wurzeln.

Geschichtliches:
Die Weide war als Heilmittel bereits im Altertum bekannt. Dioscurides kennt die Weide als zusammenziehendes Mittel. Matthiole beschreibt die Weidenblätter im 16. Jahrhundert als schlafförderndes Mittel.
Im 17. Jahrhundert wurde dann die Rinde als fiebersenkendes Mittel herangezogen.
1830 gelang es dann, aus der Weidenrinde die Salicylsäure herzustellen. Damit begann auch eine neue Form der Schmerzbekämpfung, vor allem rheumatischer Schmerzen.
Um die Weide ranken sich ebenfalls unzählige Sagen, Legenden und mysthische Erzählungen. Gerade die Trauerweide kommt hier immer wieder ins Blickfeld. Sie ist ein Baum der Trauer, Trennung und des Todes. Vielen Dichtern bot die Weide eine Fülle von Symbolen, die in Gedichten, Gesängen und Erzählungen ihren Niederschlag fanden.
Bei den Griechen war die Weide den Töchtern der Unterwelt, den Nayaden geweiht.

Im Mittelalter galt die Weide als ein Baum der Jungfräulichkeit. So wird gesagt, dass das Essen von Samen unfruchtbar mache. Hier findet die Weide auch Anlehnung an die Jungfräulichkeit Marias.
Noch heute gilt die Weide als Baum der Gerechtigkeit und des Ausgleichs. Dies wird auch deutlich in dem Märchen von Christian Andersen: «Alles am rechten Platz».

*Notizen:*

*Naturwissenschaftliche Heilpflanzenbeschreibung*

| | |
|---|---|
| Verwendete Teile: | Rinde – Cortex salicis |
| Sammelzeit: | April–Mai |
| Wirkstoffgruppe: | Glycosiddroge – Phenolglycoside |
| Hauptwirkstoff: | Salicin |
| Nebenwirkstoffe: | Gerbstoffe, Harz, Oxalate, Enzyme |
| Wirkung:<br>– Hauptwirkung: | – Antirheumatisch<br>– Fiebersenkend<br>– Schweisstreibend |
| – Nebenwirkung: | – Hautreizend<br>– Zusammenziehend<br>– Entzündungswidrig<br>– Schmerzstillend |
| Anwendung:<br>– innerlich: | – Vor einer innerlichen Anwendung ist im allgemeinen abzuraten. Lediglich in ganz geringen Mengen in<br>– antirheumatischen, antineuralgischen und nierenblasendesinfizierenden Teemischungen.<br>Auch hier zeigen sich immer wieder starke Reizungen der Magenschleimhaut, so dass in erster Linie eine äusserliche Anwendung in Betracht kommt. |
| – äusserlich: | – bei neuralgischen und rheumatischen Schmerzen und Entzündungen<br>– bei Hautkrankheiten<br>– bei Hautgeschwüren<br>– bei Fusschweiss |
| Zubereitung:<br>– innerlich: | – als Tee: nur als Zusatz:<br>auf 100 g Teemischung 10–15 g Weidenrinde. |
| – äusserlich: | – als Umschlag<br>– als Pflaster<br>– als Bad<br>– als Salbe |
| Lagerung: | Trocken, vor Licht, Staub und Insekten geschützt! |

Besonderes:
Bei Überdosierung können rauschartige Erregungszustände und innere Blutungen auftreten.

*Volksheilkundliche Anwendung der Silberweide*

Allgemeine Anwendung:
Bevor die Salicylsäure synthetisch und entsprechend magenverträglich hergestellt werden konnte, war die Weidenrinde ein vielgebrauchtes Heilmittel bei verschiedenen Krankheiten.
So wurden auch innere Blutungen und Magen-Darmkatarrh mit Weidenrindentee behandelt.
Die äusseren Anwendungen reichten hin von Hautrötungen bis zu Kopfschmerzen. Hier zeigt sich die Weidenrinde doch als sehr gutes Heilmittel, insbesondere bei allen Formen von Schmerzen und verschiedenen Arten von Hautausschlägen.

Homöopathische Anwendung:
In der Homöopathie wird aus den frischen Rinden verschiedener Weidenarten eine Essenz zubereitet.
Die Essenz wird bei allen neuralgischen und rheumatischen Schmerzzuständen verordnet.

*Esoterische Anwendung der Silberweide*

Allgemeine okkulte Bedeutung:
Die Weide gilt, wie schon erwähnt, als Baum der Trauer, des Todes, aber auch der Reinheit.
In der rituellen Magie wird Weidenrinde herangezogen, um Räuchermischungen zu bereiten, die zur Anrufung der Mondgenien und der Wasserwesen dienen.

Pflanzenastrologische Anwendung:
Die Weide steht in Beziehung zum Mond.

Stärkende Anwendung:
- bei Nieren-Blasenschmerzen
- bei rheumatischen Entzündungen

Schwächende Anwendung:
- bei trockenen Hauterkrankungen

Anwendung nach Dr. E. Bach:
In der Bach-Blütentherapie wird die gelbe Weide empfohlen bei Vergesslichkeit, offenkundigem Pessimismus gegenüber sich selber und auch nach aussen hin.

Anwendung in der Baumheilkunde:
Es empfiehlt sich bei Gicht, Rheuma und Menstruationsschmerzen täglich einmal eine Weide aufzusuchen.
Die Weide bringt innere Ruhe und Ausgeglichenheit bei gestauter Wut. Sie kann auch sehr melancholisch stimmen und oft nur schwer zu formulierende Sehnsüchte auslösen. Sie lässt einem in die Ferne schweifen.

*Tierheilkundliche Anwendung der Silberweide*

Die Knospen der Silberweide helfen sehr gut bei Verdauungsstörungen der Rinder und Kühe. Unter das Futter gemischt beheben sie Neigungen zu Blähungen.

*Notizen:*

***Notizen:***

## Steinklee

Botanischer Name:
Melilotus officinalis

Familie:
Papilionaceae (Schmetterlingsblütler)

Andere Namen:
Honigklee, Mottenklee, Schotenklee

Herkunft des Namens:
Meli heisst im griechischen der Honig. Honigklee heisst er auch, weil er eine ausgezeichnete Nahrungsquelle für Bienen ist.

Vorkommen:
Europa, Mittelasien
Wegränder, unbebaute Orte

Aussehen:
Der Steinklee kann bis 1 m hoch werden. Die Stengel sind stark verzweigt. Die unteren Teilblätter sind verkehrt-eiförmig, die oberen sind länglich lineal. Alle Blätter sind gezähnt. Die gelben Blüten bilden lange Trauben. Die Flügel der Schmetterlingsblüten sind länger als die Schiffchen. Die Fruchthülsen sind kurz, kahl und gefurcht.

Anbau:
An eher trockenen Orten durch Aussaat.

Geschichtliches:
Stein- oder Honigklee waren schon im Altertum als Heilmittel bekannt. Hippokrates und später auch Paracelsus verwendeten ihn bei Nieren- und Gallenleiden (Koliken).
Einige Zeit war er nun in Vergessenheit geraten, doch allmählich findet er auch wieder vermehrt die notwendige Beachtung.

*Notizen:*

*Naturwissenschaftliche Heilpflanzenbeschreibung*

| | |
|---|---|
| Verwendete Teile: | Ganzes Kraut – Herba meliloti |
| Sammelzeit: | Juni–August |
| Wirkstoffgruppe: | Glycosiddroge – Cumaringlycosid |
| Hauptwirkstoffe: | Melilotin, Cumarin |
| Nebenwirkstoffe: | Schleim, Cholin, Flavone, Gerbstoff, äth. Öl |
| Wirkung:<br>– Hauptwirkung: | – Gefässabdichtend<br>– Erweichend |
| – Nebenwirkung: | – Krampflösend<br>– Entzündungswidrig<br>– Wassertreibend<br>– Beruhigend |
| Anwendung:<br>– innerlich: | – bei Krampfadern und Verletzungen<br>– bei Bronchitis<br>– bei Koliken<br>– bei Nervosität |
| – äusserlich: | – bei Bindegewebeentzündungen (Augen-Lid)<br>– bei eiternden Wunden |
| Zubereitung:<br>– innerlich: | – als Tee: 1 Teelöffel auf 1 Tasse Wasser über Nacht ansetzen. |
| – äusserlich: | – als Bad<br>– als Umschlag |
| Lagerung: | Trocken, vor Licht, Staub und Insekten geschützt! |

Besonderes:
Bei zu häufiger innerlicher Anwendung kann der Steinklee zu Nasenbluten und Blutverdünnung führen!

*Volksheilkundliche Anwendung des Steinklees*

Allgemeine Anwendung:
In der Volksheilkunde erfreut sich der Steinklee noch grosser Beliebtheit, obwohl er in der offiziellen Heilkunde erst seit jüngerer Zeit wieder vermehrt eingesetzt wird. Bei Nervosität und Schlaflosigkeit werden mit dem Steinklee Kräuterkissen gemacht und unter den Kopf gelegt.
Als Tee wird er hin und wieder auch bei Magen-Darmkoliken und Blähungen als Heilmittel herangezogen und zeigt auch hier sehr oft gute Wirkungen.
Seine Hauptanwendung findet der Steinklee in der Volksheilkunde in erster Linie bei Krampfadern und Lymphdrüsenstauungen.

Homöopathische Anwendung:
Aus den frischen Blättern und Blüten wird eine Essenz und aus den getrockneten Blüten eine Tinktur hergestellt.
Vor allem bei Kopfschmerzen und Migräne werden diese beiden Mittel herangezogen.

*Esoterische Anwendung des Steinklees*

Allgemeine okkulte Bedeutung:
Altes gibt es nur weniges.
Wie schon angedeutet, erfährt der Steinklee erst in jüngerer Zeit wieder grössere Bedeutung. In erster Linie haben Rudolf Steiners Aussagen dazu geführt, dass der Steinklee in der anthroposophischen Medizin vermehrt eingesetzt wurde.
Rudolf Steiner erklärte, dass dem Steinklee eine ausgleichende Eigenschaft zwischen dem Stoffwechselsystem und dem Nervensystem zugemessen werden muss.
Hier scheint die Anwendung der volksheilkundlichen Form bei Magen-Darmkoliken eine Bestätigung zu finden, wenn auch nur annähernd.
In der osmologischen Heilkundetherapie lässt sich die Erfahrung machen, dass der Duft des Steinklees befreiende Wirkung hat bei Kopfschmerzen und Druckgefühlen im Kopf. Auch hier zeigen sich wieder Paralellen zur Volksheilkunde (s. Duftkissen bei Schlaflosigkeit).

Pflanzenastrologische Anwendung:
Der Steinklee gehört zu den Pflanzen, die eine Beziehung zum Jupiter haben.

Stärkende Anwendung:
- zur Anregung der Wasserausscheidung
- schweisstreibend (Tee)

Schwächende Anwendung:
- bei Kopfschmerzen
- bei Schlaflosigkeit und Unruhe.

*Steinklee in der Kosmetik*

Waschungen mit Steinkleetee entspannen nervöse Haut. Auch bei fetter und poröser Haut hilft der Steinklee sehr gut. Er kann als Waschung, Tinktur, Reinigungsmilch oder auch als Hautcrème angewendet werden.

*Notizen:*

**Veilchen, Wohlriechendes**

Botanischer Name:
Viola odorata

Familie:
Violaceae (Veilchengewächse)

Andere Namen:
Maiennägeli, Marienstengel, Märzveilchen, Osterveigerl, Schwalbenblume, Veicherln, Veieli, Viönli

Vorkommen:
Europa
Grasplätze, schattige Orte

Ursprüngliche Herkunft:
Mittelmeergebiete

Blütezeit:
März–April

Aussehen:
Das Veilchen ist eine mehrjährige Pflanze mit 10–20 cm langen Ausläufern. Die Blätter sind rundlich-nierenförmig und stumpf. Die Blüten sind stark und angenehm duftend. Sie sind einfarbig sattviolett.

Anbau:
Das Veilchen liebt einen eher halbschattigen Ort mit humusreicher, aber nicht zu fetter Erde. Am einfachsten geschieht die Vermehrung durch Wurzelteilung.

Geschichtliches:
Um das Veilchen ranken sich viele Legenden und Geschichten. Für Dichter und Sänger war das Veilchen eine beliebte Pflanze.
Im Hinduismus findet man das Veilchen sehr häufig als Lingam, das Phallussymbol des Gottes Schiwa.
In der griechischen Mythologie gibt es mehrere Erzählungen zum Veilchen. Einerseits war es der Göttin Persephone, der Göttin des Todes, geweiht, dann aber erzählt eine andere Geschichte, dass das Veilchen von Inoischen Nymphen beim Bau der Stadt Athen Ion dargebracht worden sei.
Auch christliche Legenden zum Veilchen gibt es.
So war es im Mittelalter ein Symbol der Jungfrau Maria.
Freud will im Veilchen ein Sexualsymbol entdeckt haben. (s. dazu Hinduismus).

Im Volksglauben spielte das Veilchen als Symbol des Todes und der Trauer seit je her eine grosse Rolle. So sagt man: «Wer ein Veilchen pfückt, auf dem der Tau liegt, dem sterbe ein geliebter Mensch weg!»
Als Heilmittel spielte das Veilchen schon in der Antike eine grosse Rolle. Besonders bei Kopfschmerzen wurde es sehr geschätzt. Hippokrates, Dioscurides und Plinius empfehlen das Veilchen bei Magenbeschwerden, Gichtanfällen und Hautkrankheiten.
Im 16./17. Jahrhundert kam der Veilchensirup auf, der gegen Husten und Verschleimung eingesetzt wurde.
Veilchenblüten galten auch als herzstärkend (Signatur).
Später geriet das Veilchen allmählich in Vergessenheit. Pfarrer Kneipp, und in jüngerer Zeit Dr. med. Schulz, brachten das Veilchen wieder zutage. Viele alte Anwendungsmöglichkeiten wurden bestätigt.

*Notizen:*

*Naturwissenschaftliche Heilpflanzenbeschreibung*

| | | |
|---|---|---|
| Verwendete Teile: | Kraut: | - Herba violae odoratae |
| | Wurzel: | - Radix violae odoratae |
| Sammelzeit: | Kraut: | März-April |
| | Wurzel: | August-September |
| Wirkstoffgruppe: | Glycosiddroge - Saponinglycosid | |
| Hauptwirkstoff: | Saponin | |
| Nebenwirkstoffe: | Blatt/ Blüte: | äth. Öl, Salicylsäuremethylester, Violin, Schleim, Farbstoff (Anthocyan), Eisen, Zukker, Wachs, Gummi, organische Säuren |
| | Wurzel: | Salicylsäuremethylester, äth. Öl, Zucker, Eiweiss, Violin, Schleim |
| Wirkung: - Hauptwirkung: | - Auswurffördernd<br>- Schleimlösend | |
| - Nebenwirkung: | - Beruhigend, entspannend<br>- Entzündungshemmend<br>- Hautreinigend | |
| Anwendung: - innerlich: | - bei Husten<br>- bei Bronchitis | |
| - äusserlich: | - bei Hautkrankheiten<br>- bei eiternden Wunden | |
| Zubereitung: - innerlich: | - als Tee: 1 Teelöffel auf 1 Tasse, kalt ansetzen und 5 Stunden ziehen lassen.<br>- als Sirup: siehe Rezepte | |
| - äusserlich: | - als Gurgelmittel-Tee<br>- als Waschung<br>- als Umschlag | |
| Lagerung: | Trocken, vor Licht, Staub und Insekten geschützt! | |

## *Volksheilkundliche Anwendung des Veilchens*

Allgemeine Anwendung:
Das Veilchen, wie auch das Stiefmütterchen, sind ein beliebtes Heilmittel. Leider wird es jedoch nicht mehr in all seinen Möglichkeiten ausgenutzt. Nebst dem bekannten Veilchensirup bei Husten und Erkältungskrankheiten ist das Veilchen ein sehr gutes Heilmitel bei verschiedenen Hauterkrankungen, so z. B.:
- bei Schuppenflechte
- bei Milchschorf
- bei Fiesteln
- bei trockenen und nässenden Ekzemen.

Auch bei Krampfadern und Venenentzündungen zeigen sich immer wieder sehr gute Heilwirkungen. Ebenso auch bei Gicht und rheumatischen Erkrankungen.

Homöopathische Anwendung:
Die Essenz aus dem frischen, blühenden Kraut wird unter anderm auch bei Ohrenschmerzen, Augenleiden, aber auch bei Husten und Rheuma verordnet.

## *Esoterische Anwendung des Veilchens*

Allgemeine okkulte Bedeutung:
Obwohl das Veilchen einerseits als Blume des Todes und der Trauer gilt, trägt es auch die Symbole der Demut und Jungfräulichkeit.
Früher wurden aus dem Veilchen Kränze geflochten und auf den Kopf gelegt. Bei Festen soll dies vor Kopfschmerzen schützen.
Veilchenduft verbreitet Lieblichkeit und Sanftheit.
In der zeremoniellen Magie wird das Veilchen zu Räuchermischungen verwendet, bei Anrufungen der Venussphäre.

Pflanzenastrologische Anwendung:
Das Veilchen steht in Beziehung zur Venus und zum Mond.

Stärkende Anwendung: – bei Hals- und Bronchienerkrankungen

Schwächende Anwendung: – bei Hautkrankheiten (Wurzel)

## *Als Wildgemüse: Veilchenblätter und -blüten*

Die Blätter und Blüten ergeben geschmackvolle Mischsalate. Beides kann auch zu Spinat und Suppen mitverwendet werden.

*Veilchen in der Kosmetik*

Veilchencrèmen, Milchen, Tonic's und Wasser sind sehr gute, hautentspannende und hautreinigende Zubereitungen.

*Notizen:*

***Notizen:***

**Wiesengeissbart**

Botanischer Name:
Filipendula ulmaria

Familie:
Rosaceae (Rosengewächse)

Andere Namen:
Beielichrut, Geissleitere, Mädesüss, Rüsterstaude, Spierstaude, Wisenkönigin, Ziegenbart

Vorkommen:
Europa, Nordasien, Nordamerika
Gräben, Gebüsche, feuchte Orte

Blütezeit:
Juni–August

Aussehen:
Der Wiesengeissbart wird bis 1,50 m hoch.
Der rötlich-braune, kantige Stengel verzweigt sich nach oben. Die Blätter sind gross und unterbrochen gefiedert, mit kleinen, gesägten Nebenblättern. Die elfenbeinfarbenen Blüten bilden vierstrahlige Scheindolden. Sie duften sehr aromatisch (Vanillin).

Anbau:
Der Wiesengeissbart lässt sich gut durch Wurzelteilung vermehren. Sein Standort sollte halbschattig sein, mit feuchtem Boden.

Geschichtliches:
Als Heilpflanze wurde der Wiesengeissbart erst so um das 17. Jahrhundert angewendet. Er konnte sich nicht allzulange halten und geriet bald wieder in Vergessenheit.
Im 19. Jahrhundert wurde seine Bedeutung als Heilpflanze erkannt. Er wurde schon damals bei rheumatischen Krankheiten angewendet. Der geistliche Abbé Obrist verhalf ihm 1850 zum erneuten Durchbruch.

*Naturwissenschaftliche Heilpflanzenbeschreibung*

| | |
|---|---|
| Verwendete Teile: | Wurzel: – Radix ulmariae<br>Blätter: – Folium ulmariae<br>Blüten: – Flos ulmariae |
| Sammelzeit: | Wurzel: September–Oktober<br>Blätter: Juni–August<br>Blüten: Juni–August |
| Wirkstoffgruppe: | Glycosiddroge – Phenolglycosid |
| Hauptwirkstoffe: | Gaultherin (Salicylsäuremethylester), Spiraein (Salicyladehyd) |
| Nebenwirkstoffe: | äth. Öl. Salicylsäure, Heliotropin, Vanillin (Duft), Flavonglycoside, Gerbstoff, Mineralsalze |
| Wirkung:<br>– Hauptwirkung: | – wassertreibend<br>– fiebersenkend (Blüte)<br>– schweisstreibend |
| – Nebenwirkung: | – leicht stopfend<br>– zusammenziehend<br>– entzündungswidrig<br>– leicht schmerzstillend |
| Anwendung:<br>– innerlich: | – bei Wassersucht<br>– bei Rheuma und Gicht<br>– bei Fiebererkrankungen<br>– bei Durchfall |
| – äusserlich: | – bei Wunden<br>– bei Rheuma<br>– bei Hautentzündungen |
| Zubereitung:<br>– innerlich: | – als Tee: 1 Teelöffel auf 1 Tasse Wasser – Aufguss.<br>– als Sirup aus den Blüten |
| – äusserlich: | – als Bad<br>– als Umschlag |
| Lagerung: | Trocken, vor Licht, Staub und Insekten geschützt! |

Besonderes:
Bei Überdosierung und langdauernden Kuren führt die Spierstaude zu Magen-Schleimhautentzündungen und starken Krämpfen.

*Volksheilkundliche Anwendung des Wiesengeissbarts*

Allgemeine Anwendung:
Früher war der Wiesengeissbart eine vielgebrauchte Heilpflanze. Heute hat sie in der Volksheilkunde vieles verloren.
Dass die verlorengegangenen Anwendungen sehr wertvoll waren, zeigen die Erfahrungen, die sich nun allmählich wieder anzusammeln beginnen.
Der Wiesengeissbart erweist sich als sehr gute Hilfe
- bei Fettleibigkeit
- bei Arterienverkalkung
- bei Steinerkrankungen
- bei Couprose
- bei verschiedenen Nieren-Blasenleiden, vorab bei Erkältungskrankheiten der Nieren und Harnwege.

Was sehr interessant ist, ist die Anwendung der Wurzel des Wiesengeissbartes bei Tollwut und Schlangenbissen. Frische Wurzeln wurden während drei Tagen, jeweils morgens nüchtern 1 Teelöffel, eingenommen.
Ich bin der Meinung, dass diese Anwendung doch näher untersucht werden sollte, da sie anscheinend mit Erfolg angewendet wurde. Ich glaube jedoch nicht, dass der heutige Mensch noch genügend reaktionsfähig ist, so wie er lebt, um auf diese Wirkung so zu reagieren, wie der Mensch vor vielleicht hundert Jahren. Ich sehe die Anwendung eher als zusätzliches Mittel zu den entsprechenden Impfungen.

Homöopathische Anwendung:
Die frische Wurzel dient zur Herstellung einer Essenz. Diese wird bei Hautausschlägen, Kopfschmerzen, Gicht, Rheuma und Schwindel verordnet.

*Esoterische Anwendung des Wiesengeissbarts*

Allgemeine okkulte Bedeutung:
Das Wiesengeissbart gilt als Geheimmittel gegen bisse tollwütiger Tiere oder auch gegen Schlangenbisse.
Vor allem die rosenkreuzerische Heilkunde kennt den Wiesengeissbart als ein ganz besonderes Heilmittel.
Längere Aufenthalte in der Nähe von Wiesengeissbart hat belebende, wärmende und schmerzstillende Eigenschaften.

Pflanzenastrologische Anwendung:
Der Wiesengeissbart steht in Beziehung mit dem Merkur.

Stärkende Anwendung:
- bei Wassersucht
- bei Rheuma und Gicht

Schwächende Anwendung:
- bei Wunden und Entzündungen
- bei Durchfall

*Als Wildgemüse: Wiesengeissbart*

Die jungen Triebe können in Mischsalaten verwendet werden.

*Wiesengeissbart zum Färben*

Blüten, Blätter und Stengel des Wiesengeissbarts lassen sich auch zum Färben verwenden. Der Farbton bewegt sich von Grün bis Goldgrün.

*Notizen:*

# 4. Kapitel

## Rezepte

*Teemischungen, Sirupe*
*Kosmetische Rezepte*
*Wildgemüse*

## Rezepte

Hier sind einige Rezepte angeführt, die von jedermann zubereitet werden können.
Ist nichts anderes vermerkt, gelten folgende Regeln:
Auf eine Tasse heisses Wasser ein Teelöffel Teemischung. Mit dem Wasser aufgiessen und während 10 Minuten ziehen lassen, danach abseihen.
Anwendung: 2–3mal täglich eine Tasse während mindestens drei Wochen.

### Teemischungen:

| | | |
|---|---|---|
| *Bluthochdruck* | Mistel | 30 g |
| | Weissdornblüten | 20 g |
| | Sauerampferwurzel | 20 g |
| | Löwenzahnwurzel | 10 g |
| *Blinddarmentzündung* | Brombeerblätter | 50 g |
| (n. Dr. Schierbauer) | Taubnesselblüten, gefleckte | 50 g |
| | pro Tag drei Tassen | |
| *Blutreinigung* | Brennesselblätter | 30 g |
| | Löwenzahnwurzel | 20 g |
| | Schafgarbe | 20 g |
| | Kornblume | 30 g |
| *Blutzucker* | Heidelbeerblätter | 20 g |
| (Diabetes) | Brombeerblätter | 20 g |
| | Sauerampferwurzel | 20 g |
| | Salbei | 20 g |
| *Hautausschläge* | Brennesselblätter | 20 g |
| | Bittersüsser Nachtschatten | 20 g |
| | Kornblume | 20 g |
| | Fenchelsame | 20 g |
| *Herz* | Blutwurzel | 50 g |
| stärkend | Rotwein | 1 Liter |
| | 5 Minuten die Wurzel mit dem Wein kochen. Täglich ein Esslöffel. | |

| | | |
|---|---|---|
| *Fettleibigkeit* | Rosskastanie | 20 g |
| | Wiesengeissbartblüte | 30 g |
| | Löwenzahnwurzel | 10 g |
| | Birkenblätter | 30 g |
| *Schwangerschaft* | Himbeerblättertee | |
| Entbindung | pro Tag 3 Tassen, ab achtem Monat. | |
| *Stoffwechselstörungen* | Enzianwurzel | 10 g |
| | Löwenzahnwurzel | 10 g |
| | Tausendgüldenkraut | 10 g |
| | Schafgarbe | 30 g |
| | Brennesselblätter | 20 g |
| *Sommersprossen* | Birkenblätterwaschungen | |
| *Würmer* | Tausendgüldenkraut | 20 g |
| | Thymian | 20 g |
| | Ringelblume | 20 g |
| | Anissamen | 20 g |

*Insektenstiche*

Die Biene oder die Wespe gleich auf dem Stich zerreiben! Frische Sauerampferblätter gut quetschen und gleich auf die Stichstelle auflegen.
Bei leichteren Formen von allergischen Reaktionen innerhalb einer Stunde 2 Tassen Wiesengeissbartblättertee trinken.
Mücken: Lauch oder Petersilie quetschen und die Stichstelle damit abreiben.

*Insektenschutzmittel*

| | | |
|---|---|---|
| | Citronellaöl | 30 ml |
| | Distelöl | 70 ml |

Miteinander mischen und als Einreibung anwenden.
Im Haus:
Zitrone mit Nelkenköpfchen spicken und über einem Glas Wasser in der Wohnung aufstellen.
Tomatenkraut einstellen oder Nussbaumblätter aufhängen.

| | | |
|---|---|---|
| *Schwäche, allgemeine* | Walnussblätter | 20 g |
| | Hopfen | 10 g |
| | Pfefferminz | 10 g |
| | Schachtelhalm | 15 g |
| | Sanddornbeere | 30 g |
| *Durchfall* | Brombeerblätter | 20 g |
| | Himbeerblätter | 20 g |
| | Erdbeerblätter | 20 g |
| | Odermennigkraut | 20 g |

**Sirupe:** (ohne Zitronensäure!)

| | | |
|---|---|---|
| *Veilchensirup* (beruhigend) | Veilchenblüten | 80 g |
| | Rotwein | ½ Liter |
| | Obstessig | ¼ Liter |
| | Wasser | 1 Liter |
| | Zucker (Birnell, Rohrohrzucker) | 2 kg |

Herstellung:
Rotwein, Obstessig und Wasser zusammengiessen und über die Veilchenblüten verteilen. 3 Tage zugedeckt und kühl stellen. Danach absieben und den Zucker beifügen. 15 Minuten leicht kochen und dann heiss in Flaschen abfüllen.
Auf die gleiche Art und Weise lassen sich Sirupe herstellen aus:
Löwenzahnblüten, Holunderblüten, Klatschmohnblüten, Rosenblüten, Goldmelissenblüten, Zitronenmelissenblättern usw.
Für Sirupe aus Früchten kann das gleiche Rezept verwendet werden. An Stelle der Blüten kommen 3 kg Beeren. Ansonsten ist die Herstellung die gleiche.

**Kosmetische Rezepte**

| | | |
|---|---|---|
| *Hautreinigungswasser* | Bittersüsser Nachtschatten | 250 g |
| | Wasser | 1 Liter |
| | Als Teeaufguss zubereiten und damit waschen. | |

| | | |
|---|---|---|
| *Haarspülung* | Brennesselblätter, frische | 50 g |
| | Wasser | ½ Liter |
| | Obstessig | ¼ Liter |

Herstellung:
Das Wasser aufkochen. Die Brennesselblätter übergiessen und 5 Stunden ziehen lassen. Danach abseihen und den Obstessig dazugeben.
Anwendung nach der Haarwäsche.
Anstelle der Brennesselblätter können auch andere Kräuter verwendet werden, die sich zur Haarpflege eignen. So zum Beispiel: Birkenblätter, Nussbaumblätter, Schachtelhalm usw.

| | | |
|---|---|---|
| *Erdbeermilch* | Kakaobutter | 10 g |
| (ohne künstliche Emulgatoren) | Distelöl | 30 g |
| | Erdbeerblättertee | 90 g |
| | Lanolin | 15 g |
| | Rosenöl | 5 Tropfen |

Herstellung:
Das Lanolin und die Kakaobutter im Wasserbad schmelzen. Distelöl und Erdbeerblättertee temperieren. Sobald das Lanolin und die Kakaobutter geschmolzen ist, wird das Distelöl dazugegeben. Danach alles aus dem Wasserbad nehmen und langsam den Erdbeerblättertee unter gutem Rühren beimischen. Sobald die Milch zu binden anfängt (braucht etwas Zeit, es muss aber stets langsam gerührt werden), das Rosenöl unterrühren.
Anstelle des Distelöls kann auch ein Ölauszug (z. B. Johannisöl) verwendet werden. Ebenso können auch andere Kräuter als Tee zubereitet und verarbeitet werden.
Lediglich die Mengenverhältnisse müssen die gleichen sein.

| | | |
|---|---|---|
| *Maske* | Hafer | 100 g |
| | Wasser | ½ Liter |

Herstellung:
Den Hafer ins Wasser geben und während 3 Stunden lauwarm ziehen lassen.
Den Haferschleim mit einem Pinsel über das ganze Gesicht gleichmässig verteilen und während 15 Minuten einziehen lassen. Danach mit lauwarmem Wasser abwaschen.

*Sonnenschutzöl*

| | | |
|---|---|---|
| Johanniskrautöl | 30 g |
| Weizenkeimöl | 30 g |
| Ringelblumenölauszug | 30 g |
| Rosskastanienblütenölauszug | 30 g |

Herstellung:
Die Öle miteinander mischen.

**Wildgemüse**

| | | |
|---|---|---|
| *Kaffeeersatz* | a) Eicheln | 1 kg |

Herstellung:
Die Eicheln werden in einen Topf gegeben und zugedeckt im eigenen Saft «gar» gekocht. Stets rühren. Sobald die Eicheln dunkelbraun werden, noch weiterkochen, bis sie ganz trocken sind. Mahlen und wie gewöhnlichen Kaffee aufbrühen. Etwas länger ziehen lassen.

| | |
|---|---|
| b) Löwenzahnwurzel | 100 g |
| Wegwartewurzel | 100 g |
| Brombeerblätter | 100 g |
| Eicheln | 700 g |

Die Eicheln werden wie unter a) zubereitet. Wurzel und Blätter werden in der Bratpfanne geröstet, bis sie ganz trocken sind. Danach mit den Eicheln mischen und ebenfalls mahlen. Zubereitung wie gewöhnlicher Kaffee, etwas länger ziehen lassen.

| | | |
|---|---|---|
| *Mischsalat* (als Beispiel) | Gänseblümchen | Blätter und Blüten |
| | Goldnessel | Blätter und Blüten |
| | Spitzwegerichblätter | |
| | Rotkleeblüten | |
| | Veilchen | Blätter und Blüten |

Alles miteinander mischen und wie gewöhnlichen Salat zubereiten.
Am schmackhaftesten werden die Wildsalate, wenn sie mit einer italienischen Sauce zubereitet werden.

| | | |
|---|---|---|
| *Nusslikör* | Grüne Nüsse mit Schalen | 400 g |
| | Branntwein | 1 Liter |
| | Wasser | 1 Liter |
| | Zucker (Birnell) | 500 g |

Herstellung:
Grüne Schalen mit Nüssen zu einem Brei zerstampfen. 300 Gramm Brei 30 Tage im Branntwein angesetzt ziehen lassen. Danach filtrieren und mit dem Zuckersirup (Wasser und Zucker gemischt) vermischen.
Auf diese Weise können auch andere Liköre hergestellt werden, z. B.: Veilchenlikör, Pfefferminzlikör usw.

| | | |
|---|---|---|
| *Säfte* | Frischgepresste Säfte | |
| süss | aus Beeren und Blättern | 7 Teile |
| | Zucker (Birnell) | 13 Teile |

Herstellung:
Saft und Zucker gut mischen.

| | | |
|---|---|---|
| *Schwarzteeersatz* | Brombeerblätter | 30 g |
| | Himbeerblätter | 30 g |
| | Erdbeerblätter | 30 g |

Herstellung:
Blätter mischen und im Backofen rösten, bis sie trocken sind.

| | | |
|---|---|---|
| *Spinat* | ausgewachsene Löwenzahnblätter | 50 g |
| | Brennesselblätter | 50 g |
| | Kartoffelstock (a. Topinambur) | 100 g |

Herstellung
Blätter wie Spinat zubereiten. Etwas Milch oder Rahm unterziehen und mit der gleichen Menge Kartoffelstock mischen.

*Notizen:*

# Heilpflanzenverzeichnis

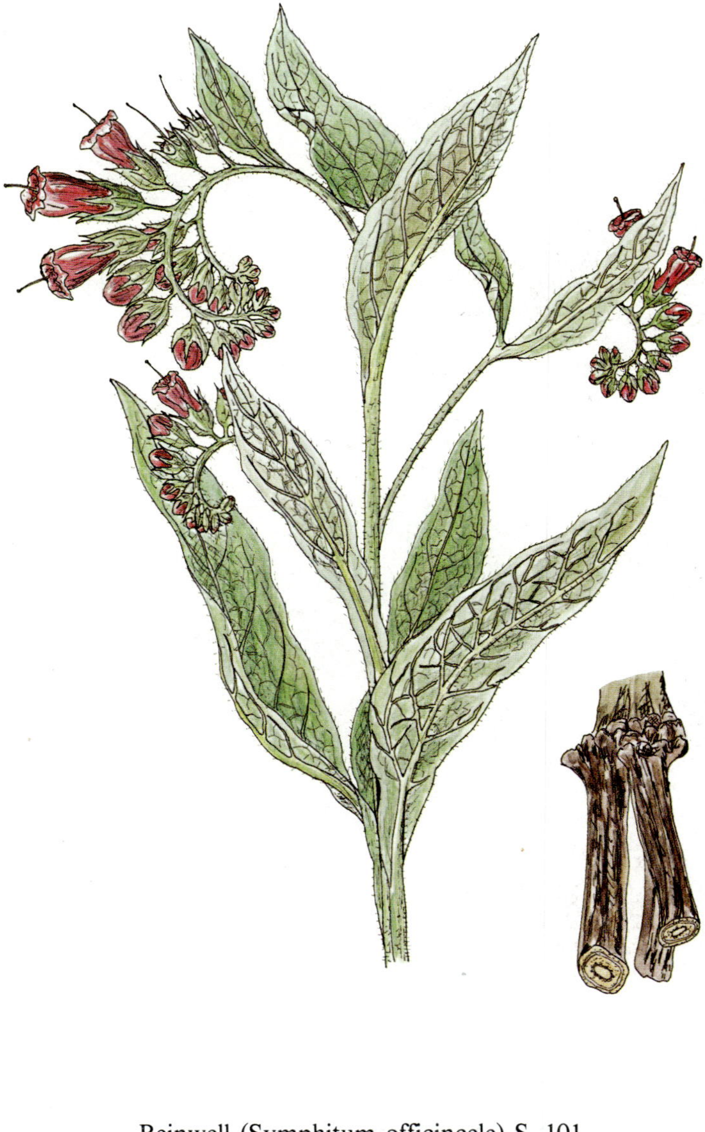

Beinwell (Symphitum officincele) S. 101

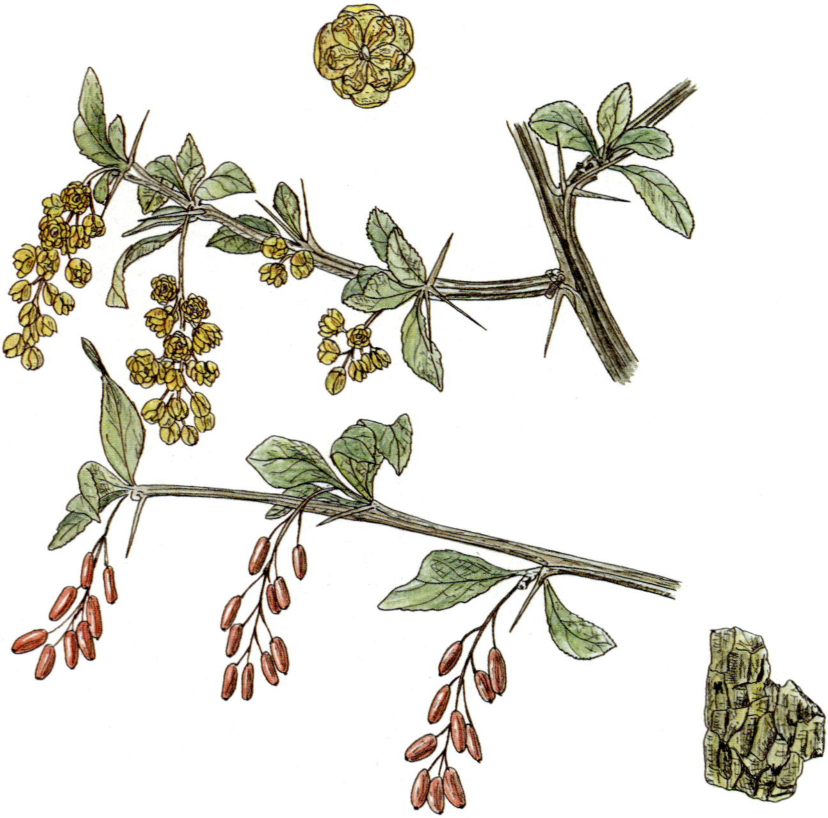

Berberitze (Berberidis vulgaris) S. 105

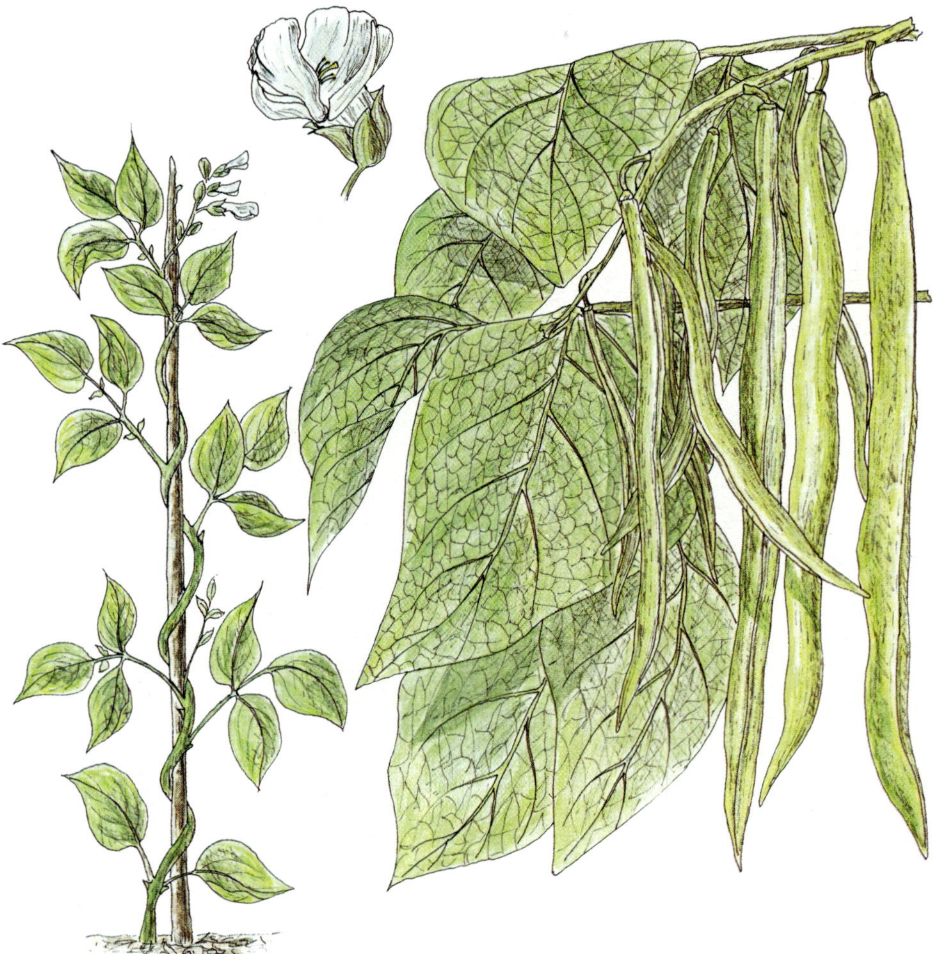

Garten-Bohne (Phaseolus vulgaris) S. 111

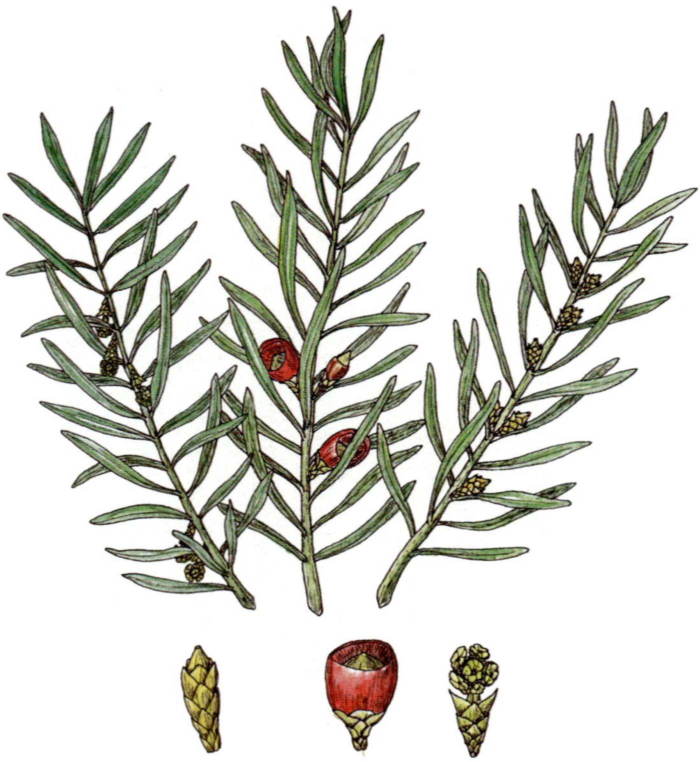

Eibe (Taxus baccata) S. 115

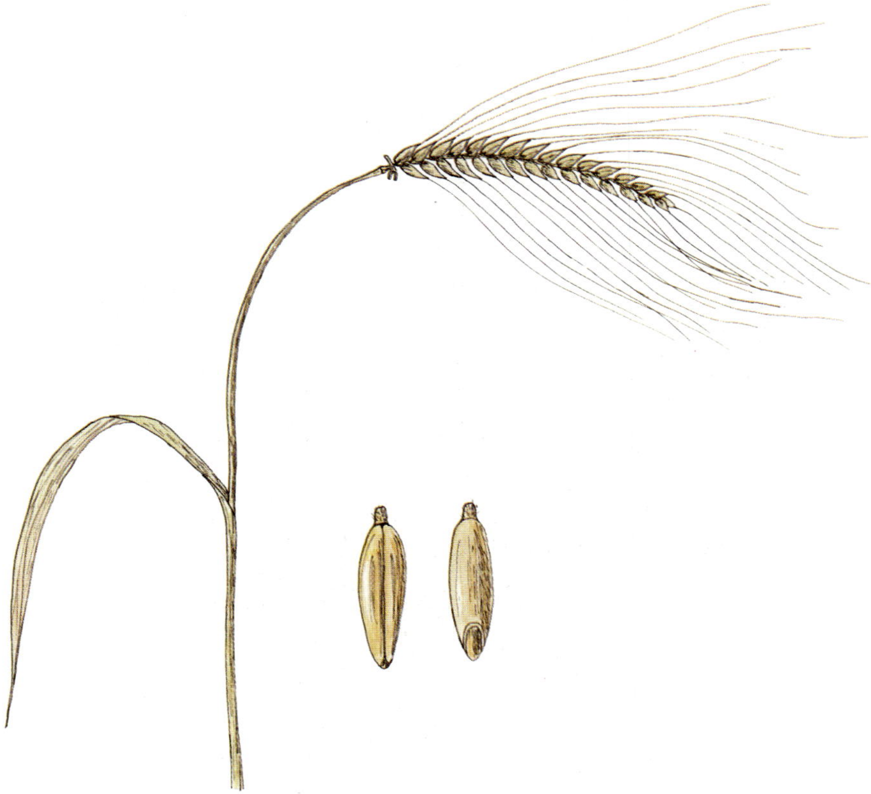

Gerste (Hordeum vulgare) S. 119

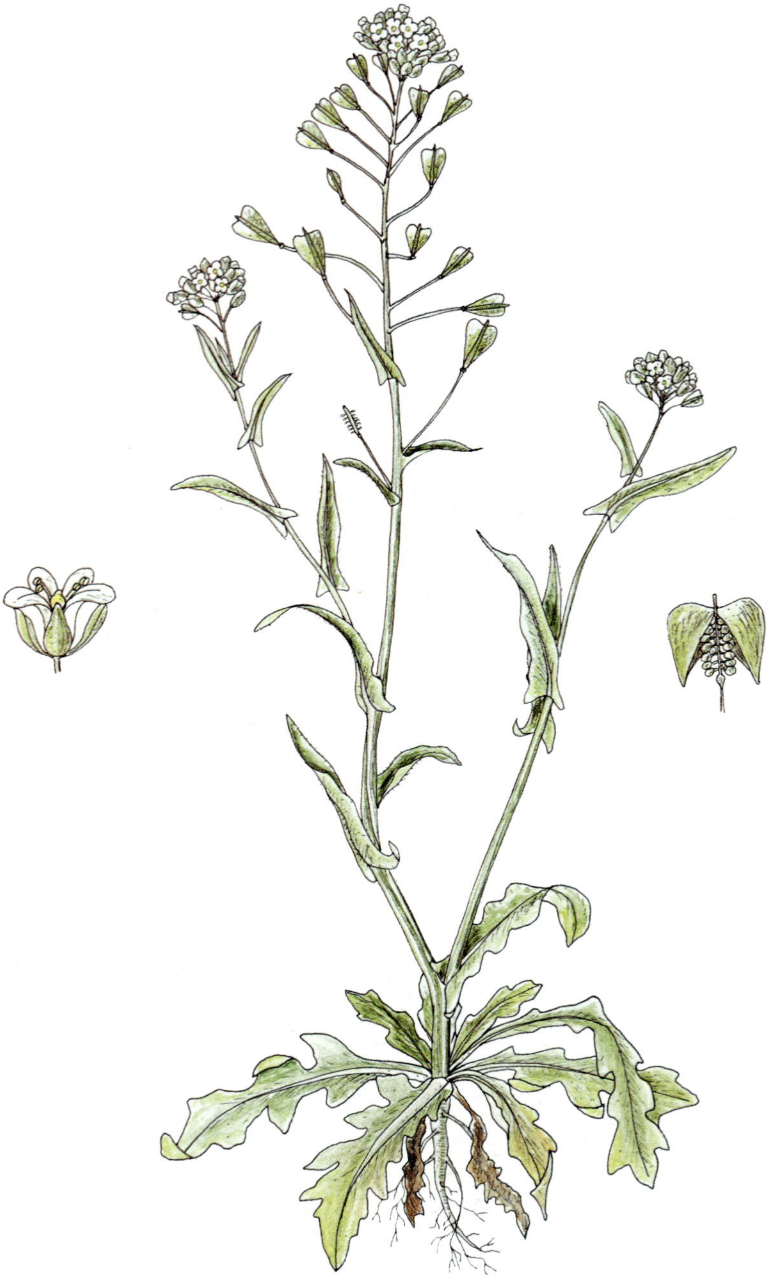

Hirtentäschchen (Capsella bursa-pastoris) S. 125

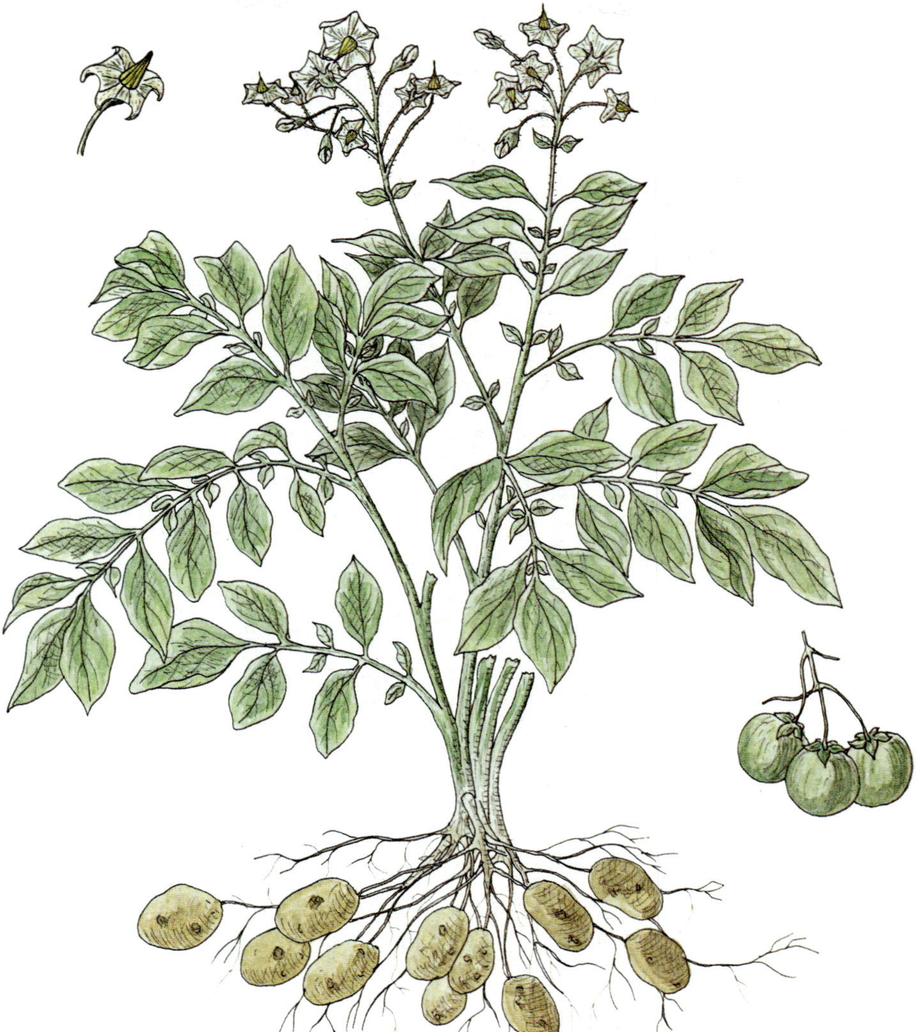

Kartoffel (Solanum tuberosum) S. 129

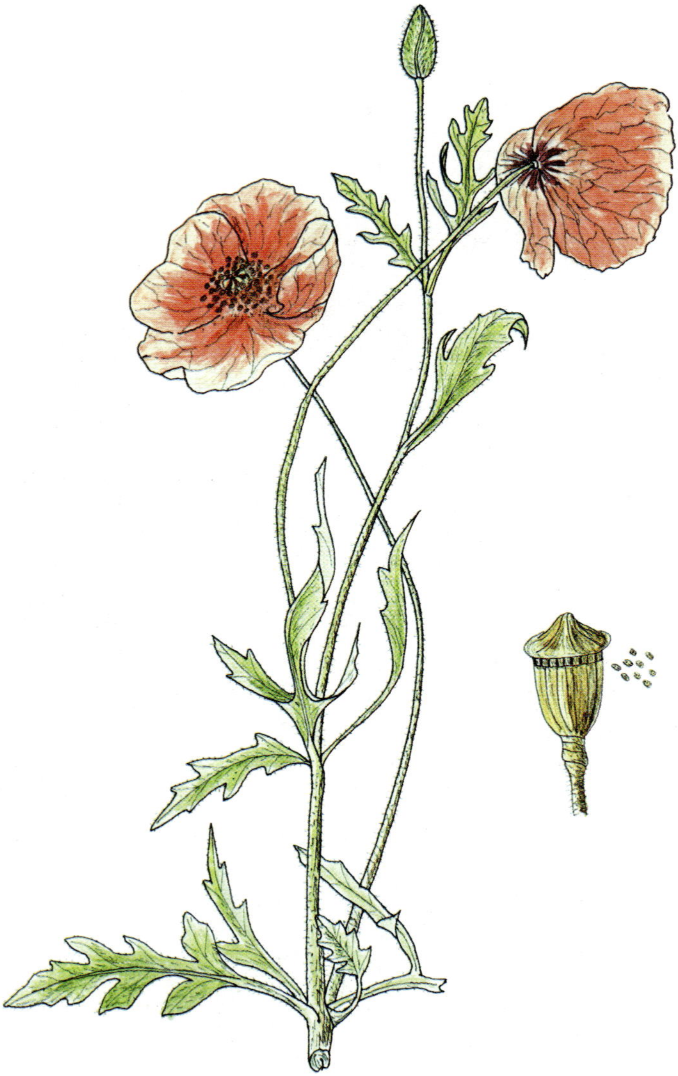

Klatschmohn (Papaver rhoeas) S. 133

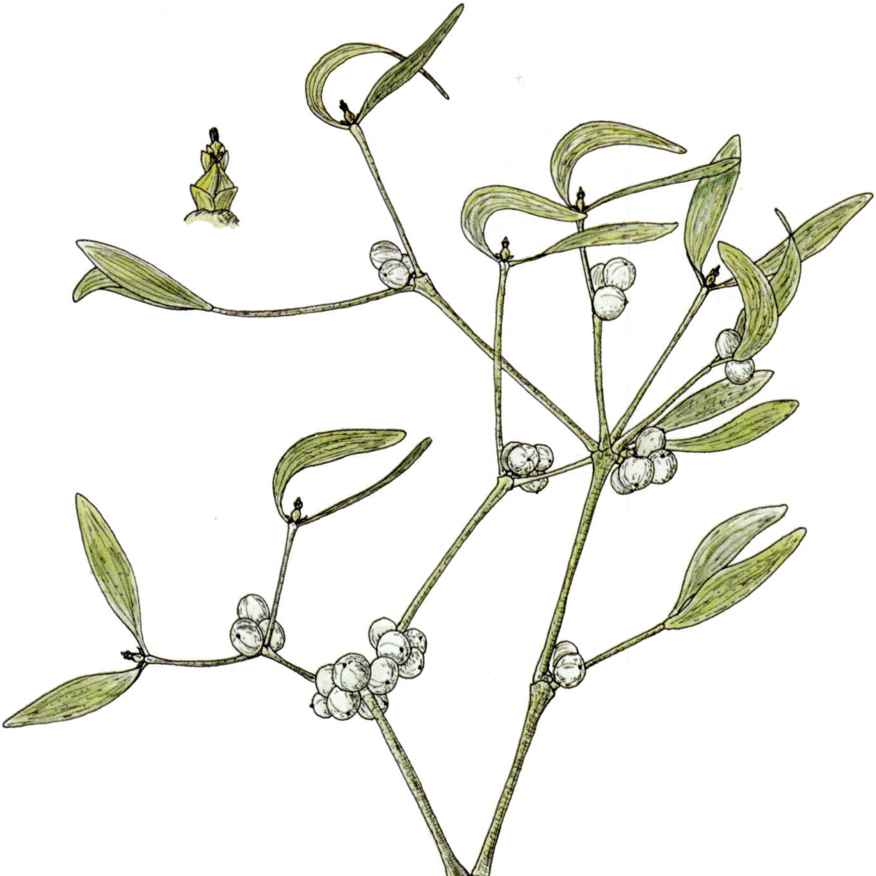

Mistel (Viscum album) S. 137

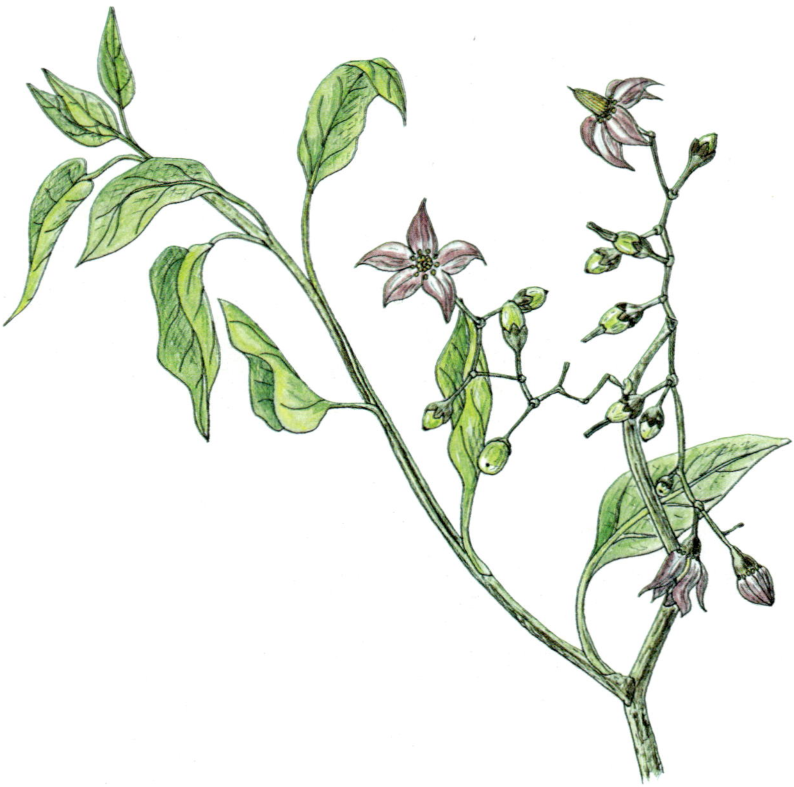

Bittersüsser Nachtschatten (Solanum dulcamara) S. 141

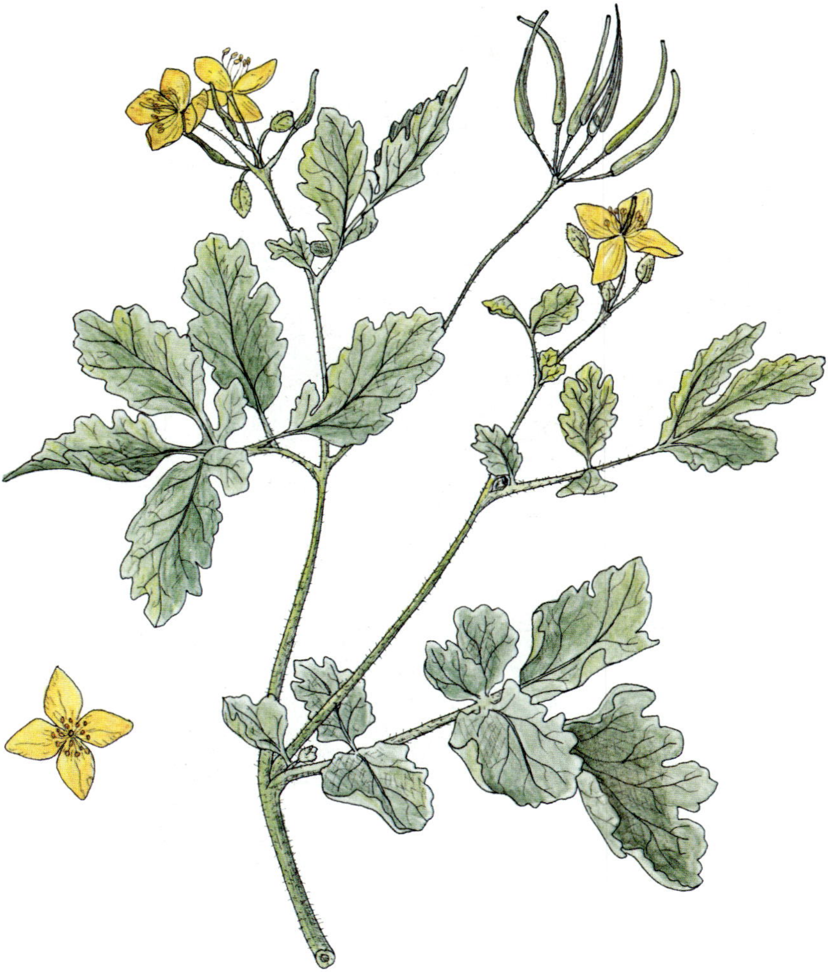

Schöllkraut (*Chelidonium majus*) S. 145

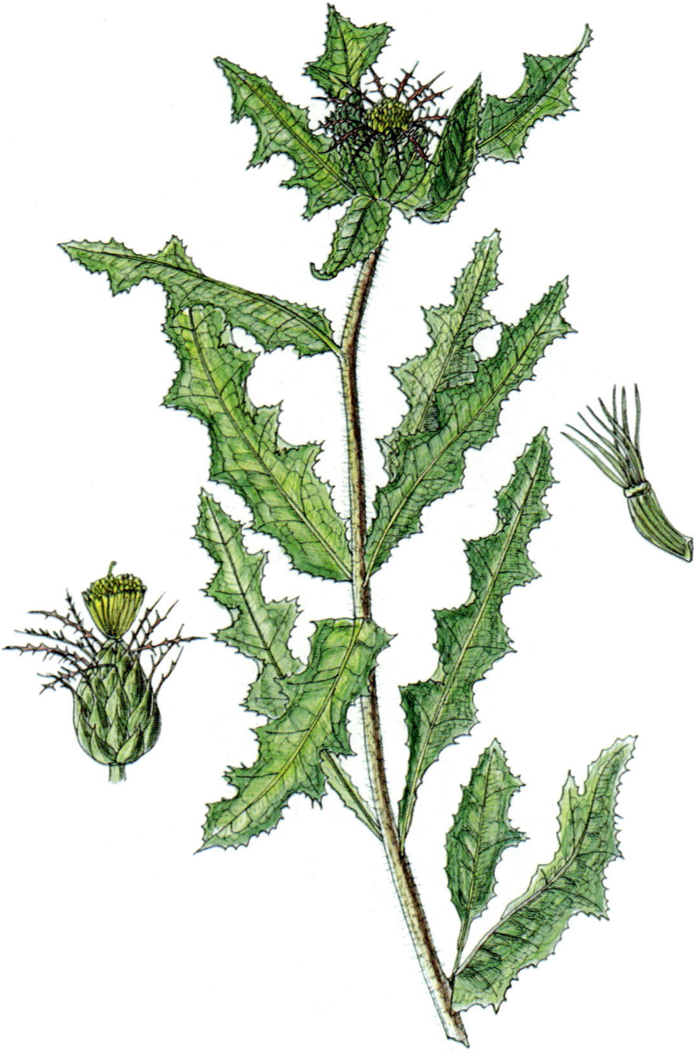

Benediktenkraut (*Cnicus benedictus*) S. 149

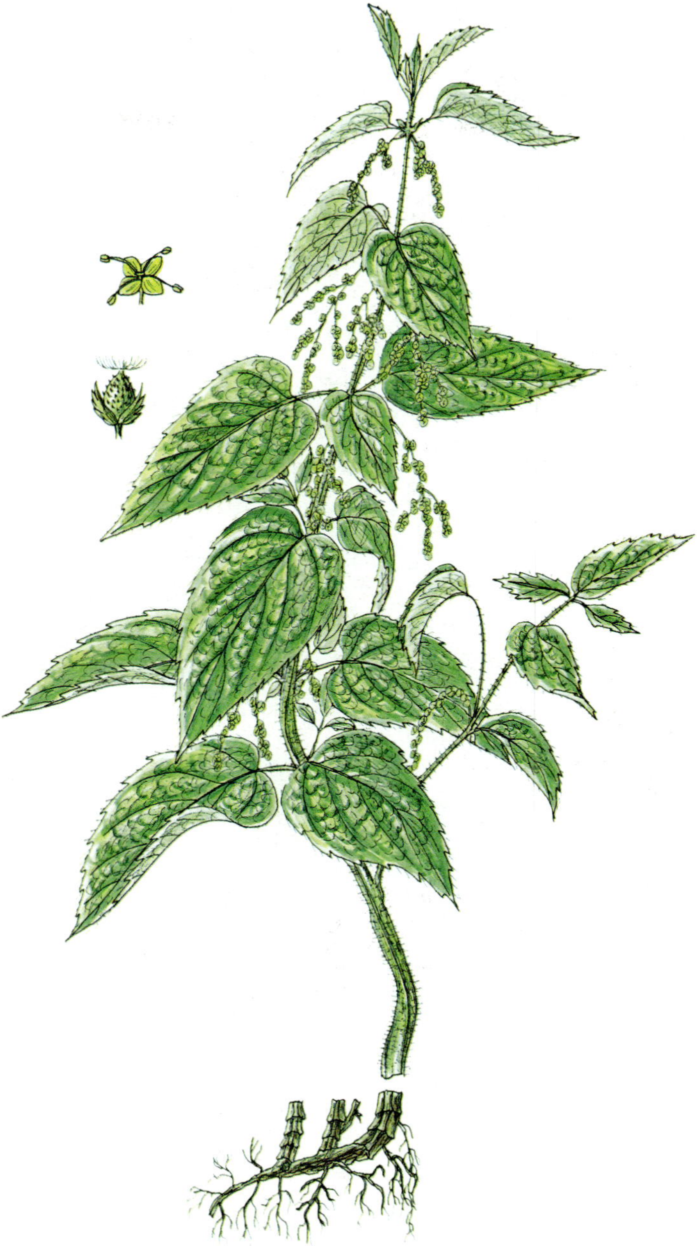

Brennessel (Urtica dioica) S. 153

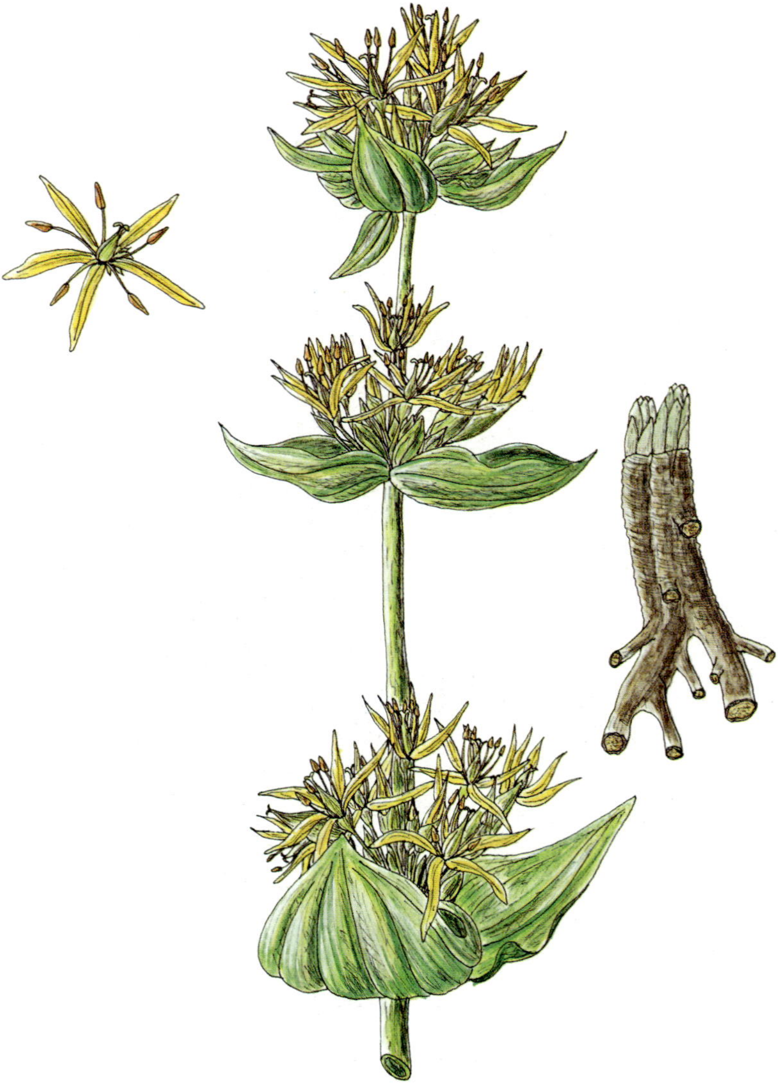

Enzian (Gentiana lutea) S. 159

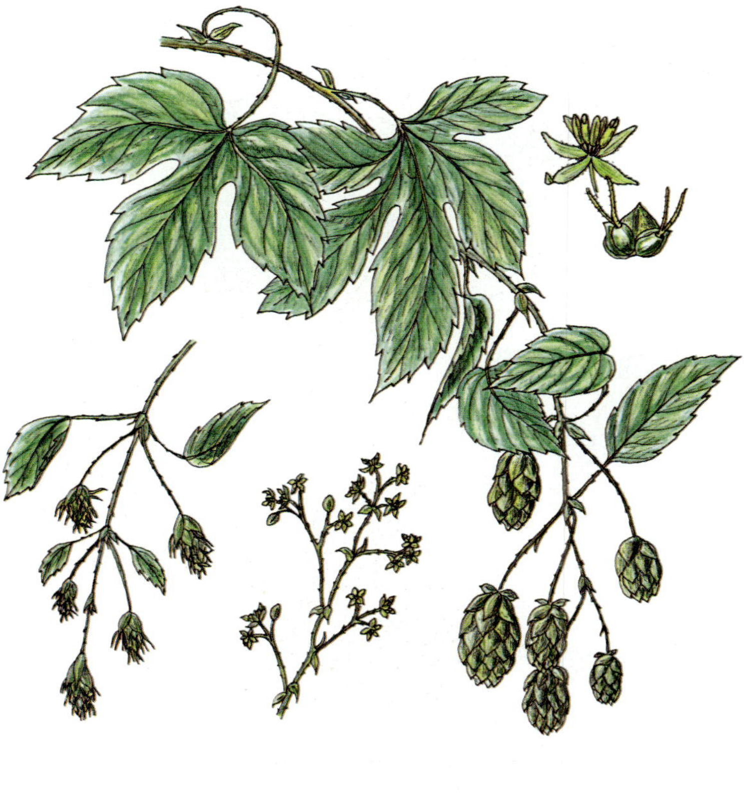

Hopfen (Humulus lupulus) S. 163

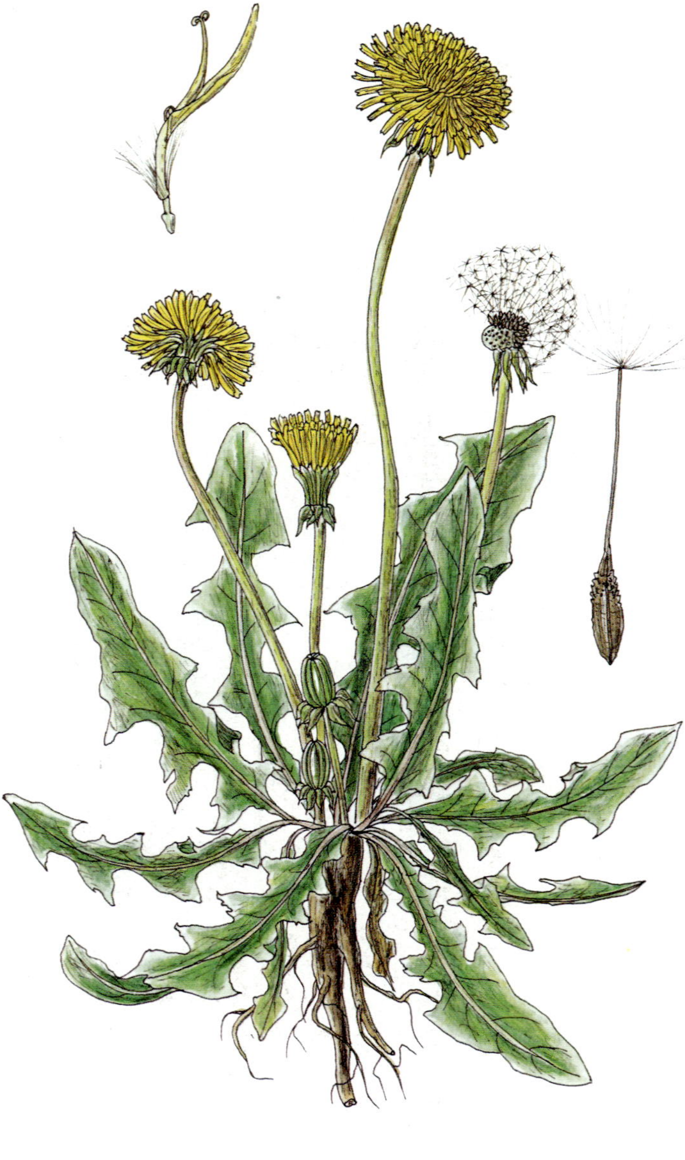

Löwenzahn (Taraxacum officinalé) S. 167

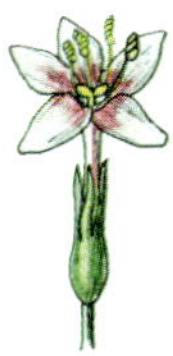
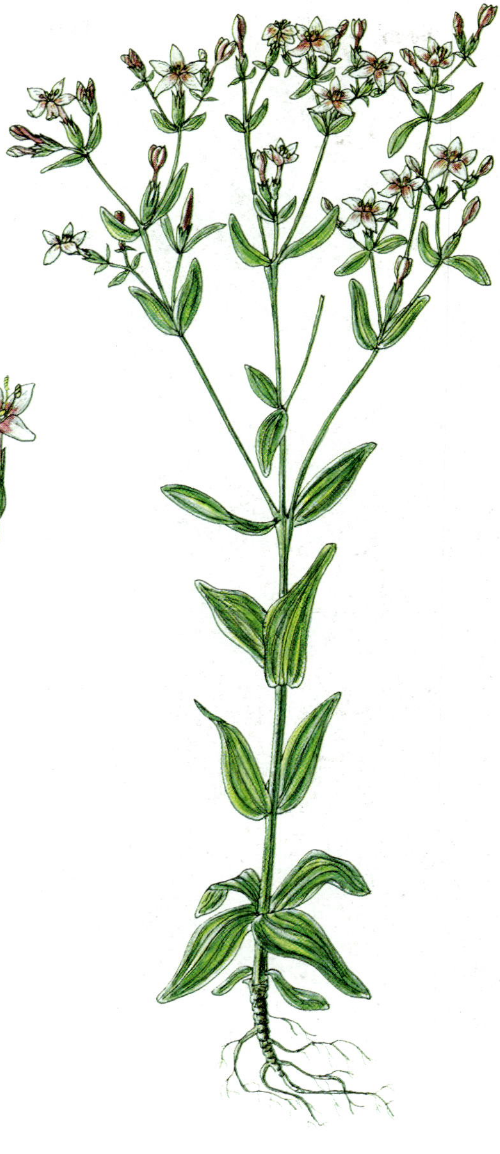

Tausendgüldenkraut (Centauricum minus) S. 173

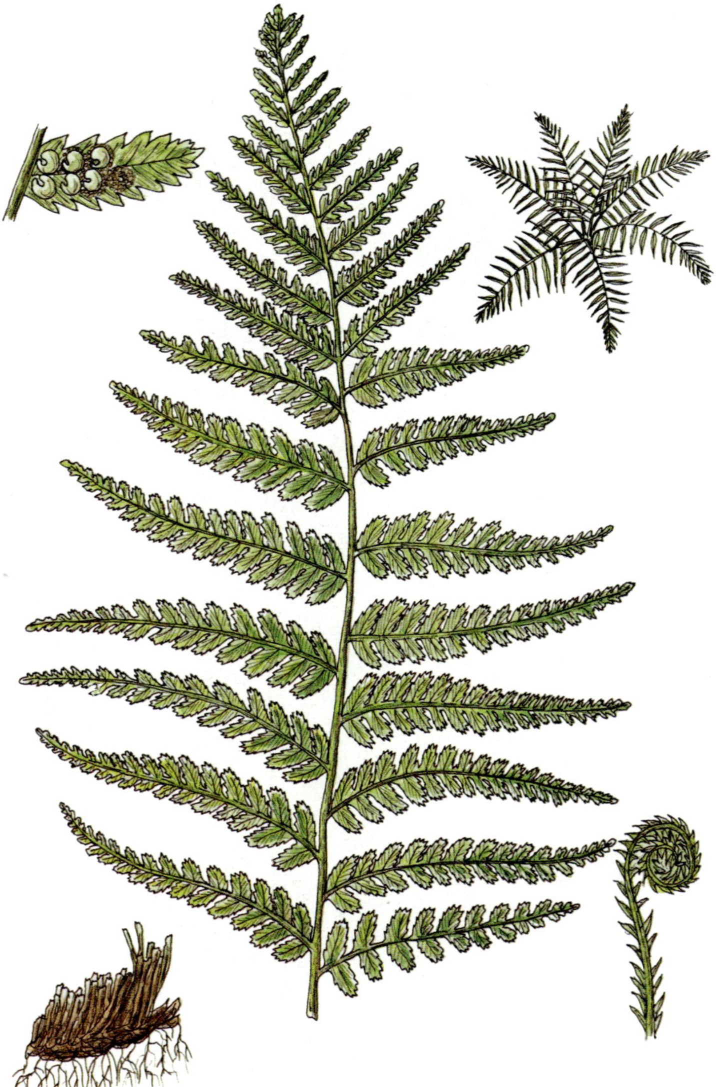

Wurmfarn (*Dryopteris filix-mas*) S. 177

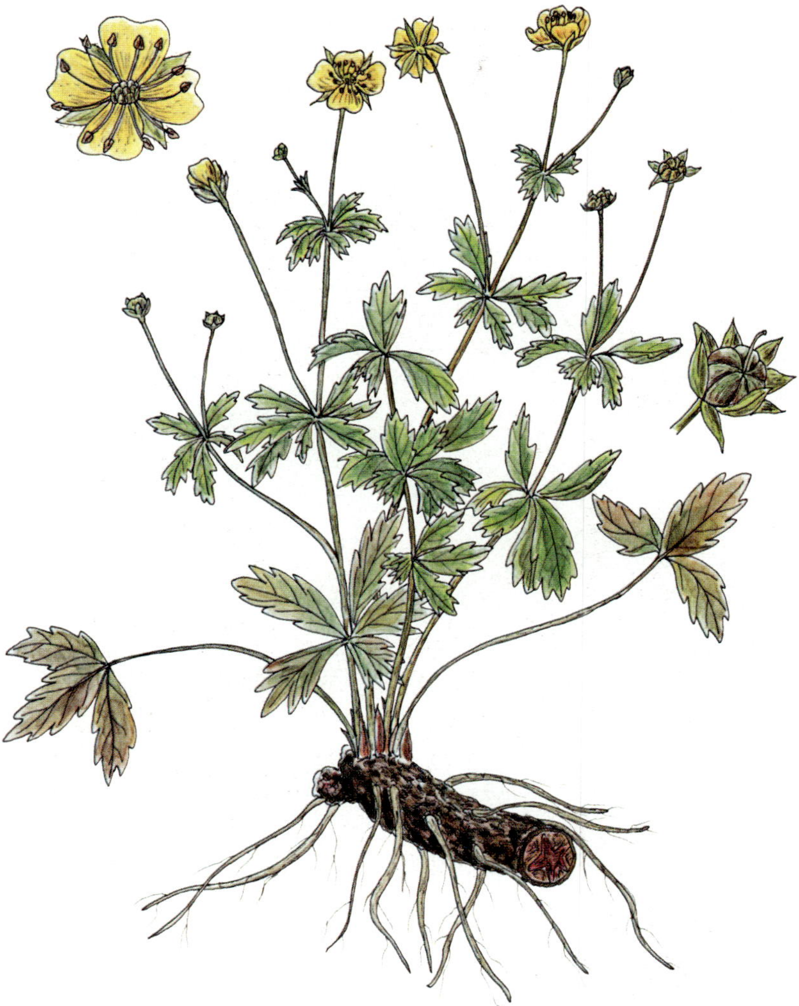

Blutwurz (Potentilla erecta) S. 181

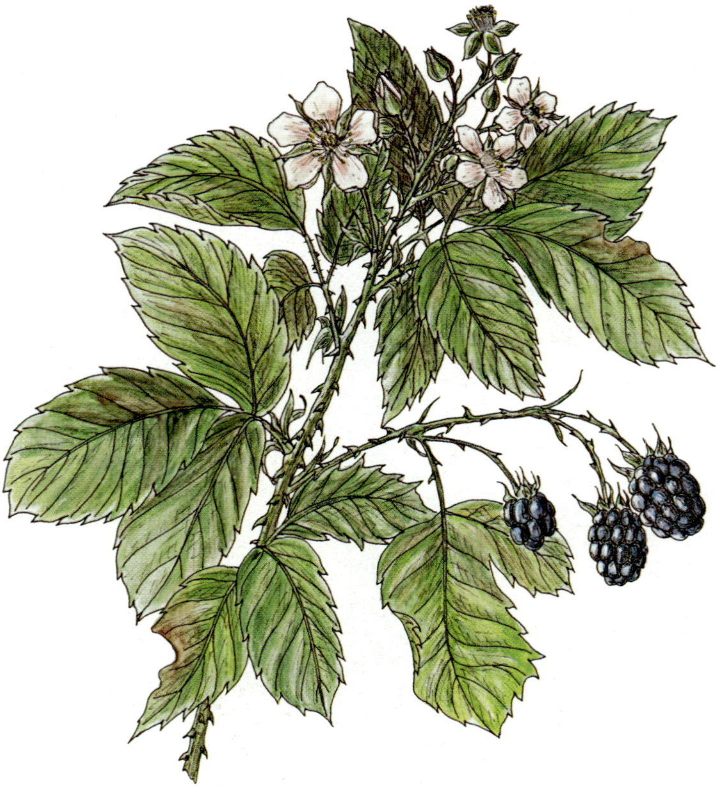

Brombeere (Rubus fruticosus) S. 187

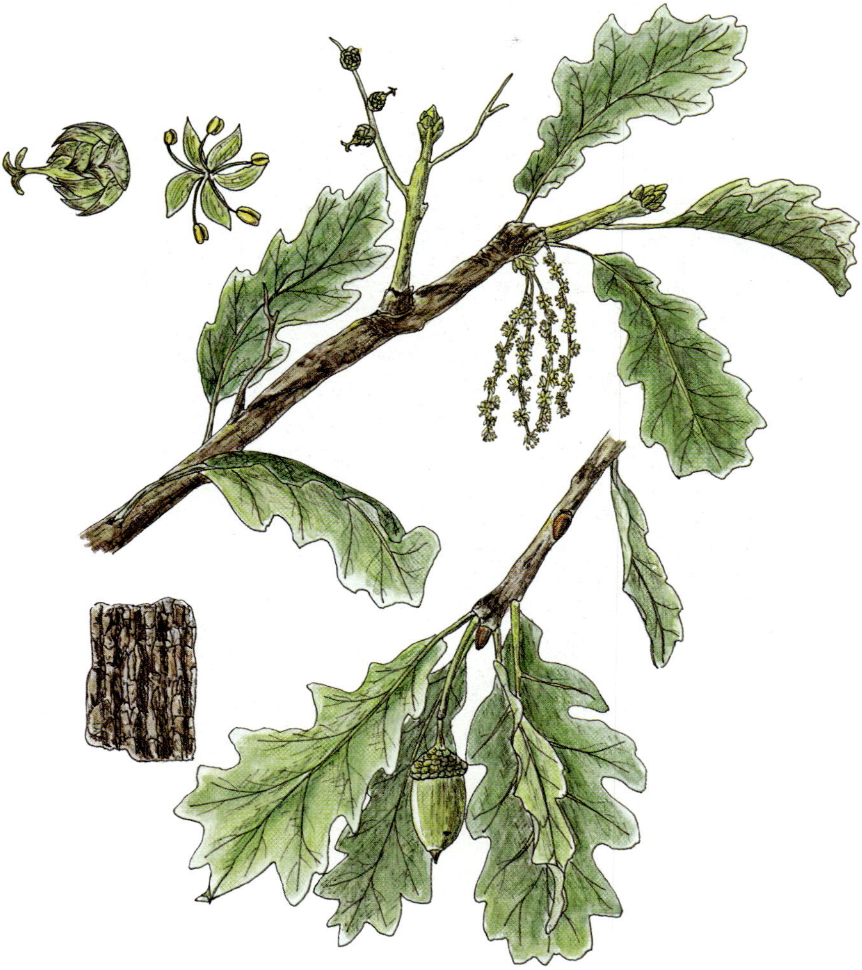

Eiche (Quercus robur) S. 191

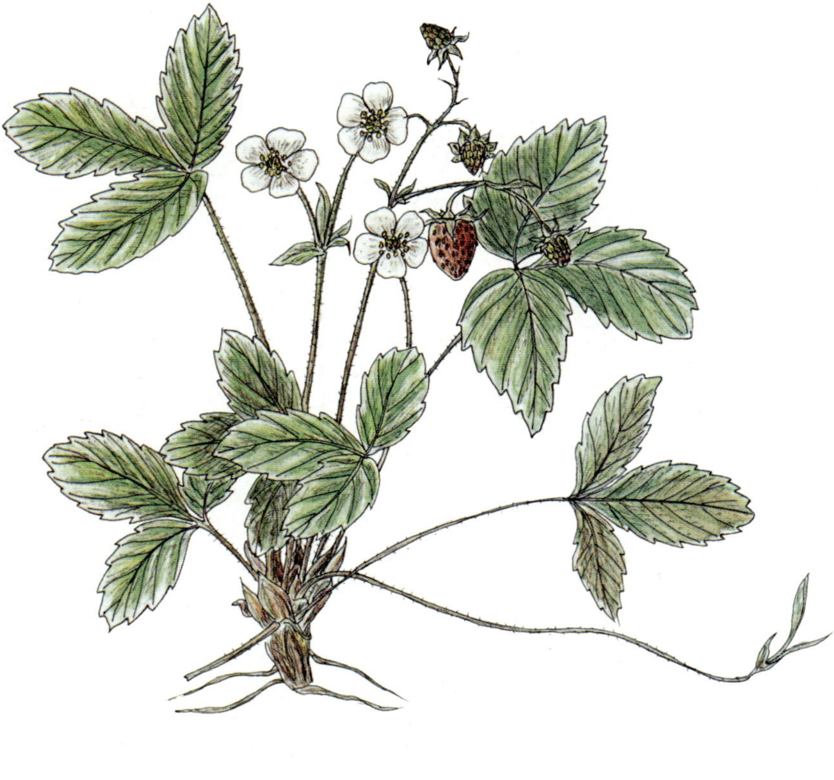

Erdbeere (*Fragaria vesca*) S. 197

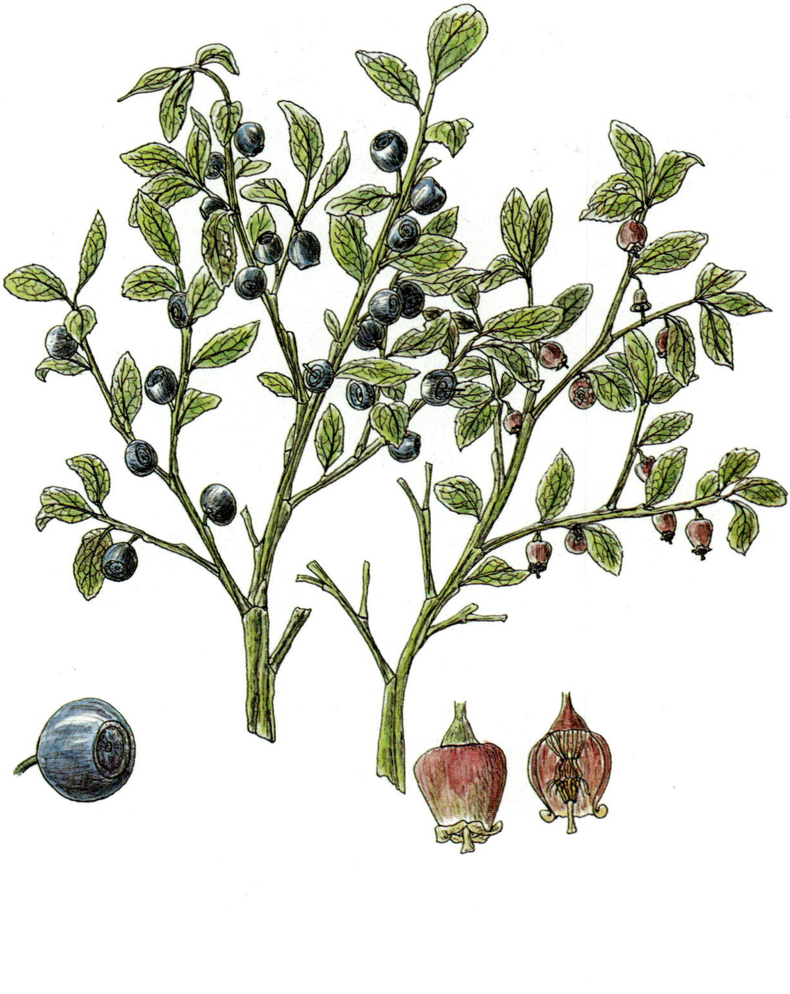

Heidelbeere (*Vaccinium myrtillus*) S. 205

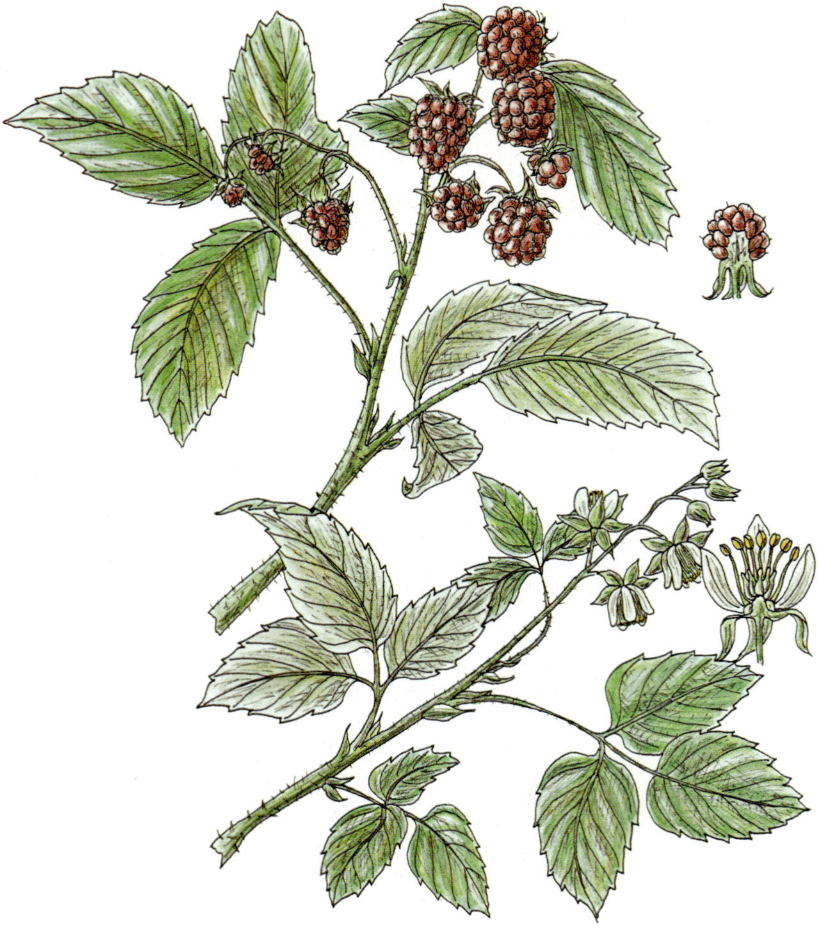

Himbeere (Rubus idaeus) S. 209

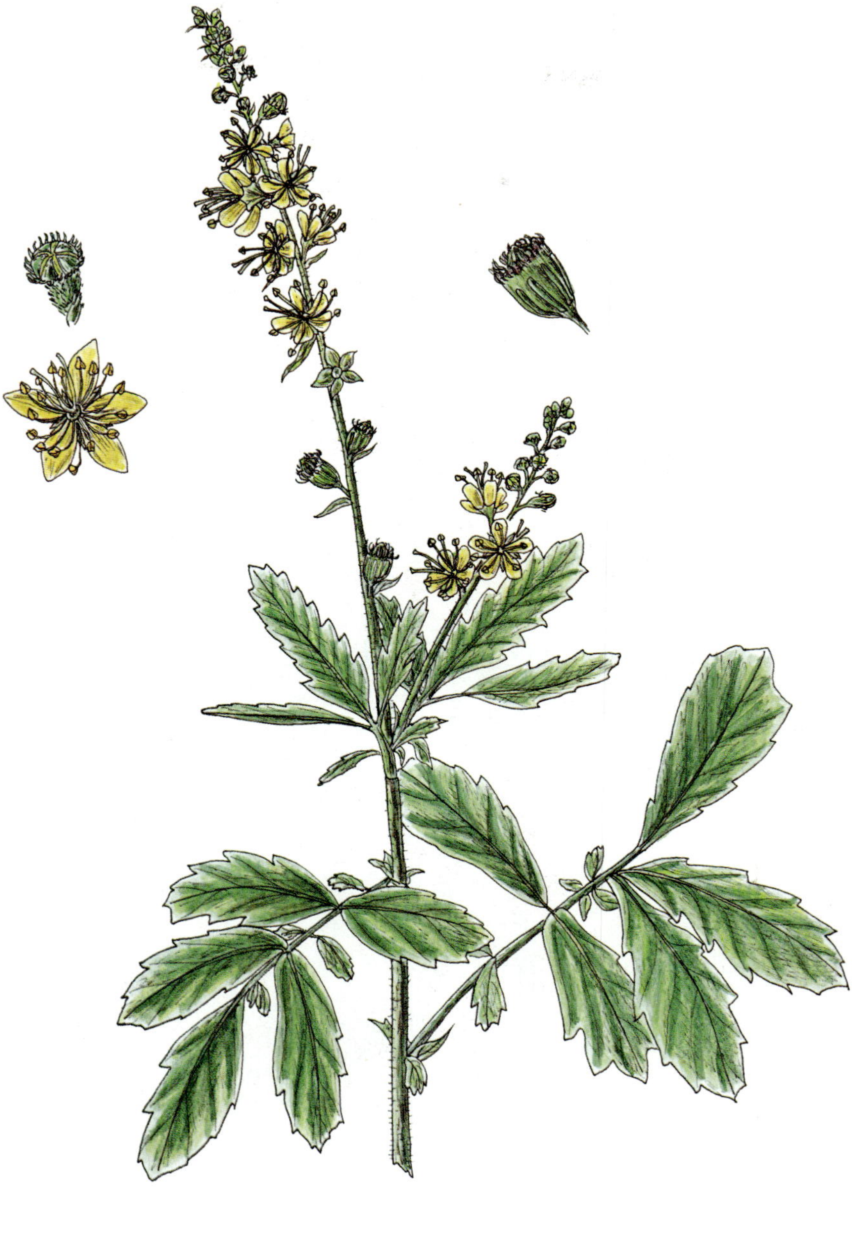

Odermennig (Agrimonia enpatoria) S. 213

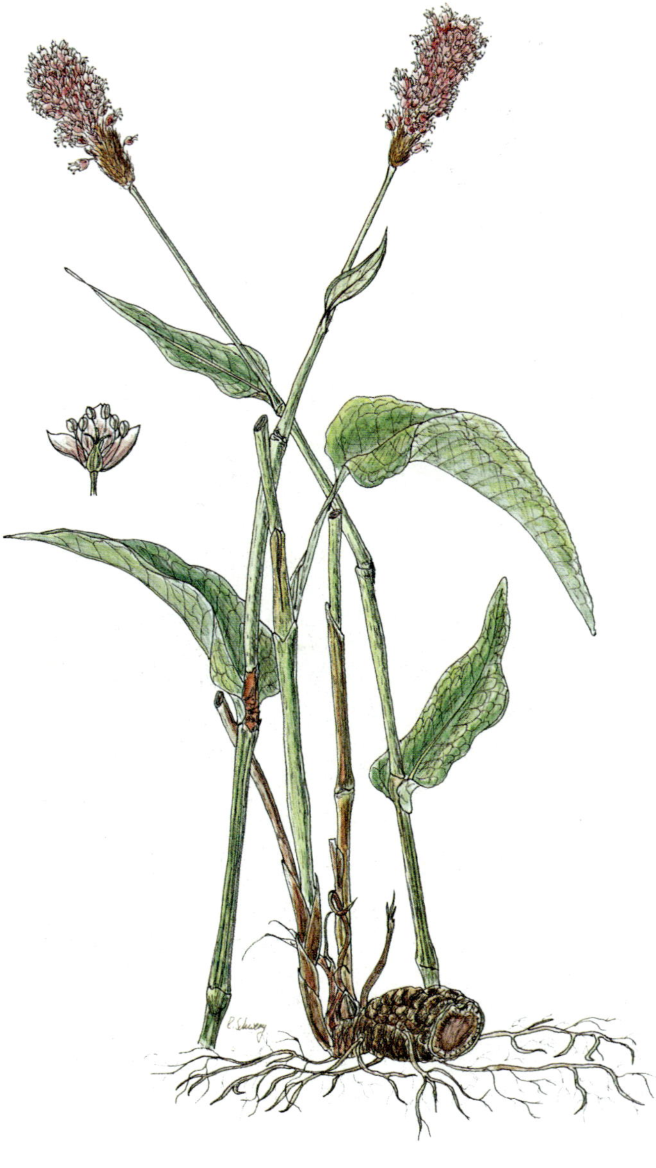

Schlangenknöterich (Polygonum bistorta) S. 217

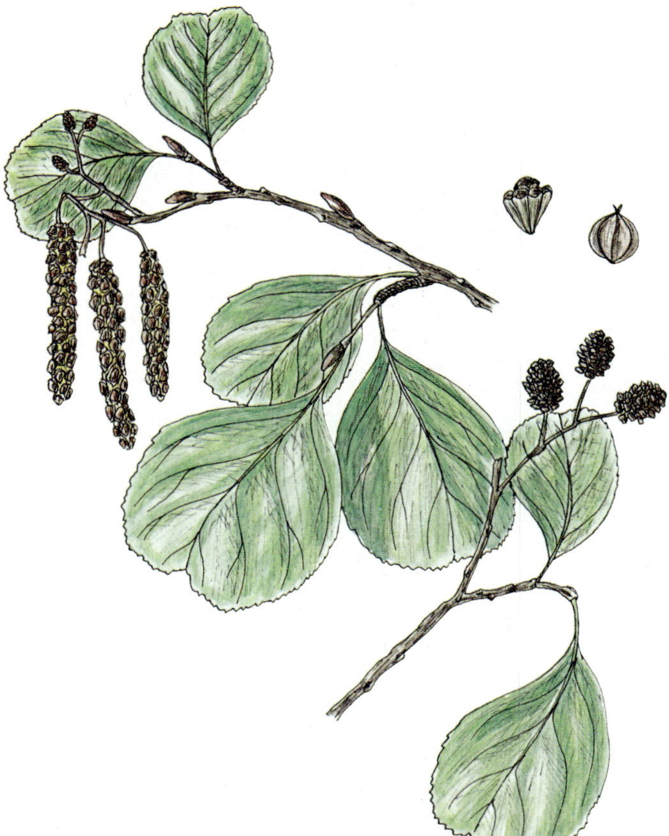

Schwarz-Erle (*Alnus glutinosa*) S. 221

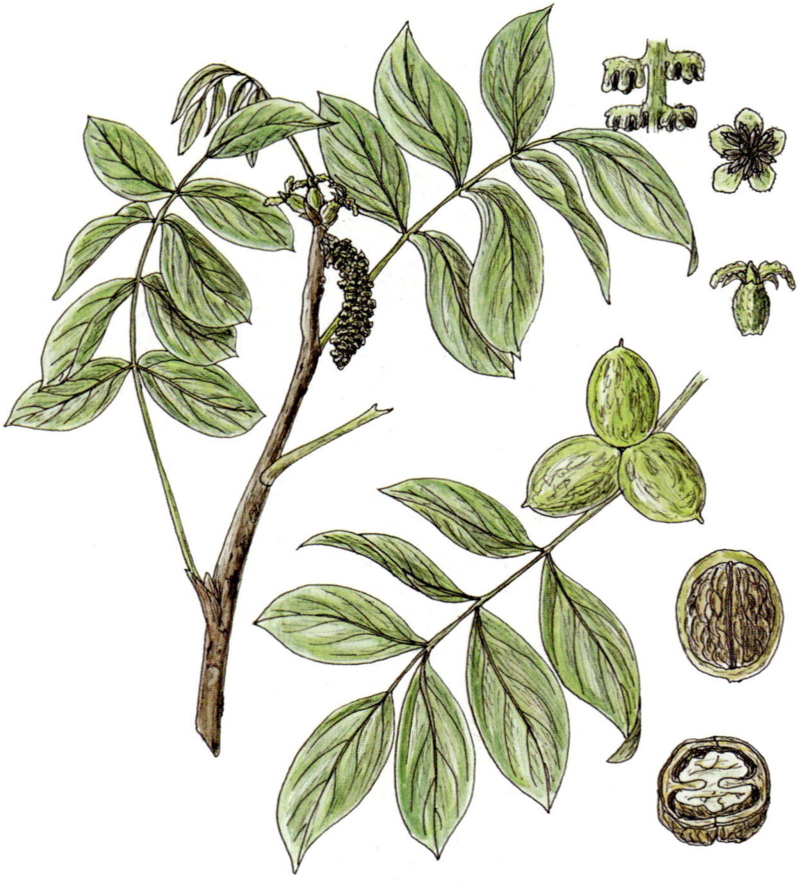

Walnuss (Juglans regia) S. 225

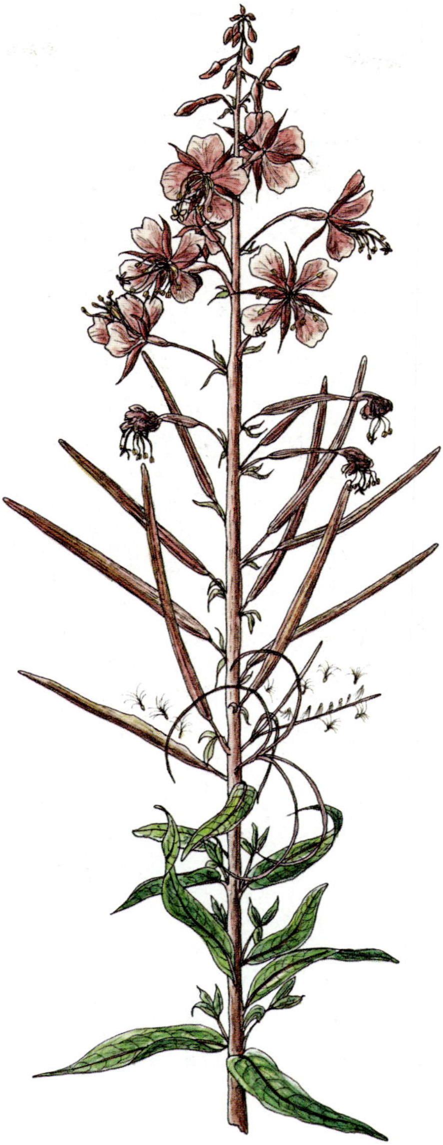

Weidenröschen (Epilobium angustifolium) S. 231

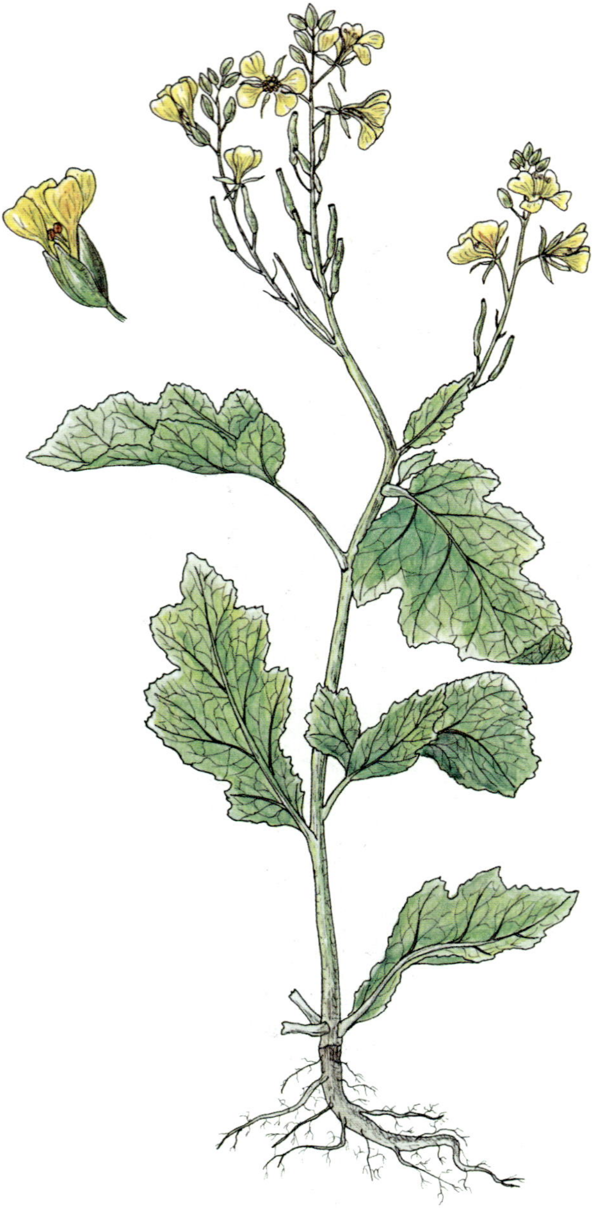

Ackersenf (Sinapis arvensis) S. 235

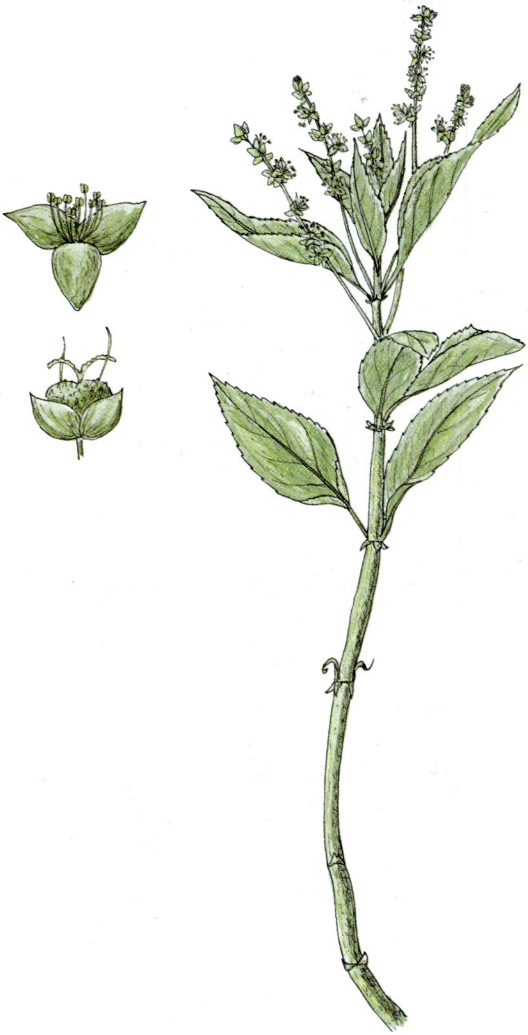

Bingelkraut (Mercurialis perennis) S. 239

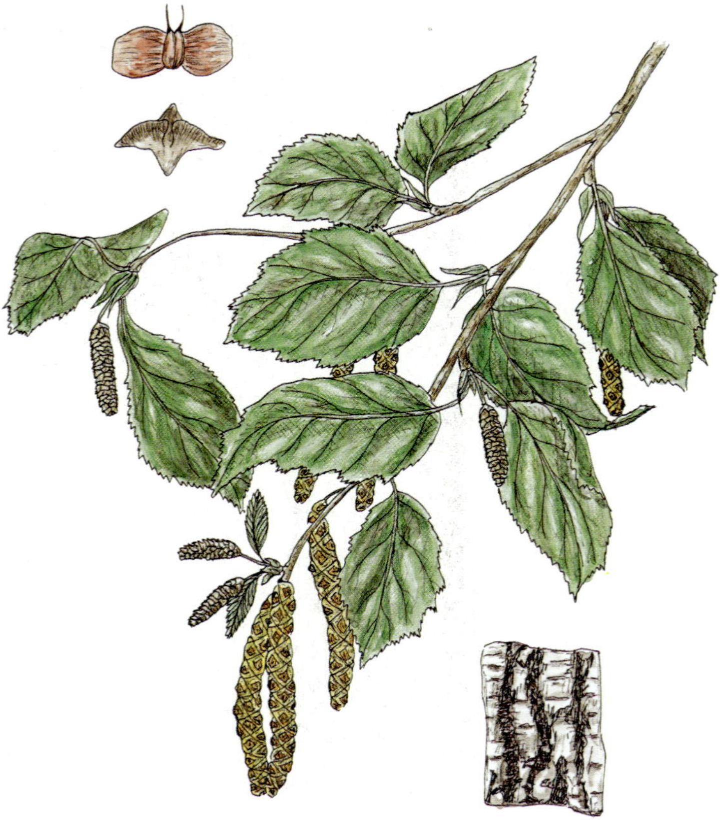

Birke (Betula pentula) S. 243

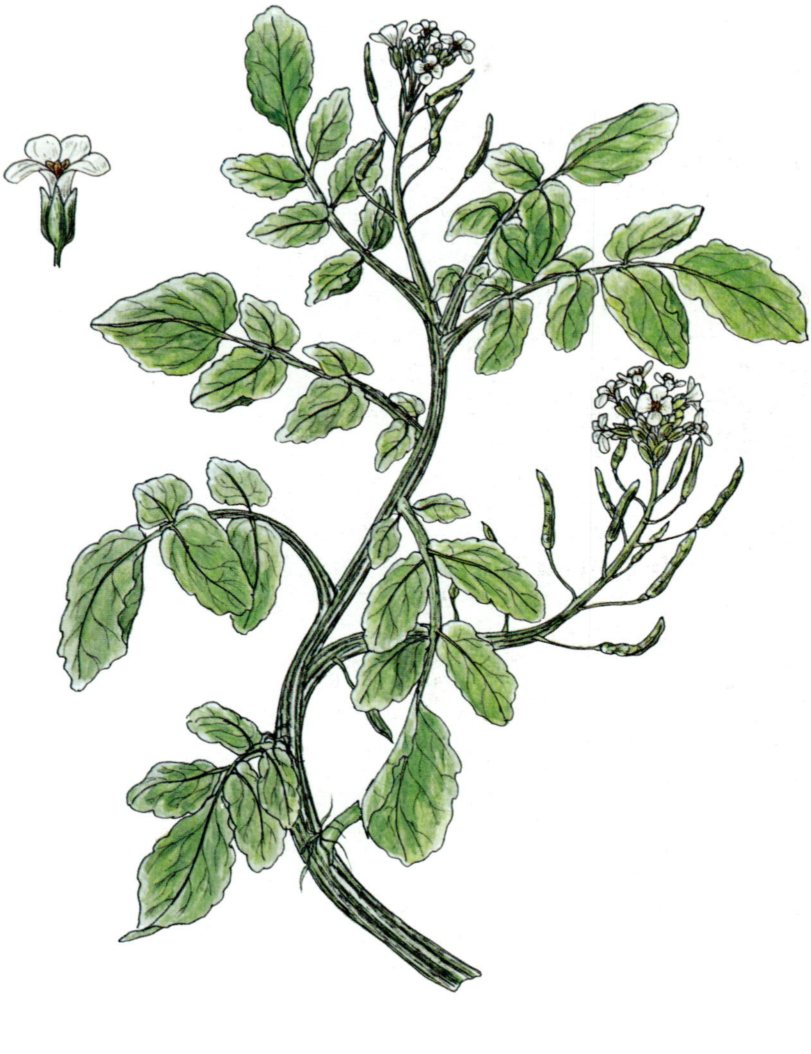

Brunnenkresse (Nasturtium officinale) S. 249

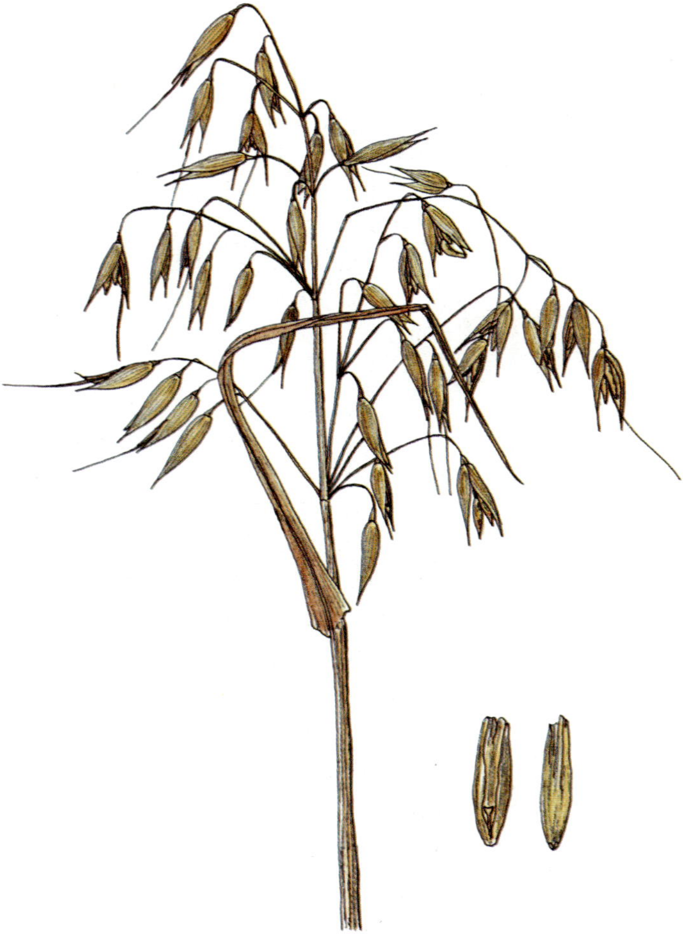

Hafer (Avena sativa) S. 253

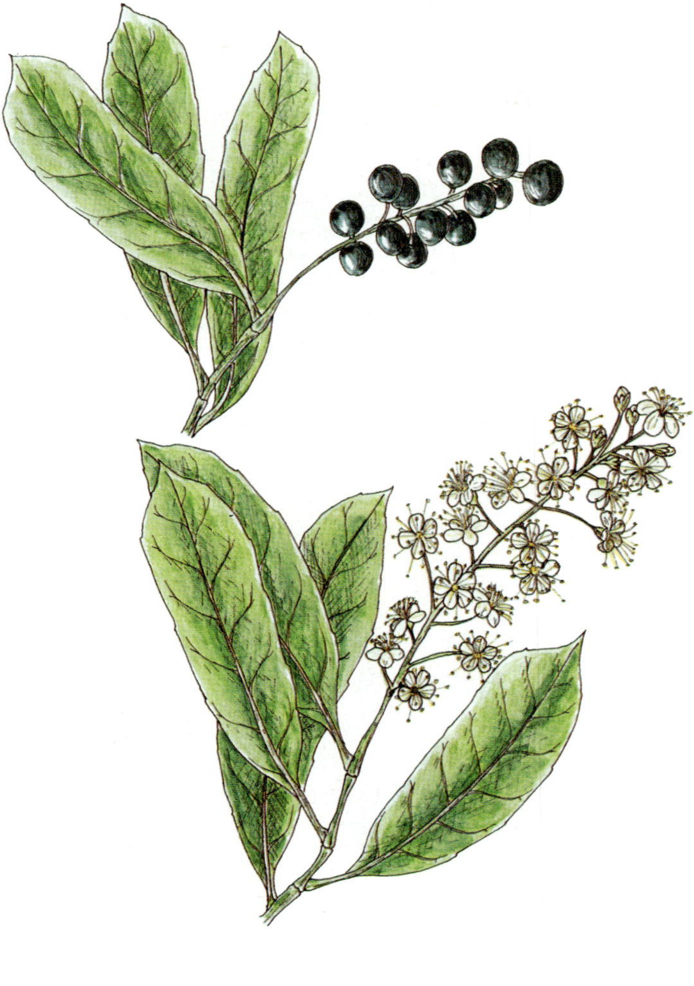

Kirschlorbeer (*Prunus laurocerasus*) S. 257

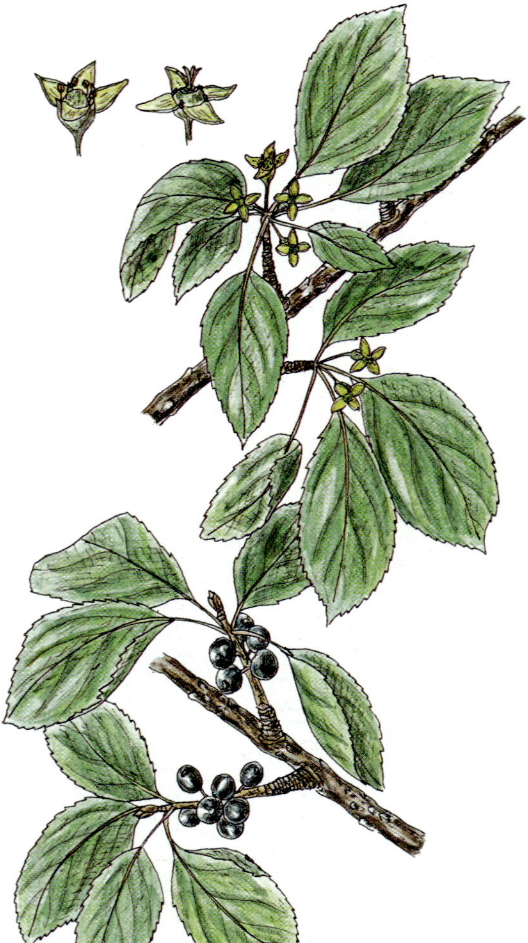

Kreuzdorn (Rhamnus catharica) S. 261

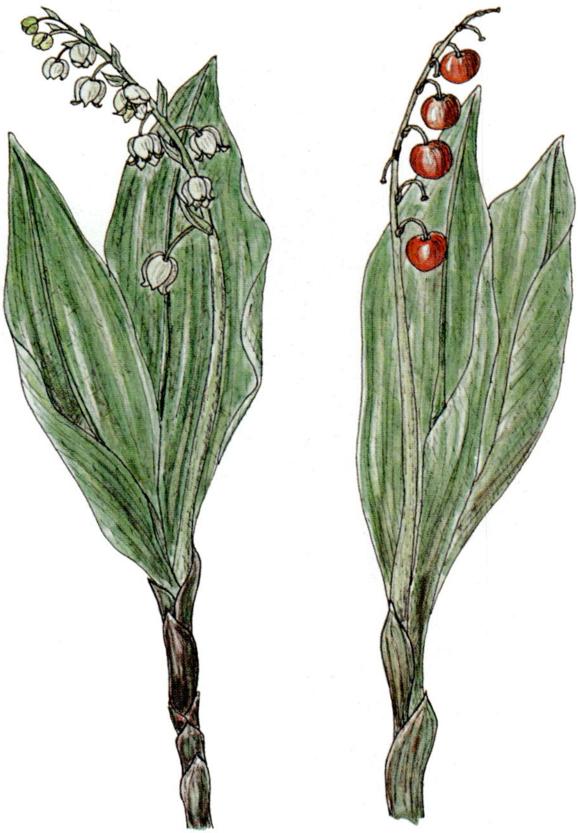

Maiglöckchen (Convallaria majalis) S. 265

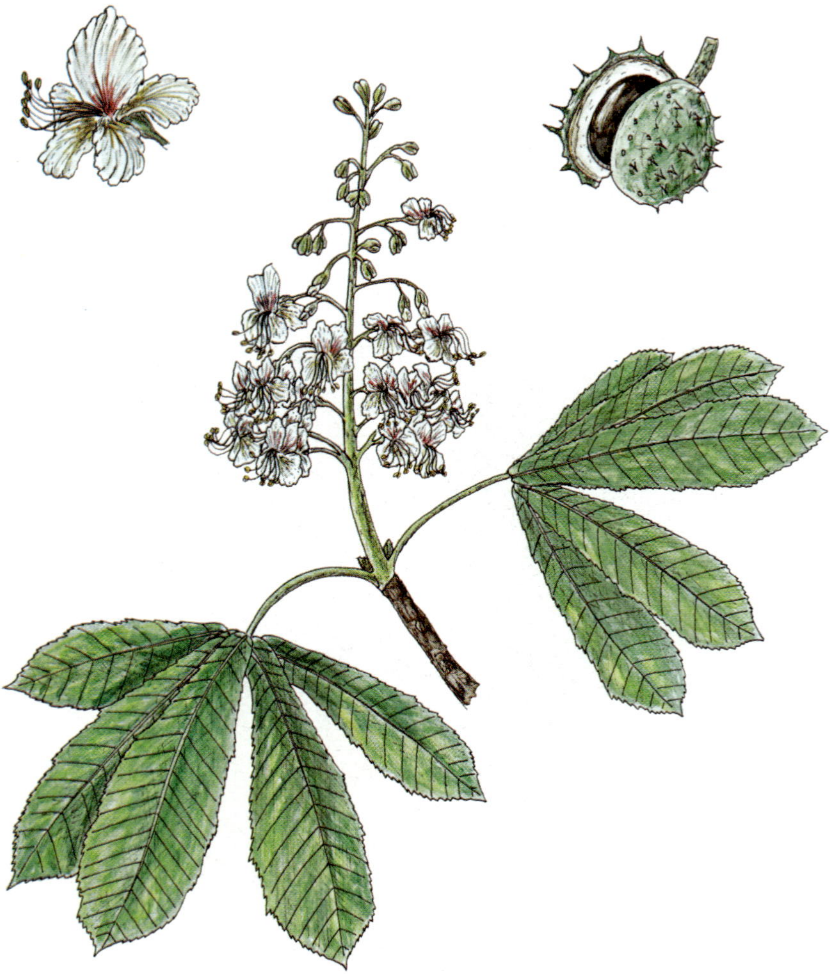

Rosskastanie (Aesculus hippocastanus) S. 271

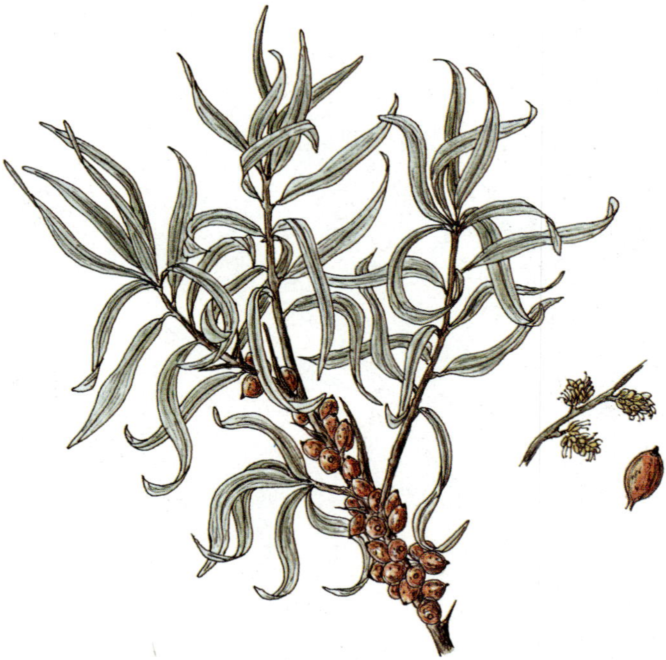

Sanddorn (Hippophae rhamnoides) S. 277

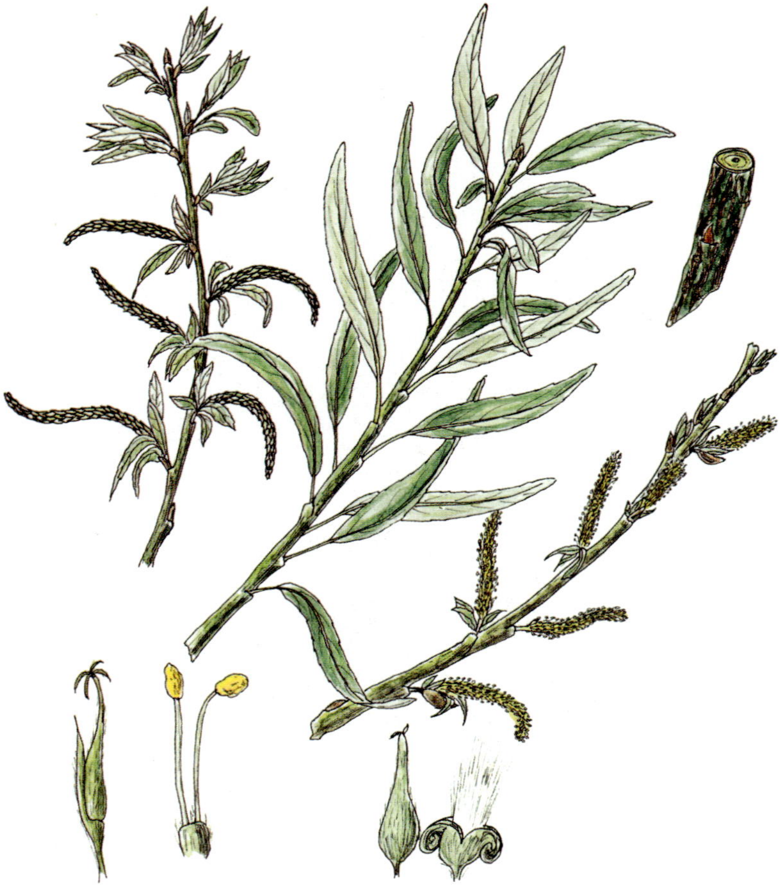

Silberweide (Salix alba) S. 281

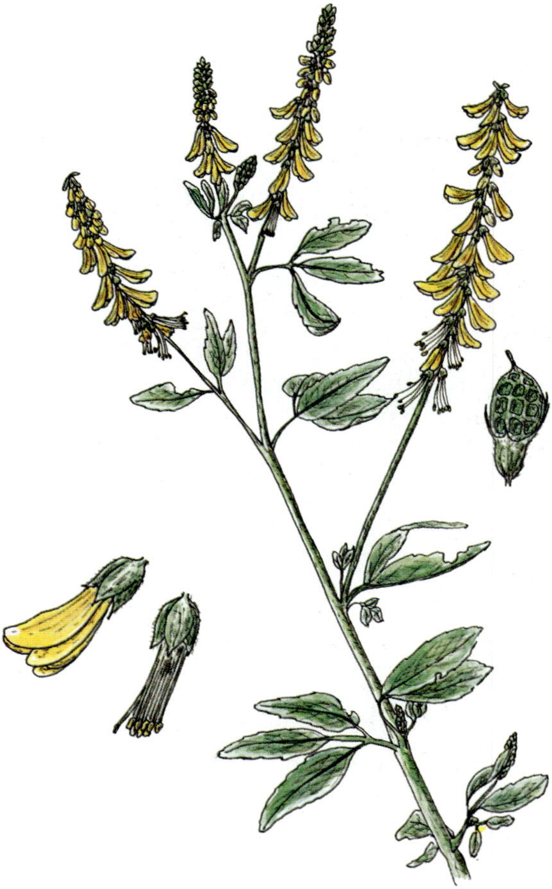

Steinklee (Melilotus officinalis) S. 287

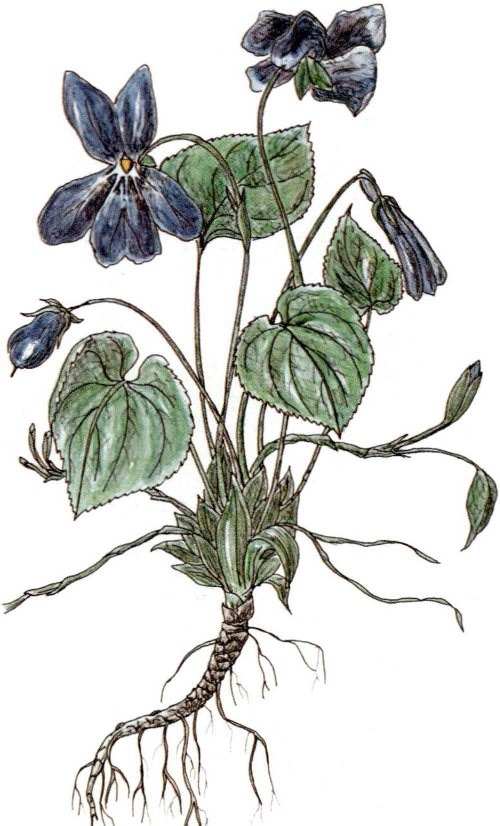

Veilchen (*Viola odorata*) S. 291

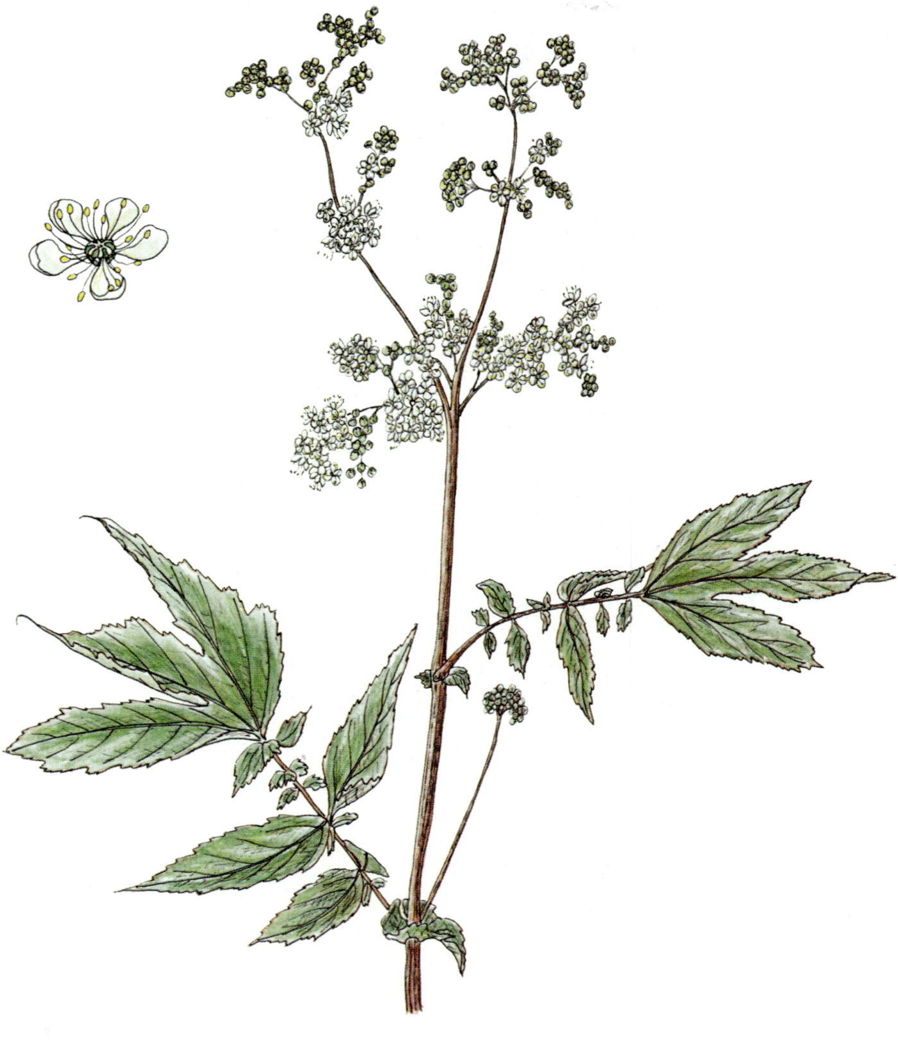

Wiesengeissbart (Filipendula ulmaria) S. 297

## Literaturverzeichnis


Aichele: Was blüht denn da? - Kosmos-Verlag, Frankfurt
Aschner: Paracelsus - Sämtliche Werke - Jena-Verlag, Gustav Fischer
Aulich, K.: Pflanzenkunde - Sauerländerverlag, Aarau

Bardeau, Fabrice: Die Apotheke Gottes - Ullstein-Verlag, Frankfurt
Bardor, F.: Die Praxis der magischen Evokationen - Hermann-Bauer-Verlag, Freiburg i. Br.
Bächli, E.: So färbt man mit Pflanzen - Verlag Paul Haupt, Bern
Beba, H.: Hügelkultur - Waerland-Verlag, Mannheim
Beste, Das: Geheimnisse und Heilkräfte der Pflanzen - Verlag «Das Beste», Zürich
Binz/Becherer: Schul- und Exkursionsflora - Schwabe + Co. Verlag, Basel
Braun, H.: Heilpflanzenlexikon - Gustav Fischer-Verlag, Stuttgart
Burang, Th.: Tibetanische Heilkunde - Origo Verlag, Zürich

Corcos, Renzo: Das grosse Rezeptbuch... - Goldmann Verlag, München

Döbereiner, W.: Astrologisch-medizinische Diagnose und Momöopathie - H. Hugendubel-Verlag, München
Douval, H. E.: Bücher der praktischen Magie - Hermann Bauer-Verlag, Freiburg i. Br.

Ebertin, E.: Der Einfluss des Mondes - Ebertin-Verlag, Aachen
Ebertin, R.: Grundlagen der kosmobiologischen Heilkunde - Ebertin-Verlag, Freiburg i. Br.
Ebertin, R.: Anatomische Entsprechungen - Ebertin-Verlag,Aachen
Encke/Buchheim/Seybold: Zander 1979 - Gustav Fischer-Verlag, Stuttgart

Faber, S.: Kräuterkosmetik - Goldmann-Verlag, München
Faller, A.: Der Körper des Menschen - Georg Thieme Verlag, Stuttgart
Flück, H.: Unsere Heilpflanzen - Ott Verlag, Thun
Furlenmeier, M.: Kraft der Heilpflanzen - Ex libris Verlag, Zürich

Gessner/Orzechowski: Gift- und Arzeipflanzen von Mitteleuropa - Universitätsverlag, Heidelberg
Golowin, S.: Die Magie der verbotenen Märchen - Merlins Bibliothek, Hamburg
Gruyter, de: Pschyrembel 1975 - de Gruyter, Berlin

Helm, E. M.: Feld-, Wald- und Wiesenkochbuch - Ex libris Verlag, Zprich
Hochstetter, K.: Einführung in die Homöopathie - Verlagsbuchhandlung Johann Sonntag, Regensburg
Hoffmann/Schultes: Pflanzen der Götter - Hallwag-Verlag, Bern
Hunius, C.: Pharmazeutisches Wörterbuch - de Gruyter, Berlin

Irion, H.: Drogistenlexikon Band I und II - Springer-Verlag, Berlin

Karl, J.: Phytotherapie - Verlag Tibor Marczell, München
Karth, H.: Rezepte berühmter Ärzte... - Ramon Keller-Verlag, Genf
Krumm: Magie der Duftstoffe - Verlag Richard Schikowski, Berlin
König, R.: C. Plinius Secundus d. Ältere «Naturkunde» - Heimeran Verlag, Tübingen

Leibold, G.: Heilpflanzen - Humboldt Jacobi, München
Levi, E.: Transzendentale Magie Band I und II - Sphinx-Verlag, Basel

Müller, M.: Praktische Anleitung zum biologischen Gartenbau - Schweiz. Bauern - Heimatschutz, Möschberg

Papus: Die Grundlagen der okkulten Wissenschaft - Ansata-Verlag, Interlaken
Parey: Bäume - Verlag Paul Parey, Hamburg
Parey: Bergblumenbuch - Verlag Paul Parey, Hamburg
Parey: Wiesenblumenbuch - Verlag Paul Parey, Hamburg
Pelikan, W.: Pflanzenkunde Band I, II und III - Philosophisch-Anthroposophischer Verlag, Dornach

Remer, N.: Lebensgesetze im Landbau - Philosophisch-Anthroposophischer Verlag, Dornach

Schell, O.: Repitorium der allgemeinen Botanik - Verlag O. Schell, Marburg
Schmeil/Seybold: Lehrbuch der Botanik - Quelle & Meyer, Heidelberg
Schmidt/Fuye: Die moderne Akupunktur - Hippokrates Verlag, Stuttgart
Schönfelder/Fischer: Welche Heilpflanze ist das? - Kosmos Verlag, Frankfurt
Silver, J.: Liebesrezepte - Ariston-Verlag, Genf
Spunda, F.: Paracelsus - Jena-Verlag Gustav Fischer
Surya, G. W.: Die verborgenen Heilkräfte der Pflanzen - Hermann Bauer Verlag, Freiburg i. Br.

Thomas, J.B.: Einführung in die Photobiologie - Georg Thieme Verlag, Stuttgart
Thompson, W.: Heilpflanzen und ihre Kräfte - Collibri AG, Bern
Thurneiser, L.: Kräuterbuch - Nachdruck - Arcana Schmidt Verlag, Hardeloh
Twitchell, P.: Kräuter - Eckankar, München

Ulrich, K.: Uralte Rezepte - vergriffen
Udupa/Tripathi: Natürliche Heilkräfte - Ex libris Verlag, Zürich

Valnet, J.: Aromatherapie - P. Kart Verlag, Lausanne
Vogel, A.: Der kleine Doktor - Verlag A. Vogel, Teufen

Wagner, A.: Rauschgift - Drogen - Springer-Verlag, Heidelberg
Wegleitung zum biologischen Gartenbau - Arbeitsgruppe Gartenbau - Gals/Bern
Weiss, R.F.: Lehrbuch der Phytotherapie - Hippokrates Verlag, Stuttgart

Zimmermann, W.: Homöopathische Arneitherapie - Verlagsbuchhandlung Johann Sonntag, Regensburg

*Zeitschriften:*

Blumen und Garten - Gesammelte Ausgabe 1975/1976 - Orbis Verlag, Hamburg
Biologie in unserer Zeit - Verlag Chemie, Weinheim
Chrüteregge - Verlag Chrüteregge AG, St. Margrethen
Esotera - verschiedene Jahrgänge - Hermann Bauer-Verlag, Freiburg i. Br.
Medizin in unserer Zeit - Verlag Chemie, Weinheim
Pharmazie in unserer Zeit - Verlag Chemie, Weinheim

# Rezeptverzeichnis

# Stichwortverzeichnis

Verwendete Abkürzungen: Abb. = Abbildung
Beschr. = Einzeln beschrieben